医林徐行

中医临证40年心得录

主编／李伟林

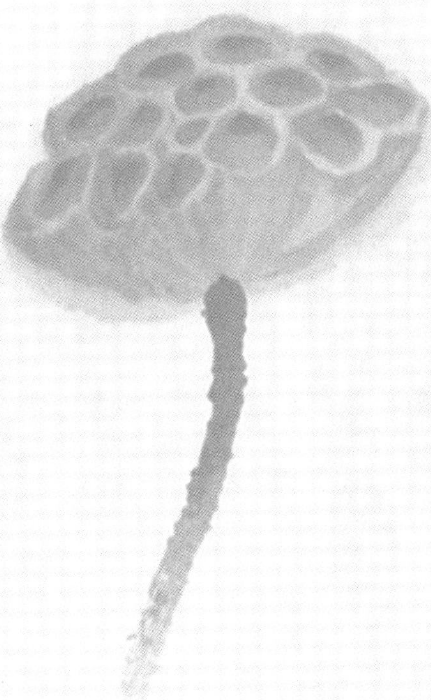

人民卫生出版社

·北京·

图书在版编目（CIP）数据

医林徐行 ：中医临证40年心得录 / 李伟林主编 . 北京 ：人民卫生出版社，2026. 3. -- ISBN 978-7-117-39423-9

Ⅰ. R25

中国国家版本馆CIP数据核字第20260L8Y49号

人卫智网	www.ipmph.com	医学教育、学术、考试、健康，购书智慧智能综合服务平台
人卫官网	www.pmph.com	人卫官方资讯发布平台

医林徐行——中医临证40年心得录

Yilin Xuxing——Zhongyi Linzheng 40 Nian Xindelu

主　　编：李伟林
出版发行：人民卫生出版社（中继线 010-59780011）
地　　址：北京市朝阳区潘家园南里19号
邮　　编：100021
E - mail：pmph @ pmph.com
购书热线：010-59787592　010-59787584　010-65264830
印　　刷：北京顶佳世纪印刷有限公司
经　　销：新华书店
开　　本：710×1000　1/16　　印张：15
字　　数：238千字
版　　次：2026年3月第1版
印　　次：2026年3月第1次印刷
标准书号：ISBN 978-7-117-39423-9
定　　价：58.00元

打击盗版举报电话：010-59787491　E-mail：WQ @ pmph.com
质量问题联系电话：010-59787234　E-mail：zhiliang @ pmph.com
数字融合服务电话：4001118166　E-mail：zengzhi @ pmph.com

医林徐行——中医临证40年心得录

主　编　李伟林

副主编　吴罗金　李文斌　项紫艳

编　委（按姓氏笔画排序）

孔雨洋　成　丹　任志敏　李文斌　李伟林　李雨露
李明爽　吴罗金　张　逸　陈永青　陈丽康　陈显宏
陈静雅　罗秋波　周志强　项紫艳　徐凯丽　徐霄莎
黄玲晴　盛钢程　蒋梦霞　蔡　勋　蔡　蕾

序

医之道，乃仁心与智识相融之道；医之路，是临证与思辨的互证之路。当《医林徐行——中医临证40年心得录》的书稿置于案前，展卷读之，字里行间皆是一位中医人42年躬身杏林的体会与思考——从现代医学摸索，到中医药方的临证深耕，从“技进乎道”的体悟，到“守正创新”的践行。《医林徐行——中医临证40年心得录》浓缩了一位中医人成长的历程，也是对个人行医路的回望。书中既有彷徨和疑惑，亦有喜悦和惊奇，既展示了医学的普识，也介绍了个人的经验，是一部值得从医者细细品味、开卷有益的医学专著。

作者李伟林，男，1963年5月生，浙江台州椒江人。中共党员，主任中医师，首批全国优秀中医临床人才，浙江省名中医。曾任台州市中医院副院长，现任台州市中医药学会副会长，浙江省名中医研究院台州分院、台州市名中医研究院院长。1983年毕业于浙江中医学院（现浙江中医药大学）。他为人谦顺，与世无争，赓续传统，耽嗜医学，临证中西合参，注重疗效，在浙派中医的专家群中颇有影响，是我数十年的亲密挚友。

初涉医道，伟林即摸爬滚打在医院急诊、门诊和病房，亲身体验了现代科技在急症救治、精准诊断上所独具的优势，也在现代医学无奈之处感受到中医药学的独特魅力。两种医学体系在其临床实践中的交融，为其后数十年的临床打下了扎实的基础。

经历了20余载的朝朝夕夕，步入中年的他，以医院为家，与病患相伴，见惯生死别离，愈发体悟到“医道之重”。医学的本质是护佑健康，尺有所短，寸有所长，中西医两种医学体系，皆有长短。当前影响国民健康的问题主要是慢病防治，而这正是传统中医药学的长处。当现代医学在慢性疑难病症诊治面前踌躇难决时，伟林开始重新审视有数千年人用经验的中医药。从最初的尝试，到笃定地以中医药为核心诊疗手段，其间历经无数次方剂的调整、证型的辨析，终见疗效显著——古方的活用、新方的创制，让沉疴者得愈，让疑难者获解，这份从临床中来的验证，让伟林愈发坚信中医药的生命力，也自此踏上了“锲而不舍”的中医临证之路，为攻克疾病作出当代贡献。

在深耕中医的岁月里，伟林并未囿于门户之见，而是始终秉持“权衡中西之法”的理念。他深知，医学无国界，亦无绝对的“门派”之分，唯有以“疗效为要”，才是对病患最大的负责。临床中，他或取经方时方，依证化裁，或结合现代医学对疾病的认知，创制新方，面对复杂病症，将中西医理融会贯通，将中西医术或单用或合用；在“归到其论，以求疗效”的原则下，走出了一条中西医结合的个性化诊疗之路。

42 年的临证生涯，近 5 年年均诊疗逾 15 000 人次，可见其医学造诣已达炉火纯青之新境界。数字的背后，是无数个日夜的殚精竭虑，是对每一个病案的细致揣摩，也是“有得有失”的真实写照，正是这份“得”与“失”，让伟林觉得，有必要将得与失与同道切磋交流，为后学借鉴，共同推动中医药学的传承创新发展。

于是，他携手门下爱徒，将 42 年的临证经历、辨证思路、方剂心得一一整理，从病案分析到方剂解析，从理论思辨到临床感悟，字字句句皆源于实践，不作空泛之谈，不立虚浮之论，最终汇成这部著作。书中没有华丽的辞藻，只有真实的临床记录；没有绝对的“定论”，只有对“疗效”的执着追求，这正是中医“知行合一”的最好体现。

当下，中医药的发展正迎来新的机遇与挑战：一方面，国家对中医药的重视程度日益提升，中医药在公共卫生体系、疑难病症救治中的作用愈发凸显；另一方面，中医药的现代化、国际化仍面临诸多难题，如何让古老的理论与现代科技结合，如何让经方的疗效得到更精准的验证，如何培养出更多兼具传统功底与现代思维的中医人才，是每一位中医人需要思考的问题。而《医林徐行——中医临证 40 年心得录》的问世，恰为这些问题提供了一份来自临床一线的答案。中医药的发展，要守住“辨证论治”的核心，扎根临床实践的土壤；也要打开视野，积极拥抱现代科技的成果，充分吸纳现代医学的先进理念，在“守正”的基础上“创新”中医药，让中医药学真正成为中国医学的杰出代表。

“医林徐行”，四字道尽了一位中医人的从容与坚守。徐行，不是迟缓，而是一步一个脚印的踏实；不是保守，而是在临证中反复验证的审慎。在岐黄之路上，有无数如伟林这般的中医人，以仁心为舟，以医术为楫，在临床的海洋中探索，在传承的长河里前行。相信该书的出版，不仅能让读者窥见一位中医人 42 年的临证智慧，更能让更多人感受到中医药的魅力与力量，推动中医药学在新时代的传承创新中，走得更稳、更远。

是为序。

浙江省名中医研究院肖鲁伟谨序

时维公元二〇二五年冬月于杭州

前 言

2014年，余有幸成为第六批浙江省名中医，手捧盖有浙江省人民政府印章的证书，不禁思绪万千。1978年，余年满15岁，考入浙江中医学院。自1983年起，便一直耕耘于内科临床一线，在病房、急诊、门诊摸爬滚打，从住院医师一步步成长为主任医师。2002年晋升高级职称时，需赴杭参加省卫生厅组织的面试，那一幕至今记忆犹新。当时专业考核一组组长是葛琳仪校长，考官席上还有徐志瑛、陈意、王晖、姜琦等前辈。当我顺利完成抽取的必答题后，5位前辈又接连问了20多个中医学术问题，幸均能引经据典答出。感谢师长厚爱，给予83.7分。2003年，适逢国家中医药管理局首次组织全国考试选拔，我又有幸成为200名正式录取的“全国优秀中医临床人才研修项目培养对象”之一，并于2007年顺利结业。

成为浙江省名中医后，浙江省名老中医专家经验传承工作室建设项目也于2017年启动，根据要求最好是整理一部关于自身经验总结的著作，于是在2020年召集学生建了一个微信群，欲写一部医学承启录，每提出一个标题，先由我在微信群中口述，再指定某小伙伴整理，然彼时疫情正紧，又兼有医院管理工作，尚难以静下心来探赜索隐，写了一半竟搁笔怠废数年。虽书稿暂停，但在这5年来年逾15 000人次的门诊中，亦颇有新的收获与感悟。

从医40余载，吾常如履薄冰。窃以为若再过几年，或许会有更深的洞见。然吾年已逾六旬，精力渐减，若此刻不动笔，恐日后心有余而力不足矣，故重拾笔墨，援笔为文。本书名曰《医林徐行——中医临证40年心得录》，取自苏轼“莫听穿林打叶声，何妨吟啸且徐行”。因从医路上，风雨兼程，虽有过质疑，也有过挫折，但吾心坚定，始终保持初心，从容前行。

本书内容以临床应用为导向，首章“理法方药”从治学理念到临证策略，系统梳理辨证用药的核心逻辑；后续章节按“外感热病—脏腑病症—肿瘤—杂病”的临床路径展开，涵盖30余种常见病、疑难病的辨治经验，大至肝硬化腹水、恶性肿瘤，小至过敏性鼻炎、口腔溃疡，均附具体病机分析与方药加减细节；末章“药对举隅”精选15组特色配伍，详解其配伍机理与适用场景。

本书在付梓之际，有幸得到浙江省名中医研究院院长、浙江中医药大学原校长肖鲁伟教授拨冗作序。肖校长在序中对晚辈给予了诸多鼓励与鞭策，字里行间饱含着对后学的殷切期望，令我备受鼓舞，在此深表感谢。

本书乃平日临证之心得，希冀能为后学者提供一扇窥测中医堂奥的小窗。书中所述，或有不当之处，恳请各位同道不吝赐教。

李伟林

2025年12月31日

目　录

第一章

理法方药

第一节　谈“勤求古训，博采众方”

“勤求古训，博采众方”出自张仲景的《伤寒杂病论》，体现了张仲景在医学研究中严谨求实的态度和广博吸纳的精神。

中医文化源远流长，其相关典籍可谓汗牛充栋。对于初涉中医领域的人而言，面对这浩如烟海的书籍，往往会陷入不知从何读起的迷茫困境。实际上，学习中医的途径丰富多样，大致说来，有以下几种方法可供选择。每个人的知识储备、学习能力以及兴趣偏好各异，故而完全可以依据自身实际情况进行抉择，无需强求整齐划一。中医理论体系的核心在于理法方药，理，即中医的基础理论，涵盖阴阳五行、气血津液、经络脏腑等学说，它是整个中医体系的基石；法，是在理的指导下确立的治疗原则，如扶正祛邪、调整阴阳、三因制宜等；方，是根据治法所拟定的具体处方，是理与法的具体体现；药，则是组成方剂的基本单元。若能将理法方药融会贯通，精研透彻，那么在辨证论治的过程中就能做到准确无误，进而掌握治病救人的精湛医术。所以，从理、法、方、药这四个维度去深入探究中医，不失为一种行之有效的学习路径。

中医著作数量繁多，且难易程度参差不齐。人们学习医学时，或遵循先易后难的顺序，或主张从难到易的学习路径。在我看来，学习中医不妨从方剂入手，而方剂学的开山鼻祖当属张仲景。他所著的《伤寒论》和《金匮要略》堪称中医方剂学的瑰宝，因此，以这两部经典著作为学习的切入点，是极为明智的选择。中医诊疗过程中，最为核心的理念便是辨证论治。《伤寒论》以六经辨证为纲，每一篇的标题都明确揭示了“辨某某病脉证并治”。在具体的治疗环节，针对某一种病症，书中会明确指出以某一方剂“主之”，对于一些症状相似但又存在细微差异的病症，则会说明“可与”或“宜”某方，这不仅体现了专病专方的精准治疗思路，更彰显了在辨证论治原则下的灵活应变。例如，对于太阳中风证，书中明确指出以桂枝汤“主之”，只要患者的症状符合桂枝汤证的辨证要点，使用该方往往能取得良好的疗效。而《金匮要略》则侧重于论述各种杂病的病因病机，以专病专证的形式成篇，每一篇的题目同样揭示了“辨病脉证并治”。例如，在论述胸痹心痛病时，针对不同的证型，分别给出了瓜蒌薤白白酒汤、瓜蒌薤白半夏汤等相应的方剂，为临床治疗提供了切实可行的方案。张仲景的这两部著作，全面而系统地论述了各种疾病的治疗方法，既清晰地揭示了辨证论治的基本原理和原则，又详细地阐述了辨证论治在临床实践中的具体应用方法，其理论体系严谨，逻辑缜密，对中医临床实践具有极高的指导价值，无疑是中医书籍中的精华所在，值得每一位中医学习者反复研读、深入揣摩。

据不完全统计，历代为《伤寒论》作注释的医家多达四百余人，由于每位医家的学术背景、临床经验以及个人见解各不相同，故而对《伤寒论》的理解和阐释也呈现出“仁者见仁，智者见智”的局面。在这种情况下，应当秉持独立思考的态度，抛开对注家的过度依赖，直接深入《伤寒论》的原文之中，潜心钻研、反复品味。只有通过这种方式，才能真正领悟到《伤寒论》的原汁原味，体会到张仲景所蕴含其中的深刻医学思想和精湛临床智慧，这样才算是真正掌握了阅读《伤寒论》的精髓。当然，为了拓宽学习思路，更好地理解原著的内涵，参考一些注家的观点也是无可厚非的。在众多《伤寒论》的注释版本中，柯韵伯的《伤寒来苏集》和尤在泾的《伤寒贯珠集》堪称其中的佼佼者。柯韵伯在《伤寒来苏集》中，对《伤寒论》的条文进行了重新编排和注释，他善于从整体上把握六经辨证的体系，对条文的阐释深入浅出、通俗易懂，且不乏独到的见解；尤在泾的《伤寒贯珠集》则以其对条文的细致分析和对病机的精准把握而著称，书中语言精炼、论述精当，没有丝毫的空话和废话，对于深入学习《伤寒论》具有极高的参考价值，因此，这两部著作不可不认真研读。对于《金匮要略》的学习，尤在泾的《金匮心典》是一部不可多得的佳作。尤氏在这部著作中，对《金匮要略》的条文进行了详细的注释和发挥，他的论述思路清晰，逻辑严谨，能够从多个角度对疾病的病因病机、辨证论治进行深入剖析，最能启发读者的思维。此外，徐大椿《伤寒论类方》、喻嘉言《尚论篇》、张隐庵《伤寒论集注》

都可参读，近代曹颖甫《伤寒发微》《金匮发微》、祝味菊《伤寒质难》、陆渊雷《伤寒论今释》各有阐释，陈伯坛的《读过伤寒论》和《读过金匮卷十九》深得张仲景《伤寒论》的要旨，旁及各家，且不固守旧说，着意创新，然卷大评详，共七八十万言不禁让人望而生畏，束之高阁，可供研读伤寒逢疑求解。

现《伤寒论》《金匮要略》研究者众，然20世纪80年代正值我辈学生时代，相关书籍极少，幸得刘渡舟《伤寒论通俗讲话》、何任校长《金匮要略归纳表》结合金寿山的《金匮诠释》开启仲景之学。现视听读物《郝万山伤寒论讲稿》和《胡希恕伤寒论讲座》《胡希恕金匮要略讲座》可细读，前者可同时结合刘渡舟、郝万山主编的《中医学问答题库·伤寒论分册》学习，张再良的《读解〈伤寒〉》《读解〈金匮〉》亦可作为初学者辅助用书，李克绍的《李克绍伤寒解惑》也是一部难得的好书，值得一读。

《伤寒杂病论》之外的方书，有《小品方》《肘后备急方》《备急千金要方》《千金翼方》《外台秘要》等。《小品方》一书，首载于《隋书·经籍志》，据云："十二卷，陈延之撰。"《小品方》是医学发展史上占重要地位的一部方书，后世医家对它均有较高的评价。如宋代高保衡、林亿等在校定《备急千金要方·后序》中说："臣尝读唐令，见其制，为医者皆习张仲景《伤寒》、陈延之《小品》。""观陶隐居《百一方》、王焘《外台秘要》，多显方之所由来。乃得反复二书，究寻于《千金方》中，则仲景之法，十居其二三，《小品》十居其五六。"宋代孙兆在校正《外台秘要·序》中也说："古之如张仲景、《集验》《小品方》最为名家。"东晋时期葛洪《肘后备急方》，原名《肘后救卒方》，简称《肘后方》，系作者摘录原著《玉函方》（共100卷）中可供急救医疗、实用有效的单验方及简要灸法汇编而成。唐代的孙思邈，集唐以前医学之大成，著有《备急千金要方》和《千金翼方》，被后人尊称为"药王"，《备急千金要方》共载方5 300余首，数量众多，来源广泛。这些方剂既有古代经典医籍名方，如《伤寒论》《金匮要略》部分方剂，也有民间流传验方、秘方，还有孙思邈临床实践总结的经验方。唐代王焘的《外台秘要》，共40卷，书中分科立病，以门别证，据证列方，条理清晰，便于查阅。《外台秘要》是继孙思邈《千金方》之后的一部重要医方著作，后代医家认为"不观《外台》方，不读《千金》论，则医所见不广，用药不神"。

《黄帝内经》（简称《内经》）作为中医的经典之作，分为《素问》与《灵枢》两大部分。不懂《灵枢》《素问》,就难以真正理解中医的生理病理机制,更无法掌握中医的基本理论精髓。然而,由于《内经》成书年代久远,文字古朴典雅,其中包含了大量的生僻字、难句以及古代哲学思想和文化内涵,临床后每每阅读均有新的感悟。后世李中梓《内经知要》,选取了《内经》中的精华内容,分为道生、阴阳、色诊等八类,对其进行了简要的注释和阐发,内容简明扼要,适合初学者阅读。明代张景岳《类经》将《素问》《灵枢》分类编注,分为摄生、阴阳、藏象等12大类,系统性强,注释简明,被誉为"分类研究《内经》的巅峰之作",可在闲暇之时翻阅。

在各家学说方面,有许多著作值得关注。其中,金元四大家,即刘完素、张从正、李杲、朱震亨,他们在医学理论和临床实践方面各有建树,他们的著作都具有很高的学习价值。《东垣医集》即李东垣先生的医书全集,收录了他的《内外伤辨惑论》《脾胃论》《兰室秘藏》《医学发明》《活法机要》《东垣先生试效方》六部医学著作。《脾胃论》是东垣的代表作,为补《内外伤辨惑论》之未尽,从而申明培补脾胃之旨,与《内外伤辨惑论》相辅相成,二者相得益彰。《兰室秘藏》是李杲(号东垣老人)的一部临床实验录,集中反映了李东垣在临床实践中的独到成就。其后数部,内容多有重复。明代吴勉学曾校刊《东垣十书》,但该书名不副实,虽名为《东垣十书》,却大多并非东垣的著作,其中掺杂了许多他人作品,而东垣真正的著作仅收录了三种。朱震亨(称丹溪翁)学术思想的代表作是《格致余论》,为丹溪晚年见解甚深之作,倡导"阳常有余,阴常不足"的论点,治疗上注重"滋阴降火"。《局方发挥》以问答题例讨论了三十多个问题,力辟滥用温补燥热之非,阐述"滋阴降火"学术见解,系针对《太平惠民和剂局方》泥成方治疗各种疾病,用药偏于温燥弊端之作。《丹溪心法》系朱氏弟子根据丹溪学术经验纂辑而成,共五卷,分列内、外、妇、儿诸科病。《刘河间医学六书》由金元时期医家刘完素所著,刘完素在书中倡导"火热论",认为火热是导致多种疾病的主要原因,在治疗上强调清热泻火,其学术思想对后世温病学说的形成和发展具有重要的启示作用。张从正《儒门事亲》主张"攻邪论",认为疾病的发生多由邪气所致,治疗应以攻邪为主,可粗读了解。

后世陈士铎在《辨证录》中症状鉴别与病机剖析方面展现出了非凡的能力和独特的见解,他的辨证逻辑常常通过巧妙的设问层层深入,在用药剂量与配伍特色上，善于运用大剂量熟地、玄参等滋阴药物，阴阳双补与引经药结合的配伍方式，形成了“至阴中有至阳”的精妙配伍格局，使方剂能够全面调理人体的阴阳平衡。郑钦安是火神派的代表人物，撰有《医理真传》《医法圆通》《伤寒恒论》三部著作，强调肾中真阳的重要性。他强调“真阳为一阳落于二阴之中，是立水之极，是阳为阴根”，而人身是一团血肉之躯，全赖这团真气运于其中立命，重视真阳的重要性，是郑钦安“真阳学说”的根本内容。“人身所恃以立命者，其惟此阳气乎。阳气无伤，百病自然不作；阳气若伤，群阴即起。”书中所论及的方剂，诸如补坎益离丹、潜阳丹、封髓丹等，每一个方剂都蕴含着博大精深的医理，同时具备极高的实用价值。

在温病学领域，叶天士《温热论》、薛生白《湿热病篇》、吴鞠通《温病条辨》、王孟英《温热经纬》各具特色，此不详述。吴又可《温疫论》、杨栗山《伤寒温疫条辨》、雷丰《时病论》、何廉臣《感症宝筏》、柳宝诒《温热逢源》和俞根初《通俗伤寒论》等都是难得的好书。吴又可在《温疫论》中创立了“戾气”病因学说，强调温疫与伤寒完全不同，明确指出“夫温疫之为病，非风、非寒、非暑、非湿，乃天地间别有一种异气所感”。创立了表里九传辨证论治思维模式，创制了达原饮等治疗温疫的有效方剂。杨栗山亦正处温病学初创时期，寒温分立不久，深痛医界对病寒病温两者混淆不辨，泥于伤寒方药治温热病，贻患无穷。针对时弊，作者撰写了 92 则辨析之论，力辨温病与伤寒在病因、病机、症候及方药上迥异。全书条分缕析，力主寒温分立，故以《伤寒温疫条辨》为名。书中的升降散、增损双解散、加味凉膈散、增损三黄石膏汤、神解散、清化汤、大清凉散、小清凉散等方剂，也是余临床治疗外感热病的常用方。雷丰在《时病论》中强调“知常达变”，以《内经》八句经文为纲领，结合四时六气特点立法处方。其方剂多注重轻灵透邪（如银翘散）、分经论治（如两解太阳法）。何廉臣的著作对温病学也有诸多创新和发挥。何廉臣作为温病学领域的后起之秀，尤其继承了王孟英的学术思想，并在此基础上进一步发展和创新，何廉臣提出“伤寒温病，本属同源，因时因地，证有变迁”。在当时的学术环境下，伤寒与温病的理论常被视为相互独立的体系，存在着明显的门户之见。这一观点打破了传统观念的束缚，为学术研究开辟了新的思路，他的《重订广温热论》和《感症宝筏》两部著作，堪称温病学领域的佳作。柳宝诒《温热逢源》于温病辨证主张须辨六经形证，且对吴鞠通三焦辨证持不同见解，本书中间附医案，辨证用药审慎，常愈危重之疾，近代名医裘庆元称其“于温热证有独到之见地”，“书内论辨多有发人所未发”。俞根初《通俗伤寒论》融合古今有关论著，结合自己临床经验阐述伤寒证治较详，既能发皇仲景本意，又能融汇历代医家精辟之论。现行的通行本，前后曾经几位医家加工，如何秀山的按语，多系经验之谈，其孙何廉臣等复为增订。

张锡纯倾尽全力著成《医学衷中参西录》，从 1918 年开始筹备刊印，历经十余年，至 1934 年才完整问世，《医学衷中参西录》不仅是临床经验的结晶，更是中医现代化探索的一座里程碑。张锡纯以“衷中参西”的智慧，搭建起了传统医学与现代科学对话的桥梁。书中“石膏解热”“萸肉救脱”等经典论述，至今仍然指导着临床实践；其敢于突破、兼容并蓄的学术精神，更是为后世医者树立了典范。

在中药学方面，对于初学者而言，可以先从教科书《中药学》和《药性赋》《本草从新》学起。后可以进一步阅读《神农本草经》。《神农本草经》与《伤寒杂病论》同样诞生于汉代，《神农本草经》中有不少药物如牛黄、犀角、羚羊角、鹿茸、蚱蝉、白僵蚕等，并未在《伤寒杂病论》中出现，这些独特的药物为中医临床用药提供了更为丰富的选择。《本草纲目》是明代李时珍编纂的药物学巨著，是更偏向于“本草学”（药物学）的百科全书，而非中医理论或临床方法的直接指导书。内容庞杂，收录了 1 892 种药物，其中包含大量民间偏方，《本草纲目》的价值更多体现在对药物的系统性整理上，而非直接指导如何辨证用药。《本经疏证》是清代邹澍编撰的医学专著，凡 12 卷，集药物 173 种，是在清初名医刘若金《本草述》一书基础上加以阐释发挥而成的，全文以《神农本草经》为经，以《名医别录》《新修本草》《本草图经》为纬，兼取《伤寒论》《金匮要略》《备急千金要方》《外台秘要》中的古方，互相印证，逐味详释，以《神农本草经》原文分析古方的应用，以经方药物配伍理论注疏《神农本草经》的内容，其间或以自己的临床经验加以佐证，“间有不能解者，未敢点窜，宁存其真，勿失之诬”，可见作者的求实精神。

其他如陈无择《三因极一病证方论》、王纶《明医杂著》、徐大椿《医学源流论》、黄元御《四圣心源》《四圣悬枢》、吴鞠通《医医病书》、陆九芝《世补斋医书》、彭子益《圆运动的古中医学》、台州当地医家夏子俊《医理信述》等，亦宜一并披阅。善读书者还可翻阅《景岳全书》《医宗金鉴》等，内容十分丰富。《景岳全书》为综合性医书，64卷，约100万字，其中记载了许多经典方剂如左归饮、右归饮、济川煎、玉女煎、金水六君煎、大补元煎、柴胡疏肝散等，注重阴阳平衡，尤以温补脾肾见长，余惜惧其恢宏望而生畏，未敢通读。《医宗金鉴》据传在清朝时期，太医院考试以该书为标范。

除了上述的书以外，医案、医话也应当有所泛览，汲取别人经验，更好地丰富自己的学识。医案以《王孟英医案》《全国名医验案类编》为上，《王孟英医案》由王氏本人所编，详细记录了大量的临床案例，通过对这些案例的分析，生动地展现了他在温病治疗方面的精湛医术和独特思路，为后人学习和研究温病提供了宝贵的经验。《全国名医验案类编》分两大部分，第一部分是《四时六淫病案》，这是重头戏，它是按照"六淫统万病"的方法，将各种疾病放在"六淫"的框架中加以理解。第二部分是《传染病案》，体现中医在治疗各类重症、恶疾中的理法方药。

总之，凡学医者应当勤求古训，博采众方。读一家之言，志趣每易为其所夺，落其窠臼之中而不自觉。为医切忌拘古、趋新。医药重乎实际，一理之出，一药之投，如弈棋然，必激起对方，彼此牵动得当才可战而胜之，设不得当则为对方所胜。因此，若不广采众长，以精益其术，囿于方隅，临床之际不偿事误人者少矣。

（李伟林）

第二节　谈辨病

在中医理论与实践的广袤领域中，辨证论治作为核心内容，早已被广大中医从业者所熟知，各种辨证方法也在漫长的学习生涯中被深入研习。但今天，笔者暂且放下对辨证的探讨，将目光聚焦于同样关键的辨病，一同探寻其在中医诊疗体系里的独特价值与深刻内涵。

部分学者持有一种观点，认为中医从业者仅擅长辨证，而在辨病方面有所欠缺。这种看法实际上是对中医的一种严重误解。一些人觉得，反正中医的核心在于辨证施治，只要能辨别出诸如气血阴阳虚损、气滞血瘀、脾失健运等证型，进而实施异病同治就可以了，至于具体是什么病，似乎并不重要。然而，这种观点存在着局限性。辨证只能针对疾病发展进程中某个特定时间点所呈现的症状以及与之对应的某种证候进行解释，却难以全面、深入地认识整个疾病的完整属性。比如说，今天观察到患者呈现阳虚证，便采用温阳药物治疗；明天发现患者表现为阴虚证，就运用滋阴之法，完全依据症状来用药。这种做法过于片面，无法构建全面的立法论治体系。实际上，在辨病的基础上，灵活运用仲景所倡导的“随证治之”理念来开展疾病治疗，才是更为科学、合理的方式。

中医对辨病的重视由来已久，并且在这方面积累了丰富的经验与深厚的智慧。从经典著作《伤寒论》《金匮要略》到《温病条辨》，其中论述的内容大多是从病名入手展开的。在对疾病的认知层面，中医与西医存在着诸多相通之处，许多病名的称谓也极为相似，如中暑、痢疾等。还有一些病名，是中医独有的，痰饮病便是其中之一。需要明确的是，痰饮并非一个简单的“证”，而是一个特定的病名。痰饮的分类较为细致，具体可分为狭义痰饮、悬饮、溢饮和支饮四类。其中，当饮邪停聚在肠胃之间，能听到肠间发出沥沥水声的，属于狭义的痰饮；而饮邪滞留于胸膈部位的，则被称为支饮。一旦确诊为痰饮病，便能大致了解其主要特征，即某种原因导致局部出现饮邪和痰邪的留滞，或者形成积液。其发病机制主要是津液的运行和输布出现了异常，而这又与肺、脾、肾三脏的功能密切相关。一旦这三脏的功能出现失常，就容易导致水湿凝聚成痰。由此，自然而然地会联想到仲景提出的经典治则“病痰饮者，当以温药和之”。痰饮病如此，其他各类疾病也可以此类推，这便是辨病所蕴含的独特魅力。

《金匮要略》以“某某病脉证并治”作为各篇章的命名方式，这清晰地表明，仲景在诊疗过程中，首先会对疾病进行准确诊断，然后在此基础上展开辨证施治。《金匮要略》以病为纲领，如狐惑、中风、肺痈、肺痿、血痹、消渴、胸痹等，其中不少疾病与现代临床所诊断的疾病存在对应关系，例如胸痹对应冠状动脉粥样硬化性心脏病（简称冠心病）、肺痈对应肺脓肿、酒疸对应酒精性肝病、恶阻对应妊娠呕吐、风水对应肾炎、消渴对应糖尿病等。当然非绝对对应，中医“病”侧重整体病机，西医学“病”基于病理生理，二者仅为症状或机制相似。例如，“胸痹”可能涵盖冠心病、胃食管反流等多种疾病。虚劳病表现为乏力、消瘦、脏腑功能衰退，西医学可对应慢性疲劳综合征、贫血、慢性消耗性疾病（如结核病、恶性肿瘤晚期）。

辨病在预防疾病进一步发展、实现既病防变的理念中占据着至关重要的地位。从理论层面来讲，若能找到针对特定疾病的专方专药，无疑是最为理想的治疗状态，在临床上，针对某种疾病使用特定药物或许就能有效缓解病症。然而，在实际中，找到这种专药的概率相对较低。所以，退而求其次，通常会将多味中药合理配伍，组成方剂来治疗某一种疾病。但在临床实践中发现，如果仅仅依靠辨证或者辨病其中一种方式来论治，往往容易导致治疗失误，难以达到理想的治疗效果。因此，多数情况下，需要将辨证与辨病有机结合起来。

就拿现代医学中的蛛网膜下腔出血来说，由于患者会出现头痛项强的症状，可能会被误诊为太阳证，甚至进一步辨为麻黄汤证或葛根汤证。倘若按照这样的错误判断进行治疗，必然会使整个用药思路偏离正轨，无法达到治疗目的，这充分说明单纯依靠辨证来治疗是不可行的。

再比如，有些患者经过辨证被判断为湿热证，但出现这种证型的疾病种类繁多，像黄疸、泄泻、痢疾等，分别对应着西医学中的肝炎、肠炎、痢疾。如果在治疗这些疾病时，仅仅依据辨证施治，可能会出现用同一张方子治疗多种疾病的情况，这样很难达到预期的治疗效果。但当提及黄疸、泄泻、痢疾这些病名时，脑海中就会立刻浮现出茵陈蒿汤、葛根芩连汤、白头翁汤等经典方剂。《伤寒论》有专门治疗黄疸的方剂——茵陈蒿汤，其中茵陈是关键药物。这一方剂并非随意拼凑而成，而是古人在经过大量临床实践，验证其对黄疸病具有确切疗效后，才由张仲景记录在《伤寒论》中，以供后世医家学习传承，这便是典型的辨病论治案例，同时也巧妙地融合了辨证施治的理念。再如三仁汤、连朴饮，它们都是治疗湿热证的有效方剂，但如果将其用于痢疾的治疗，往往难以取得理想的疗效。又比如慢性肾炎和慢性肝炎均与湿热相关，然用药差异还是较大的，如果盲目地使用一系列清热化湿的药物进行辨证施治，很可能会导致治疗失败。

古时也有许多针对病的专方，如《金匮要略》中针对百合病的百合地黄汤、针对阴阳毒的升麻鳖甲汤、针对脏躁的甘麦大枣汤、针对疟母的鳖甲煎丸等。

《素问·痹论》云："风寒湿三气杂至，合而为痹也。"一看到痹证类病的诊断，马上会联想到痹证一类以肢体关节疼痛、麻木、活动受限为主要症状的疾病，其病因多与外邪侵袭（风、寒、湿、热）及气血运行不畅有关。但痹证类病范围很广，现代医学之颈椎病、肩周炎、类风湿性关节炎、痛风性关节炎、骨关节炎等均属该病证，古代医家根据病因、病位、症状特点、发病和进展规律的不同等对痹证进行了细致分类，如湿病、历节病、鹤膝风、行痹、着痹、痛痹、热痹、皮痹、肌痹、脉痹、筋痹、骨痹等。有了这些细分的专病诊断，才会找到针对性的专方，如鹤膝风治疗方四神煎，出自清代鲍相璈《验方新编》，中医名家岳美中非常推崇此方，岳美中先生言“鹤膝风，膝关节红肿疼痛步履维艰，投以《验方新编》四神煎恒效”。此方组成：生黄芪半斤，远志、牛膝各三两，石斛四两，金银花一两。生黄芪、远志肉、牛膝、石斛用水十碗煎成二碗，再入金银花一两，煎成一碗。《验方新编》云：“病在筋则伸不能屈，在骨则移动维艰，久则日肿日粗，大腿日细，痛而无脓，颜色不变，成败症矣。”立方四神煎。《医书效方》载其主治“因三阴立损，风寒湿邪侵入而致膝肿粗大、形似鹤膝、步履维艰、日久则破溃之症”。以四神煎治疗鹤膝风并非中医的辨证施治，而是针对该病的辨病施方，方中以黄芪半斤为主药，周岩《本草思辨录》云“补虚通痹，即芪之专司”，杨时泰《本草述钩元》言其“通和阳气，利阴气”，治“中风、着痹、挛痿、鹤膝风”等症。四两石斛“治男子腰脚软弱，健阳，逐皮肌风痹，骨中久痛”。《太平圣惠方》中有很多以石斛为君药治疗手足痹痛不遂的方剂，如石斛浸酒方以石斛配杜仲、牛膝、丹参、生地黄等药，共作酒剂，主治风湿腰痛；石斛丸以石斛配天雄、侧子、牛膝、赤茯苓等，主治风虚冷气致腰痛强直，不能俯仰。《神农本草经》言牛膝“主寒湿痿痹，四肢拘挛，膝痛不可屈，逐血气”。远志一味，平时常用于安神益智，利窍祛痰，然尚有他功，如《日华子本草》谓其“长肌肉，助筋骨”，《本草纲目》亦称“治一切痈疽”。

病与证，在中医理论体系中是相互依存、不可分割的两个重要概念。每一种疾病都是一个动态发展的过程，由一系列相互关联的病理环节按照特定的时间顺序组合而成。因此，在诊疗过程中，必须全面考虑疾病总体发展趋势中的基本矛盾，以及各个阶段所呈现的主要矛盾。从中医的角度来看，病反映的是疾病从发生到发展的整个过程中的总体特征，具有全局性和宏观性；而证则是对疾病发展过程中某一特定阶段的病理状态的高度概括，主要体现了疾病在该阶段的具体病理变化，具有阶段性和动态变化性。所以说，辨病和辨证是从不同角度对疾病规律进行认识的两种方法，片面强调其中任何一方都是不科学、不严谨的。只有将两者有机结合起来，才能全面、深入地认识和把握疾病的本质与规律。

辨病与辨证的根本目的，都是更全面、准确地认识疾病的病机。辨病侧重于把握疾病的基本发展规律，体现的是一种“整体病机”的概念；而辨证则更加强调疾病在不同阶段的动态变化，注重认识疾病的个体化特点，体现的是“阶段病机”。因此，以病机为核心，将辨病与辨证论治有机结合，一直是中医临床实践所遵循的重要原则，也受到了历代医家的高度重视。当代著名医家金寿山曾形象地比喻：“能辨证而不识病，可谓其见树木不见森林，在诊断上缺乏全局观点，在治疗原则上会毫无原则地随证变法；当然只识病而不辨证，也就是只见森林不见树木。”这一观点深刻地揭示了辨病与辨证相互依存的关系。笔者强调辨病的重要性，并非要否定辨证的价值，而是希望通过辨病，使辨证更加精准、深入，从而为患者提供更优质、更有效的治疗方案。

（周志强整理）

第三节 经方与时方

经方与时方，是中医两个方剂流派。一般是将仲景遗论（《伤寒论》《金匮要略》）中的方剂叫经方，将后世的方剂叫时方。经方这一名称起源很早，据汉代班固《汉书·艺文志》记载，方技有“医经、经方、房中、神仙”四家。

《汉书·艺文志》中对经方的解释：“经方者，本草石之寒温，量疾病之浅深，假药味之滋，因气感之宜，辨五苦六辛，致水火之齐，以通闭解结，反之于平。”这说明，经方家是以方药治病的。《伤寒杂病论》自序上说：“勤求古训，博采众方。”众方就是他所能搜集到的经方，所以晋代皇甫谧曾说“仲景论广伊尹汤液，为数十卷”。仲景论广的著作就是《伤寒杂病论》，经方可能源于伊尹《汤液经》。

现今所说的“经方”大多作为仲景方的专称，这些经方以其独特的组方思路、精准的药物配伍以及卓越的临床疗效，成为了中医方剂学的经典之作。而“时方”，是指张仲景之后新的医方，是历代医家在临床实践中总结、创造出来的行之有效的方剂。

但仲景之后新的医方原并没有时方一说，直到唐宋都是如此。宋代著伤寒书者庞安时晚年参考诸家学说，结合亲身经验，撰成《伤寒总病论》6卷，对仲景思想做了补充和发挥，其突出特点是着意阐发温热病，主张把温病和伤寒区分开来，这对外感病学是一大发展。朱肱精研《伤寒论》数十年，为当时著名的伤寒学家，著《南阳活人书》，即《类证活人书》（原名《无求子伤寒百问》），以通俗易懂的文字，设以问答的形式，阐述伤寒证治的异同，使人明白易晓。郭雍笃好仲景之书，研究日深，因感于《伤寒论》已有残缺，于是采《素问》《难经》《千金方》《外台秘要》诸书所论，以及朱肱、庞安时、常器之等诸家之说予以补充，于 1181 年撰成《伤寒补亡论》20 卷。以上三位宋代大家都用后世方或自拟方补充伤寒古方的不足，可见当时尚无时方之说。

至金元时期，刘、张、李、朱争鸣于时，各于理论实践上有所发展，但是论者认为四家如孔门诸贤，各得圣人之一体，不能与仲景相抗衡，仍无时方之说。

直至明清间，吴又可、叶天士、薛生白、吴鞠通、王孟英诸家出，以治温热名于时，形成温热派，审证立方，坚决要跳出伤寒圈子，独树一帜，始有叶、薛时方之说，以与经方相对抗，影响于医学甚巨。

然而，当时众多医家盲目追求温病学派的方剂，不加思考地照搬照用，忽视了对中医基本理论的深入学习和研究。在治疗一些急危重症时，这种做法往往难以取得理想的疗效。清代以徐大椿、陈修园为代表的医家对仲景方之外的医方提出了非议。徐大椿对仲景方推崇备至，他认为“昔者圣人之制方也……其思远，其义精，味不过三四，而其用变化无穷，圣人之智，真与天地同体，非人心思所及也”，在他看来，《伤寒论》《金匮要略》之方“集千圣之大成，以承先而启后，万事不能出其范围”，因此强调“仲景《伤寒论》中诸方，字字金科玉律，不可增减一字。言必本于圣经，法必遵乎古法”。

陆九芝也对“忽视继承，盲目蔑古”的现象进行了严厉批判，他深刻认识到这种风气对中医学根基的严重危害。陆氏之所以以表彰仲景学说为己任，除了当时不良的学术风气之外，更重要的是他在临床实践中运用经方取得了显著的疗效，屡以经方治愈温热大病，挽救了许多重危病症患者。

张山雷称赞陆氏独树一帜，能够有效纠正近世的不良风气；恽铁樵也认为陆氏抨击叶、吴，其出发点是公正无私的。近贤陈梦赉老先生系我台州名士，为医史大家，不属于寒温之争中的任何一派，他也指出陆九芝痛诋叶天士，是因为目睹了叶氏学说中存在的轻描淡写、敷衍塞责的弊端，并非出于私人意气去攻击先贤。

所以，经方、时方问题的中心，主要是伤寒方与温热方的问题。300年来，争执甚大，个别人甚至形成门户之见，宗派之争，自诩为“经方派”，谓时方为离经叛道，漫无法则。自矜为“时方派”的人曰“经方派”为抱残守缺，食古不化。其结果各抱成见，反而影响了医学的发展。

实际上，仲景方并非张仲景一人凭空创造，而是对仲景之前诸多方剂的系统归纳和总结。《伤寒论》序中就明确提及《灵枢》《汤液经》等汉代之前的著作，这足以证明仲景方是在总结前人经验的基础上发展而来的。徐大椿《兰台轨范》曰：“《金匮》诸方非南阳所自造，乃上古圣人相传之方，所谓经方是也，此乃群方之祖，神妙渊微，不可思议，分载于各症之下，学者当精思熟识，以为准的。”“盖《伤寒》诸方，当时本不专治伤寒，南阳取以治伤寒之变症耳，学者当合《金匮》《伤寒》两书相参并观，乃能深通其义，而所投辄效矣。”

对于中医初学者来说，《伤寒论》依然是无可替代的启蒙经典。它以其系统的理论体系、简洁明了的条文和确切的临床疗效，为中医学习者打开了一扇通往中医殿堂的大门。但必须明确，尊崇经典并不意味着盲目照搬，更不能因为有了仲景流传下来的经典方剂，就故步自封，停止前进和创新的步伐。

综上所述，经方和时方本不应存在所谓的派系之争，它们都是中医药文化在不同历史时期的产物，各自承载着独特的价值和意义。墨守经方，非经方不用，无疑会成为中医药进步发展的巨大阻碍；而忽视经典，同样难以在医学领域取得重大突破。这两种极端的做法都不是继承和发展中医的正确选择。

孙思邈在《千金翼方》中，一方面对仲景之书表达了极高的敬仰之情，称“伤寒热病，自古有之……至于仲景，特有神功”，“行之以来，未有不验”，充分肯定了仲景方的卓越疗效；另一方面，他也明确指出“多从旧方，不假增损”，“其弊万端，宜应随病增减”，“临事制宜，当识斯要”（《备急千金要方·处方》),强调了临床用药应根据具体情况灵活调整。

许叔微同样精于伤寒之学,却明确宣称“予读仲景书,用仲景法,然未尝守仲景之方,乃为得仲景之心”,这种对仲景学术思想的深刻理解和灵活运用,体现了他不拘泥于成方的创新精神。

金元时期四大家刘完素、张从正、李杲、朱震亨的学术思想空前活跃,如刘完素提出“余自制双解、通圣辛凉之剂,不遵仲景法桂枝、麻黄发表之药,非余自炫,理在其中矣,故此一时,彼一时。奈五运六气有所更,世态居民有所变,天以常火,人以常动,动则属阳,静则属阴,内外皆扰,故不可峻用辛温大热之剂”。他深刻认识到时代的变迁、气候的变化以及人们生活方式的改变,对疾病的发生发展和治疗方法都产生了重要影响,因此主张根据实际情况灵活运用方剂,不能一味遵循古人的方法。

明清时期,中医领域名家辈出,如张景岳,温病四大家叶天士、薛生白、吴鞠通、王孟英等中医大家,他们对仲景学说均持有客观、公正的态度,并无任何偏见。叶天士在《临证指南医案》中提及仲景方 60 余首,充分展示了他对仲景方的重视和运用;《温病条辨》193 方中有 40 余首仲景方,《温热经纬》113 方中有仲景方 52 首,这些数据足以证明他们对仲景学术成果的尊崇。他们在继承仲景学说的基础上,结合当时的疾病特点和临床实践,进行了大胆的创新和发展,提出了许多新的理论和治疗方法。

回顾 2003—2007 年,余有幸参加了第一批全国优秀中医临床人才研修班。在那段宝贵的学习时光里,聆听了许多国医大师和全国知名中医学者的精彩讲座,其中包括朱良春、邓铁涛、何任、任继学、张琪等诸多名家,他们之中不乏对经典有着深入研究和独到见解的大家。我发现老先生们在临床实践中也并非局限于使用经方,而是广泛汲取各家之长,融会贯通,以求达到最佳的治疗效果。

笔者十分推崇中医耳鼻喉科泰斗干祖望教授提出的“以经方立本,以时方应变”的临床思路,他提出:经方如律,时方如例,律不可变,例可因证而化。干老认为古方(经方)结构严谨,如匠人之绳墨;今方(时方)灵活多变,如良工之巧思,舍绳墨则失其正,弃巧思则滞于形。临证当以仲景方为根基,后世方为枝叶,根深则叶茂,用经方须守其法,用时方须通其变。

干祖望治疗过敏性鼻炎的几张代表方,如桂枝汤化裁方,以桂枝、白芍调和营卫,配伍乌梅、地龙酸收敛肺、祛风通络,此方源于《伤寒论》,却突破原方局限，加入抗过敏药对，体现“治风先治血，血行风自灭”的治则。再如对涕清如水，遇寒加重者，桂枝汤合玉屏风散温阳固表，桂枝汤源于《伤寒论》，取其调和营卫之功；玉屏风散则为后世名方，以黄芪、白术、防风配伍，益气固表如屏风，契合“邪之所凑，其气必虚”之旨。治疗慢性鼻炎时，以《金匮要略》苓桂术甘汤（经方）温化水饮为本，合《济生方》苍耳子散（时方）宣通鼻窍为标。又如以麻黄附子细辛汤加味，以麻黄宣肺开窍，附子温肾助阳，细辛通彻表里，干老常加辛夷、白芷增强通窍之力，契合《本草纲目》“辛夷之辛温走气而入肺……能助胃中清阳上行通于天”之论。

现代医家岳美中也曾倡导以经方打底，用时方拓展。伤寒名家刘渡舟提出“古今接轨论”，这是指古方（经方）与今方（时方）合用的一种理论，旨在扩大经方的使用范围，以适应病因繁多的杂病治疗。如治疗湿温病，在出现胸满心烦、夜不成寐、下午发热加重等症状时，刘渡舟选用仲景方的栀子豉汤与后世三仁汤合方进行治疗，栀子豉汤擅长治疗“虚烦”证，而三仁汤能清利三焦之湿热，两者合用既能清热除烦、开郁理气，又不影响湿热邪气。又如治疗湿热咳，在遇到咳嗽频繁、痰多胸满、舌苔白腻等症状时，刘渡舟在甘露消毒丹的基础上加入麻杏薏甘汤，有效治疗了患者的气喘和咳嗽。

因此，我们也应该运用辩证思维去看待经方和时方，充分发挥它们各自的优势和作用，使其相互补充、相得益彰，从而更好地解决临床上遇到的各类疑难杂症。在扎实学好经方的基础上，还应尽可能广泛地涉猎各家学说，汲取其中的精华，将其融入自己的临床实践中。

（李文斌整理）

第四节 治急性病要有胆有识，治慢性病要有方有守

中医治病，贵在辨证精准，施治得当。然病有缓急，治有先后，故岳美中先生提出：“治急性病要有胆有识，治慢性病要有方有守。”此语虽简，实乃医道之精要。盖急性病变化迅速，稍纵即逝，非胆识兼备者不能驾驭；慢性病缠绵难愈，非守方持久者不能奏功。古人有“用药如用兵，用医如用将”

之说，南齐褚澄的《褚氏遗书·除疾》言："用药如用兵，用医如用将，善用兵者，徒有车之功；善用药者，姜有桂之效，知其才智，以军付之，用将之道也。知其方伎，以生付之，用医之道也。世无难治之疾，有不善治之医，药无难代之品，有不善代之人，民中绝命，断可识矣。"《旧唐书·孙思邈传》云："胆欲大而心欲小，智欲圆而行欲方。"清代徐大椿在《医学源流论》中指出："若夫虚邪之体，攻不可过，本和平之药，而以峻药补之，衰敝之日，不可穷民力也。实邪之伤，攻不可缓，用峻厉之药，而以常药和之，富强之国可以振威武也。"吴鞠通道："治外感如将，兵贵神速，机圆法活，去邪务尽，善后务细，盖早平一日，则人少受一日之害；治内伤如相，坐镇从容，神机默运，无功可言，无德可见，而人登寿域。"

病势有急缓，病程有长短，现云急性病、慢性病。所谓急性病，是指病程短，发病急剧，病情变化较快，症状较重，甚至危及患者生命的疾病，如高热、神昏、血证、卒中等。慢性病则是一类起病隐匿，渐变性，症状不很强烈，病因复杂，病程长且病情迁延不愈的疾病的概括性总称，如慢性肝炎、慢性肾炎、慢性阻塞性肺疾病稳定期、慢性肠炎、老人多尿症、性功能减退等。急性病的发作相对较快，症状通常更加猛烈，需要及时快速地做出判断和处理，方能力挽狂澜，救患者于危急，即治疗急性病当有胆有识。慢性病则是某些组织、器官退行性变化造成的，会使人降低工作能力，失去生活兴趣，所以治疗慢性疾病要守方渐进、徐图缓治。

医生之职责就是祛除疾病，还人们以健康，所遇到的既有急性病，也有慢性病，病房有些急性病或慢病急性变化是必须要迅速处理的，没有病房和急诊工作的经历很难体会。一个医师，尤其是中医师，开始就单纯门诊或者专科化，所遇患者大多数可能是慢性疾病患者，也就是说急重危患者基本碰不到，其临床思路和治疗策略就会有所固化或者受限。目前我国的医师规培制度也正体现于此，各专科都要轮转接触，尤其是重危患者比较多的科室，只有多接触急重危患者，才能增加胆量，开阔视野，才能增长见识，提升救治水平。

《伤寒杂病论》中，既有"急下存阴"的胆识之方（如大承气汤），亦有"缓补阴阳"的守方之剂（如肾气丸）。急性病变化较多，焚毁顷刻，治之宜准、宜重。古代先贤圣医很多措施就是针对急性病的治疗的，比如《伤寒论》少阴病"三急下"、阳明病"三急下"之"急下存阴""回阳救逆"等的处理，俱是胆识之体现，急、救体现之有“胆”，存阴、回阳体现之有“识”。《金匮要略》中治腹满寒疝之大乌头煎、治实证腹满之大建中汤、治心痛彻背真心痛之乌头赤石脂丸，都是猛剂峻剂，须认准证候，掌握分寸，既不可畏缩不前，更不可孟浪从事。病房工作会有许多紧急情况需要处理，如肝硬化并自发性腹膜炎、并食管静脉破裂出血，肿瘤患者出现上腔静脉综合征，急性肠梗阻，急性尿潴留，脑血管意外，急性心肌梗死，急性心衰，哮喘持续状态，慢性阻塞性肺疾病急性发作等。张景岳云：“治病用药，本贵精专，尤宜勇敢……若新暴之病，虚实既得其真，即当以峻剂直攻其本，拔之甚易。若逗留畏缩，养成深固之势，则死生系之，谁其罪也。”这段话是说治疗急性病必须有胆有识。笔者亦体会到中医中药在应对急病上并不逊色，在临床上如面对肝炎高胆红素血症患者，会用大量的赤芍（50~100g）、丹参（30~60g）、水牛角（30~60g）协同退黄。曾有一盆腔恶性肿瘤大量腹水患者，腹胀苦急，脉沉，小便不利，西医利尿药物用遍，无效，用《金匮要略》里治疗里水的麻黄甘草汤原方治疗，一剂小便出，腹胀改善。又曾治疗一肝癌晚期患者，腹胀欲裂，考虑麻痹性肠梗阻，腹部坚满，大如盘状，用桂枝去芍药加麻黄附子细辛汤，三剂而腹胀解。急性病证变化迅速，机会稍纵即逝，需要我们对疾病的现状和预后做到知根知底地把握，病从何来，将会怎样，加重与减轻的因素有哪些，如何处理是正确的，如何处理是不恰当的。眼明而后手快，救患者于迅雷不及掩耳，才是医者至高境界。

“胆识”一词，“胆”字在前，“识”字在后。一个人的“胆”需要足够的“识”来支撑，只有具备了丰富的知识和见识，才能在面对各种情况时做出正确的判断和决策，展现出真正的胆量。《伤寒论》警示“桂枝下咽，阳盛即毙；承气入胃，阴盛以亡”，强调辨证偏差的严重后果。清代医家徐大椿曰：“承气汤非可轻尝之剂，然当用之时，必熟察其证，确知其非此不可，然后用之，否则杀人矣。”此语道破“胆”需以“识”为根基。如果没有“识”的支撑，所谓的“胆”就只是盲目和鲁莽，可能会导致严重的后果。“识”主要包括两个方面，一是“学识”，即通过系统学习获得的医学理论知识，包括中医经典著作，以及西医学的各种知识。这些理论知识是医生诊断和治疗疾病的基础，只有掌握了扎实的理论知识，才能在临床实践中准确判断病情，制订合理的治疗方案。二是“见识”，即通过临床实践积累的经验和对各种疾病的认识。在实际工作中，医生会遇到各种各样的病例，每个病例都有其独特之处，通过不断地实践和总结，医生可以积累丰富的经验，提高自己的临床能力。有了“识”，“胆”才有了灵魂和力量，才能在面对危急病情时，冷静果断地采取行动。然医者之胆从何出、识从何来？必是博文多记，反复研读经典，打好基础，继而学好唐宋金元各家学说、明清温病理论，理论知识了然于胸，继承前人经验，学习现代各种治疗方法，理论联系实际，在实践中总结提高，在总结中升华理论，才会有驱疾之胆魄，临危不乱。

慢性病的形成是一个长期的过程，通常是由一些微小的健康问题逐渐积累、恶化，从量变到质变而形成的。在慢性病的发展过程中，病势相对较为稳定，病情变化不明显，不仅医生在观察病情时可能难以察觉细微的变化，患者自身也往往感觉不到明显的不适。张仲景在《金匮要略》中治虚劳用薯蓣丸，方中以山药、人参、白术等 21 味药配伍，熔补气、养血、疏风于一炉，强调“空腹酒服一丸，一百丸为剂”，明示久服方能奏效。岳美中先生曾记载一则医案：某患者肺痨兼脾虚泄泻，前医屡用滋阴润肺之剂，反致泄泻加重。老医辨证为“土不生金”，坚持用加味六君子汤一年，终使脾健肺润，痨愈泻止。此乃“守方以复正气，正气复则邪自去”的典型例证。以慢性肝炎为例，有些患者肝功能可能只是轻度异常甚至完全正常，患者可能没有明显的症状，只是在体检时才发现，随着时间的推移，病情可能会不知不觉间逐渐加重进展至肝硬化，但这个过程往往比较缓慢。所以治疗慢性肝炎时，医生可能会根据患者的具体情况，制订一个长期的治疗方案，使用一些具有健脾养肝、清化湿热等作用的中药方剂。在治疗过程中，如果患者的病情没有明显变化，医生会坚持使用原方，以保证治疗的连续性和稳定性，经过一段时间的治疗，患者的肝功能会复常、稳定，乏力等症状也会逐渐减轻，这就是守方治疗的效果。若在此阶段数更方药，治疗的主线则会改变，用药杂乱，反而会影响疗效。又如亚健康调理和慢病治疗的膏方，一剂膏方需服用 2 个月左右，吸收的药物达到一定程度才会显示出效果来，也是守方治疗的体现。在临床治疗中，对于这类慢性病，尤其是当病情处于相对稳定期时，治疗上应采取徐图缓治、守方治疗的策略。所谓“守方”，方即是治疗方法、方剂，守即是遵照、遵从，“守方”即是遵从当前治疗方法（药）不变，目的是积聚药力，量变引起质变，有利于病邪和病理产物的彻底消除。

守方看似简单，做到绝非易事。复诊之时，患者说药已中病，继续守方服用自是轻而易举；倘若药后无效或收效甚微，患者求效心切，守方不变就显得困难了。故疗效并不是守方、换方的依据，关键看病机。病机变化，需要换方；病机依然，守方即可。所以，守方对于医者之要求亦巨，要求其能参透疾病病机，辨证准确，还要有耐心，敢于承担压力。这也回归到医者之“胆识”上，医者，需有扎实的理论知识、丰富的临床经验、处变不惊的良好心态。

胆识与守方的辩证统一是时空医学的最高境界，守方非固守成方，而是“守其根本，变其枝叶”。急性病后期常需“守”法收功，急性病后的恢复期治疗亦须守方而为，因在疾病进展期造成的器官组织损害有待修复，气血阴阳的消耗有待弥补，守方利于病体的完全康复，最终达到治愈疾病的目的。如肺炎高热退后，虽表邪已解，但肺阴已伤，需以沙参麦冬汤“守”其阴液，防止“炉烟虽息，灰中有火”。吴鞠通在《温病条辨》中治“阳明温病，下后汗出”，用益胃汤滋阴生津，此乃“急症用胆，善后用守”。慢性病治疗亦需适时用“胆”。如肝硬化腹水患者，虽属“本虚标实”，但若腹水严重，腹大如鼓，二便不通，当暂用十枣汤（芫花、甘遂、大戟）攻逐水饮，此即“急则治标”的胆识之举。但需中病即止，随后仍以健脾利水法守之。蒲辅周治流行性乙型脑炎（简称乙脑），根据北京、石家庄等地气候差异，灵活调整白虎汤配伍：石家庄酷暑多雨，加石膏、知母重剂清热；北京偏燥，减石膏量，加生地、麦冬养阴。此乃“识地域之异，胆随证转；守温病之纲，方因时变”的大师风范。

当代医者当以经典为舟，以临证为海，在急症中炼胆魄、增识见，于慢病中修定力、悟守方。章次公赠送朱良春刻有“儿女性情，英雄肝胆，神仙手眼，菩萨心肠”的十六字印章，朱老将这十六字当作临床实践、济世救人的座右铭，此亦应成为我后辈中医人之准则。

（陈永青整理）

第五节　谈反治法

《医理信述》夏子俊引张会卿言：“经云：治有逆从者，以病有微甚，病有微甚者，以证有真假也。寒热有真假，虚实亦有真假，真者正治，知之无难；假者反治，乃为难耳。”《素问·至真要大论》：“帝曰：反治何谓？岐伯曰：热因寒用，寒因热用，塞因塞用，通因通用，必伏其所主，而先其所因，其始则同，其终则异，可使破积，可使溃坚，可使气和，可使必已。”现教科书大多将“热因寒用”和“寒因热用”纳入正治法的范畴，普遍认可的反治法主要涵盖了热因热用、寒因寒用、塞因塞用以及通因通用这四个重要方面。

一、寒因寒用

“寒因寒用”是指用寒性药物治疗具有假寒症状的病证，主要适用于阳盛格阴的真热假寒证。《伤寒论》中明确指出：“病人身太热，反欲得衣者，热在皮肤，寒在骨髓也；身大寒，反不欲近衣者，寒在皮肤，热在骨髓也。”《医理信述》云：“至若假寒者，阳症似阴，火极似水也。外虽寒而内则热，脉数而有力，或沉而鼓击，或身寒恶衣，或便热秘结，或烦渴引饮，或肠垢臭秽，此皆恶寒非寒，明是热症。所谓热极，反兼寒化，亦曰阳盛隔阴也。”

临床上疫病患者病情发展到极期，出现疫邪内陷，闭塞心包、肺络或脏腑气机，表现为高热、神昏、喘促、二便不通等；阳气或阴液暴脱，固摄失职，出现冷汗肢厥、脉微欲绝、呼吸衰竭等。此为里热外寒，内闭外脱。核心病机为邪气壅盛郁闭于内，同时元气衰微脱失于外的危重病理状态。此时单纯使用参附汤或许可以暂时起到救急的作用，能提升患者的阳气，缓解四肢厥冷的症状。但从根本上治疗，还必须使用清瘟败毒散、安宫牛黄丸等清热解毒、开窍醒神的药物，以清除体内的热毒。

这里还要着重介绍一下杨栗山《伤寒温疫条辨》中提出的温病表证是由里达表，表证实则是里证浮越于外，虽有表证却无表邪的观点。应该说是极大地补充了《中医诊断学》中真假寒热、虚实真假的辨证内容。他认为在温病的治疗过程中，若出现邪热内攻，表现出的表证实际上都是里证郁结浮越于外的假象，虽看似有风寒表证，但实则并无真正的表邪，因此绝对不能采用治疗伤寒太阳病的辛温发汗法，若将温病表证误当作伤寒，使用麻黄、青龙类方剂发汗，只会导致病情恶化。正如《伤寒温疫条辨》卷二身体痛篇中所记载，杂气热郁三焦，会导致表里阻隔，阴阳不通，从而出现身体痛、骨节痛、头痛项强、发热、恶寒恶风、目痛、鼻干、不眠、胁痛、耳聋、寒热而呕等症状，这些表证看似与伤寒相似，但实际上并非风寒外感之邪所致，应采用清热解郁之法加以疏利。他认为温病浮热从里而出外是病情好转的征兆，杨栗山多次强调开导里热的重要性，认为只要里热清除，表证自然会解除，温病通过清里即可达到表自透、不汗自愈的效果。

二、热因热用

“热因热用”是指用热性药物治疗具有假热症状的病症。当患者出现亡阳虚脱的情况时，体内阴寒之气过盛，阳气被格拒于外，从而出现面颊浮红、烦躁等假热现象。《医理信述》云：“假热者，阴症似阳，水极似火也。外虽热而内则寒，脉微而弱，或数而虚，或浮大无根，或弦芤断续，身虽炽热而神则静，语虽谵妄而声则微，或虚狂起倒而禁之即止，或蚊迹假癍而浅红细碎，或喜冷水而饮不多，或舌胎面赤而衣被不彻，或小水多利，或大便不结，此则恶热非热，明是寒症。所谓寒症反兼热化，亦曰阴盛隔阳也，此皆假病。”针对这种情况，应使用温热药物进行治疗，这就是热因热用的具体应用，《伤寒论》中四逆汤、白通汤等是热因热用的经典代表。这些方剂具有破阴回阳、宣通上下的功效，能够有效地驱散体内的阴寒之气，恢复阳气的正常运行。通过温阳治疗，体内的寒邪得以祛除，外越的虚阳自然回归本位，假热现象也会随之消失。

《医理真传》云：“问曰：病人两唇肿厚，色紫红，身大热，口渴喜热饮，午后畏寒，小便清长，大便溏泄，日二三次，脉无力者，何故？答曰：此脾胃之阳，竭于上也。”“法宜扶中宫之阳，以收纳阳气为主，方宜附子理中汤。”

甘温除大热属于中医“温法”“补法”的范畴，也是“热因热用”的另一种重要体现形式，以李东垣创制的补中益气汤最为著名。《医宗金鉴》云：“柯琴曰：仲景有建中、理中二法。风木内干中气，用甘草、饴、枣，培土以御木；姜、桂、芍药，平木而驱风，故名曰建中。寒水内凝于中气，用参、术、甘草，补土以制水，佐干姜而生土以御寒，故名曰理中。至若劳倦形衰，气少阴虚而生内热者，表证颇同外感，惟李杲知其为劳倦伤脾，谷气不胜阳气，下陷阴中而发热，制补中益气之法。谓风寒外伤其形，为有余；脾胃内伤其气，为不足。遵《内经》‘劳者温之，损者益之’之义，大忌苦寒之药，选用甘温之品升其阳，以达阳春升生之令。凡脾胃一虚，肺气先绝，故用黄芪护皮毛而闭腠理，不令自汗。元气不足，懒言气喘，人参以补之。炙甘草之甘，以泻心火而除烦，补脾胃而生气。此三味，除烦热之圣药也。”

又如当归补血汤“治肌热，燥热，困渴引饮，目赤面红，昼夜不息。其脉洪大而虚，重按全无”。《医宗金鉴》云：“治男妇血虚似白虎证，肌热面赤，烦渴引饮，脉来洪大而虚，重按则微。当归二钱、黄芪一两，水煎服。吴琨曰：血实则身凉，血虚则身热，或以饥困劳役虚其阴血，则阳独治，故诸证生焉。此证纯象白虎，但脉大而虚，非大而实为辨耳。《内经》所谓脉虚、血虚是也。五味之中，惟甘能补，当归味甘而厚，味厚则补血；黄芪味甘而薄，味薄则补气。今黄芪多数倍，而云补血者，以有形之血不能自生，生于无形之气故也。”

三、通因通用

通因通用指用通利的方法治疗通证。通泄的病证，一般应采用固涩的治法。但对某些现象是“通”，而本质是瘀热或积滞的病证，则不但不能温补固涩，反而要通利，故称。如湿热引起的小便频数，瘀血停积引起的血崩，应分别采用通利小便、破血行瘀的方法治疗。《类经》：“大热内蓄，或大寒内凝，积聚留滞，泻利不止；寒滞者以热下之，热滞者以寒下之，此通因通用之法也。”大承气汤治热结旁流导致的下利是通因通用的典型例子，《伤寒论》第 321 条：“少阴病，自利清水，色纯青，心下必痛，口干燥者，可下之，宜大承气汤。”这在重症监护病房的患者中并不少见。这是因为肠道内燥屎内结，无法正常排出，逼迫津液从旁而下，形成下利的假象。此时，需要使用大承气汤峻下热结，将燥屎排出体外，才能从根本上解决问题。

治疗下痢古方中，应用大黄者不少，其中刘完素《素问病机气宜保命集》之芍药汤为代表方，方中用大黄苦寒沉降，合芩、连则清热燥湿之功著，合归、芍则活血行气之力彰，其泻下通腑作用可通导湿热积滞从大便而去，体现“通因通用”之法。

小儿泄泻常使用参苓白术散、六君子汤等，但效果不佳时，医生应详细询问家长小儿的大便情况。若发现小儿虽然大便次数增多，但同时存在纳呆、便黏、排出不畅等症状，此时应考虑可能是饮食停滞所导致的腹泻。针对这种情况，可试用保和丸、枳实导滞丸等方剂，消食导滞、通腑泄热的方法，往往能够取得良好的治疗效果。

应用发汗法治疗自汗症等也属于通因通用的范畴，《伤寒论 · 辨太阳病脉证并治》：“病人脏无他病，时发热自汗出而不愈者，此卫气不和也。先其时发汗则愈，宜桂枝汤。”强调自汗的根源是营卫不和，通过发汗（调和之汗）恢复营卫协调，而非强行止汗。服药时机：在发热自汗发作前1~2小时服药，趁病势未起时截断病机。若患者每日午后发热汗出，则选择午前服药。

四、塞因塞用

“塞因塞用”是指用补益的药物治疗具有闭塞不通症状的虚证。夏子俊《医理信述》：“内脏既伤，外患易作，以致阳虚恶寒，阴虚恶热，上气喘满，胁胀腹膨，前后不通，躁扰闷乱，食饮不入，脉大无根。种种形症，虚而类实。”

在临床实践中，针对老年便秘患者，若是单纯运用大黄、番泻叶等泻下类药物进行治疗，初期或许能见到一定的效果，大便得以暂时通畅，但随着时间的推移，不仅无法维持疗效，病情反而会逐渐加重。这背后的原因在于，老年人便秘大多是由于脾肾气虚，肠道推动无力，再加上气血不足，肠失濡养，致使大便干结，难以顺利排出。所以，对于老年便秘的治疗，应当采用益气升阳、健脾养血的方法，从根本上改善肠道功能。对于气虚症状较为明显的患者，临床上常选用补中益气汤进行加味治疗，通过增强脾胃之气，提升肠道的运化和传导能力；而对于脾阳不振的患者，附子理中汤则是较为合适的选择，同时加大生白术的用量，生白术不仅能够健脾，还具有良好的润下作用，可有效改善大便干结的状况。由此可见，治疗老年人便秘的关键在于调养气血，切不可一味地采用攻下之法，否则不仅无法解决问题，还可能对患者的身体造成进一步的损伤。

再比如，在治疗气滞中虚导致的胀满病症时，单纯采用行气的方法往往难以达到理想的治疗效果，此时适当配伍人参，能够起到意想不到的作用。厚朴生姜半夏甘草人参汤便是通过补气与行气的巧妙结合，有效缓解胀满症状。

胸痹以通为主要的治疗原则。《金匮要略》胸痹篇中所记载的瓜蒌薤白半夏汤、枳实薤白桂枝汤、茯苓杏仁甘草汤、橘枳姜汤等方剂，均是从实证角度出发来治疗胸痹病的。但仍有一部分患者不效。故《金匮要略》胸痹篇还有“胸痹心中痞，留气结在胸，胸满，胁下逆抢心，枳实薤白桂枝汤主之，人参汤亦主之”条文，提示了塞因塞用亦可为治疗胸痹大法之一。人参汤由人参、甘草、干姜、白术组成，实际上它是理中汤的变方。将其命名为人参汤，正是为了突出其补气的重要功效。该方侧重于补气，以补为通。

综上，临床当遇到看似证据确凿，实则充满迷惑的病症时，不妨换个角度思考，尝试运用反治法。反治法的本质其实是正治法的特殊表现形式，在运用反治法时，所使用的治疗药物的药性与疾病外在表现的症状看似一致，但这些表象通常是迷惑人的假象。若从病机的角度深入分析，其本质依旧遵循着“治寒以热，治热以寒”或者“补虚泻实”的基本治疗原则，所以它实际上还是归属于正治法的范畴，只是表面上呈现出一种反向治疗的错觉。《医理信述》夏子俊曰：“天下有一真，必有一假；有一假，必有一真；事物皆然，而况于病乎？医者若用婆心审究，则真假灿然矣。”

（吴罗金整理）

第六节　大方与小方

中医诊疗体系中，理、法、方、药构成了一个完整且紧密相连的整体。方剂的类型丰富多元，涵盖经典的经方，顺应时代发展的时方，流传于民间的单方，积累多年的验方，如仅由一味人参组成的独参汤，以及药物配伍繁杂的鳖甲煎丸。方剂依据药物组成、药力、剂量等因素，有着大方与小方的区分，而不同类型的方剂在功效上各有千秋，适用于不同病症。

大方与小方的概念，最早源于《素问・至真要大论》，金代成无己在《伤寒明理论》中首次对其进行了全面且系统的阐述。在当今中医界，普遍认定的大方标准主要包含三个方面：其一，方剂药力强劲迅猛；其二，药物组成的味数众多；其三，单次用药剂量较大，且多采用一次性顿服的方式。相对应地，小方也有三个关键标准：适用于病势较为轻缓的病症，方中不含药性峻猛的药物；病位处于上焦，药物使用剂量相对较轻；病症单纯，无其他兼证，用药种类与数量简洁明了。

在实际临床操作中，倘若能以一味药精准治愈一种疾病，那无疑会极大简化医者的诊疗流程，也为患者带来诸多便利。但从医学的复杂性和疾病的多样性来看，这一设想在现实中几乎无法实现。如果单纯为了追求用药的简便性，刻意使用小方，往往难以全面、精准地诊治疾病，遗漏关键病症或病因。然而，将不同功效的药物随意堆砌，拼凑成看似庞大的方剂，也难以体现中医方剂精妙配伍与协同增效的优势，仅仅是简单的药物功效叠加，不仅无法达到预期的治疗效果，还可能引发一系列不良反应。

一、临证只求药味多，无的放矢功效弱

宋代的《太平惠民和剂局方》作为我国首部官修医书，具有开创性意义。该书对成药方剂进行了细致分类，涵盖诸风、伤寒、一切气、痰饮、诸虚、痼冷、积热、泻痢、眼目疾、咽喉口齿、杂病、疮肿、伤折、妇人诸疾及小儿诸疾等14个门类，收录方剂多达788首。一经问世，便在中医界引起轰动，其应用范围极为广泛，在当时的临床诊疗中占据重要地位。

《太平惠民和剂局方》（简称《局方》）的诞生，为医者提供了丰富的临床参考，极大地便利了处方用药。但不可忽视的是，部分医者在应用过程中出现了滥用现象。他们不加甄别地照搬书中方剂，完全不考虑方证是否对应，用药是否符合法度，仅仅为了贪图一时之便，便将现成的方药直接开给患者。元代名医朱丹溪敏锐地察觉到这一问题，撰写了《局方发挥》，对宋代以后滥用局方的不良现象展开深刻批判。朱丹溪指出，一些医者套用《局方》中的大方治疗疾病，其中不乏大量温补芳香之剂，长期使用极易损耗人体阴液。而且，部分方子缺乏严谨的理法支撑，只是众多药物的无序堆积，方剂规模庞大、药物种类繁杂，毫无条理与逻辑，根本不符合严格意义上的方剂配伍原则。如果在治病时仅仅盲目追求药物的数量，妄图以一张方子囊括所有病症的治疗，不仅会大幅增加患者的经济负担和身体负担，还会导致临床疗效大打折扣，延误病情。清代名医叶天士也对当时一些杂乱无章的方剂提出尖锐批评，他认为这些方剂虽用药多样，但缺乏合理的配伍思路，看似能够应对各种病症，实则是东拼西凑的产物，根本无法达到良好的治疗效果。

在诊疗过程中，如果见到兼证就随意添加药材，将有补气血、通经络、收敛、疏散等功效的药物盲目组合使用，方剂就会变得不伦不类，既无法精准针对病因，也难以发挥协同治疗作用。所以，大方绝非简单的多味药物的堆砌，而是应当在精准辨证的基础上，依据科学的治法进行严谨的配伍，只有这样，才能有的放矢，发挥方剂的最大疗效。

二、不为经方而经方，该添药时便大方

经方以其药味少、处方精简的特点，成为小方的典型代表。在当下中医界，经方备受推崇，掀起了一股强劲的经方热潮。部分经方爱好者对经方的热爱达到了极致，在临床诊疗时，他们严格按照原方原量进行诊治，丝毫不敢改动，坚信只有这样才能原汁原味地保留经方的精髓，所开的方子才是正宗的经方派。然而，他们忽略了一个重要事实，经方诞生的时代与当今社会相比，在气候环境、社会生活方式、药材质量与来源等方面都发生了翻天覆地的变化。在接诊患者时，医生必须通过望、闻、问、切等全面的四诊合参手段，深入了解患者的实际病情，以经方为参考依据，同时结合患者的兼证以及疾病的动态发展变化，灵活合理地增添药味，或者重新选择更为合适的方剂。如果疾病的症状与原方的证型完全契合，那么运用原方的少量几味药进行治疗，既能实现精准的对症下药，又能提高治疗效率，还能在实践中不断积累临床经验，提升自身的诊疗能力。此时，选用小方，避免盲目添加药材，不刻意追求大方，无疑是一种明智且理性的选择。但倘若不顾疾病的具体变化，一味地固执追求小方和药少力专，不仅无法有效治疗疾病，还可能延误病情，这显然不是对经方的正确理解与传承。

三、开方不被药束缚，合理小方与大方

药王孙思邈所著的《千金方》，其中一些方剂的药物组成极为丰富，乍看之下，显得颇为繁杂。对于初学者或者习惯于从传统经方和经典理论出发学习中医的人来说，他们大多从《伤寒论》《金匮要略》《方剂学》等经典著作入手，习惯从严谨的配伍理法角度去认识和鉴别方剂，当他们初次接触孙思邈的方剂时，往往会感到困惑不解，甚至有些学者对这些方剂嗤之以鼻，认为它们只是药物的随意拼凑，毫无章法可言。事实上，孙思邈本人也曾对自己的药方产生过疑虑，因为这些方剂与当时主流的理法方药思想存在差异。然而，不可否认的是，这些方剂在临床实践中展现出了显著的疗效。《备急千金要方》中的方剂，很多创制于先秦之后，其成方年代与经方相近。但与经方以小方为主的特点不同，《备急千金要方》中的方剂多为大方，有些方子甚至包含三四十味，乃至五六十味药材，这给现代学者从理论层面学习和研究它们带来了极大的困难。但在面对疑难杂症，或者查阅大量古籍，

尝试多种治疗方法均告无效时，再去翻阅孙思邈的药方，往往能从中获得灵感，取得意想不到的良好疗效。

国医大师、上海中医药大学终身教授裘沛然，对经方有着深入透彻的研究和独特新颖的见解。但裘老并不局限于经方派的范畴，他在诊疗理念上更为开放和多元。早年，裘老在诊治疾病、开具处方时，极为注重理法方药的严谨性，崇尚规范的法度，处方严谨细致。然而，在遇到疑难杂症时，即便查阅大量古籍，也常常感到束手无策。最终，他从《千金方》中获得了宝贵的启发，运用其中的大方治疗疾病，取得了显著的临床效果。例如，在治疗长期难以治愈的偏头痛时，裘老的用药看似毫无规律可循，他既使用干姜、附子、细辛等温性药物，又运用石膏、龙胆草等寒性药物，还加入半夏、天南星等温化寒痰的药物，以及全蝎、地龙、蜈蚣、桃仁等通滞药物。但正是这种看似杂乱无章的用药组合，在临床实践中展现出了极佳的疗效。裘老并非只依赖大方，他秉持多层病机的理论，认为疾病有几层病机，就应相应地采用几层治法。如果病机简单，治法单一，用药也可相对简单，小方即可满足治疗需求；若病机复杂，治法必然会随之繁杂，用药也会更加复杂多样，处方自然就会增多。裘老对经方和时方都能运用自如，大方和小方也都能合理驾驭，他始终以疾病的实际需求为导向，根据病情合理增减方药，不受任何单一理念的束缚。正因如此，他既能轻松治愈常见的小病，也能成功攻克疑难大病，成为中医界备受敬仰的一代大家。

四、不论大方或小方，对症下药是良方

回顾我从医的最初10年，一开始我严格遵循方证药法的原则，按照规范的流程来组方。当时主要应用《方剂学》教科书和《中医内科学》教材的方剂，偏好使用经典方，方剂中的药物最多不超过10味。那时，我对药味繁多的大方内心存在抵触情绪，不太愿意接受。由于从医时间较短，临床经验匮乏，见识的病症种类有限，我的诊疗思路受到很大限制，对大方的诊疗思路缺乏包容和接纳的态度，从而错失了许多宝贵的学习机会。在为患者开处方时，坚守“方需丝丝入扣，理法方药具备”的理念，自认为虽然药味不多，但方证对应准确，配方也较为完备。然而，在实际临床中遇到难治性疾病时，所开具的处方往往疗效不佳，难以达到预期的治疗效果。于是开始广泛翻阅大量医书，期望从古代先贤的智慧中找到突破困境的方法。在这个

过程中,我从裘沛然老先生的经验中获得了重要启发,开始深入研读《千金方》《外台秘要》等方书。起初,看到那些药物众多的大方,内心充满疑虑,并不认同。但出于对临床疗效的追求,抱着尝试的心态将这些大方应用于临床实践,却取得了令人惊喜的效果。自此,我开始重新审视这些大方,以更加客观、理性的态度去研读和分析它们,逐渐发现了其中蕴含的精妙之处,并将其巧妙地运用到临床诊疗中。

在如今的行医过程中,遇到病情较为单一、证型明确的患者,我依然坚持运用小方进行治疗,像猪苓汤、五苓散、当归芍药散等经典小方,对于证型相符的患者,寥寥几味药,就能取得显著的治疗效果。《备急千金要方》内容丰富,其中推荐的 5 300 余张方子中,有不少是药味简单的小方,将这些小方应用于临床,同样能展现出良好的疗效。然而,临床病症复杂多样,并非所有疾病都如此简单。对于一些复杂病症,庞大的处方反而能发挥更好的治疗作用。例如,在治疗一些肿瘤患者时,由于其病机错综复杂,常常出现寒热错杂、虚实并见的情况,此时若使用小方治疗,就如同以卵击石,难以取得理想的治疗效果。在这种情况下,就需要根据病情和病机,合理地加减药材,运用大方进行全面的扶正祛邪,从整体上对患者的身体进行调理,以追求最佳的治疗效果。

"熟读王叔和,不如临证多",这句古老的中医谚语深刻揭示了实践在医学领域的重要性。实践始终是检验真理的唯一标准。当前,部分医生过于依赖经方套方,对于处方药物较多、不能立刻与所学知识对应的方剂,大多持怀疑和不信任的态度,因而放弃学习和应用这些方剂。这无疑是一种遗憾,他们错失了开拓诊疗思路、接受新思想的宝贵机会。中医药是一座蕴藏着无尽智慧的巨大宝库,我们目前所挖掘和掌握的知识,仅仅是冰山一角。而且,即便这些已被挖掘出的精髓,也尚未得到充分、深入的传承和应用。当前,对中医药的应用还停留在相对浅显的层面。因此,努力挖掘中医宝库中的宝藏,积极参加临床实践,将中医发扬光大,是中医人义不容辞的责任和使命。

治病的最终目标是治愈患者,当遇到复杂问题时,医生也要具备勇谋兼具、胆识过人的品质,根据具体病症准确用药,灵活运用大方和小方,以取得良好的治疗效果。

临证选方,有时简单的小方就能有效治愈疾病,有时则必须依靠大方的强大药力和全面配伍，才能对抗复杂的病症。医者不应片面追求方剂的大小，而应始终以病情的实际需求为出发点，精准选择合适的方剂。该用大方时，毫不犹豫地合理添加药物，以增强方剂的治疗效力；能用小方时，就避免不必要的药材堆砌，确保方剂的简洁高效。只有合理、灵活地运用大方与小方，不被传统思维和固有模式所束缚，才能不断提高临床诊疗的效果，为患者带来更好的治疗体验和康复希望。

（项紫艳整理）

第二章

外感热病

第一节　临证先从外感类疾病起手

《内经》云“正气存内，邪不可干”，又云“邪之所凑，其气必虚”，疾病的发生、发展是人体正气与外界邪气相互交争，盛衰变化所致。正邪斗争受个人体质、气候、居住环境、邪气类型等多方面的影响。医圣张仲景总结出“千般疢难，不越三条。一者，经络受邪，入脏腑，为内所因也；二者，四肢九窍，血脉相传，壅塞不通，为外皮肤所中也；三者，房室、金刃、虫兽所伤。以此详之，病由都尽”。详细解释了疾病的发病机制和过程，此过程亦是人体邪正斗争的过程。外邪侵入经络、脏腑，导致脏腑经络功能失司，发而为病。此邪，不能简单理解为外来邪气，亦应包括发病过程中所产生的各种病理产物，如痰浊、水饮、瘀血等，仲景将这一类疾病称为杂病。然从发病始因来看，离不开邪之犯经络、入脏腑。四肢九窍血脉相传，九窍是机体能量出入的主要通道，也是与自然界进行物资交换的门户，四肢腠理是经脉气津通行之处。邪犯腠理，正气抗争，随正邪进退而传变于表里，离不开邪气之外犯，仲景将此一类疾病称为广义之伤寒。仲景的《伤寒杂病论》主要论述了伤寒和杂病，二者相互转化、相互并存。《内经》中“邪客于皮则腠理开，开则邪入客于络脉，络脉满则注于经脉，经脉满则入舍于腑脏也”，即是讲腠理壅塞不通的伤寒，入于经络脏腑而转为杂病。不难看出，疾病的发生、发展，离不开外邪侵袭，进而脏腑受损。

中医之外感病是指六淫之邪及疫疠邪气侵袭人体导致的疾病。《内经》对外感病的病因病机有较为全面的认识。《素问·至真要大论》：“夫百病之生也，皆生于风寒暑湿燥火，以之化之变也。”《素问·热论》：“今夫热病者，皆伤寒之类也。”作为现存最早的中医临床医学经典著作之一，汉代张仲景撰用《素问》《九卷》《阴阳大论》等，总结汉代以前的方药临床实践经验，著成《伤寒杂病论》一书。其中《伤寒论》部分详细论述了六经病证的病因、病机、症状、传变及转归，是第一部理、法、方、药完备的医学著作，使中医学临床诊治外感热病有纲可依、有法可循。随着外感病辨治的不断发展，清代叶天士和吴鞠通仿仲景《伤寒论》体例，开创了卫气营血和三焦辨证体系。至此，外感之辨证和治疗完备。是故，笔者认为，作为中医学之后辈，临证先从外感病入手，熟练掌握外感病病因、病性、病机和辨证，可以让我们的临证治疗提纲挈领，事半功倍。

首先，通过学习掌握外感病之病因，能够让我们系统了解导致疾病之因。外感病根据病因可分为六淫病和疫毒病两类，六淫病即是风、寒、暑、湿、燥、火六气异常变化而致病。疫毒病则是指相互传染、急骤、危重凶险的疾病。在中医学的发展史上，外感病的研究方法一直是比较稳定的，就是坚持以病为纲的主体思路。中医所说的“审证求因”“审因论治”，均强调了弄清病因的重要性。中风、伤寒、温病、湿病等都是外感病的疾病名称，吴鞠通在《温病条辨》中提到：“温病者，有风温、有温热、有温疫、有温毒、有暑温、有湿温、有秋燥、有冬温、有温疟。”进一步从病因学角度细化温病的分类。六淫外邪在致病中都有各自的性质特点，都是可以清晰定性的，尤其是单一性质的邪气更容易区别。具体分列如下：凡具有开泄、善动不居特点的外邪即为风邪。风邪侵犯人体多从皮毛而入，是六淫中最主要的致病因素，从病位而言，风邪多侵犯人体的上部、肌表、肺、腰背等阳位。风性轻扬、向上、向外、升散，风邪侵犯机体可致机体腠理疏泄开张，表现为汗出恶风之症。寒邪为阴邪，易伤阳气。凡是具有寒冷、凝滞收引等特性的外邪称为寒邪。寒邪侵犯人体可使机体的气机收敛，腠理闭塞，经络筋脉收缩而挛急。暑邪是火热之邪的一部分，是在夏季常出现的致病邪气。夏季不仅气候炎热，还多雨，使空气中的湿度增加，暑邪常兼夹湿邪侵犯人体。湿邪为阴邪，易阻滞气机，损伤阳气。湿邪具有重着的特点，易使人体产生重着、沉重的感觉，湿性重浊黏腻，而致疾病缠绵，再则湿性趋下易伤人体下部。具有干燥收敛、肃降等特性的外邪称为燥邪。由于燥邪秋季袭人致病最多，而秋季的所主之脏为肺，肺为娇脏，又与外界直接相通，最易受邪，因此，燥易伤肺。火热为阳邪，燔灼向上，易耗气伤津，具有炎热向上等特性的外邪称为火（热）邪。火热之邪具有燔灼向上的特点，易侵袭人体上部。若外感病因具备上述两种及两种以上的性质，称为兼邪或杂邪，如风热、风寒、湿热、温燥等，在病情上表现或较为复杂，然通过了解疾病特点，结合病情和发病季节，仍可确定外感病的病因诊断。具有一定传染性的病因称为疫邪，具有发则入血、肿溃破烂特征的邪气为毒邪。这是传统中医一贯的病因认识论。这样的病因定性可以让我们对外感病的过程有更为清晰的理解，对病因认识亦更加清晰。

其次，通过熟悉和掌握外感病之论治，可以帮我们建立完善的辨证体系。外感病的辨证体系包括六经辨证、卫气营血辨证和三焦辨证。《伤寒论》以人体正气为外感病发生和传变的依据，发展了《素问·热论》的六经辨证学说。根据六经与脏腑、阴阳、四肢百骸的联系和相互影响，分析外感病的演变、正邪相争、病势进退、寒热趋向等特点，将外感病归纳为太阳、阳明、少阳、太阴、少阴、厥阴六病，并确立了六经辨证体系。六经辨证即以六经病证作为辨证论治的纲领，概括脏腑、经络、气血的生理功能和病理变化，用以说明病变部位、性质，正邪的盛衰，病势的趋向，以及六经病之间的传变关系。六经病证从病变部位上讲，太阳病主表，阳明病主里，少阳病主半表半里，而三阴病统属于里。三阳病证以六腑的病变为基础，三阴病证以五脏的病变为基础；若按脏腑阴阳分，太阳阳明为腑病、为表，三阴为脏病、为里，少阳居中，为半表半里。六经病证是经络脏腑病理变化的反映，而经络脏腑是相互联系的整体，故某一经的病变，很可能影响到另一经。所以六经病有相互传变的证候。病邪从外侵入，逐渐向里传播，由这一经的证候转变为另一经的证候，称为传经。传经与否，主要取决于受邪的轻重、病体的强弱和治疗得当与否。卫、气、营、血在《内经》中是指构成人体和维持人体生命活动的基本物质。至清代，叶天士根据前人有关营卫气血的论述，结合自己的实践经验，在《温热论》中将卫气营血作为温病的辨证纲领，用以分析温病病情浅深轻重及其传变规律，将温病的发生发展过程概括为四类不同证候，并提出相应的诊法和治法，从而创立了卫气营血辨证这一理论体系。三焦辨证为清代温病学家吴鞠通所确立，他根据《内经》有关三焦部位的概念，结合温病发生、发展变化的一般规律及病变累及三焦所属脏腑的不同表现，以上焦、中焦、下焦为纲，以温病病名为目，将六经、脏腑及卫气营血辨证理论贯穿其中，重点论述三焦脏腑在温病过程中的病机变化，并以此概括证候类型，按脏腑进行定位、诊断和治疗。六经、卫气营血、三焦的有机结合和统一，方能使我们把握外感病的发展和传变规律，完善辨证体系。

再次，系统掌握外感病辨治可以帮助树立层次分明的治疗体系，可以帮我们了解疾病的病位和病性，在治疗上条理清晰。所谓病位，通过系统学习《伤寒论》，我们不难总结，病位可分为表、半表半里、里三部分。伤寒大家胡希恕先生指出表是指体表，即由皮肤、肌肉、筋骨所组成的外在躯壳。若病邪集中反应于此，则称为表证。里是指人体的里面，即由食管、胃、小肠、大肠等组成的消化道，若病邪集中反应于此部，则称为里证。半表半里，是表之内、里之外，即胸腹两大腔间，为诸脏器所在之地。若病邪集中反应于此部时，便称为半表半里证。以上三者，是固定病位的反应，也就是说不论什么病，其病位的反应无非是或为表，或为里，或为半表半里。重点是，这里所说的病位，是指病邪反应的病位，而不是病变所在的病位，就是说即使病变在里，但病邪集中反应在表位，即是表证，抑或称为邪在表，或病在表。反之，虽病变、病灶在表，但病邪集中反应于里位，即称为里证，抑或称为邪在里，或病在里。如六经均有提纲证，寻此以辨，即可知病位所在。病位既定，则可进一步来确定病性了，无外乎阴阳、寒热、虚实。病位、病性已定，则治则治法相应而定，清晰明了，层次分明。如病在表，治以汗法；病在里，治以清、下，或消、或温、或补；病在半表半里，则治以和法。

熟悉了外感病的发生、发展和辨治规律，在临床上治疗肺病和肝病时，按照邪正盛衰的方法，将肝病按照外感病论治，如初期邪发少阳，治以柴胡汤剂，后期邪正相持，治以扶正祛邪、调理肝脾。治肺病时，如肺部感染、慢性阻塞性肺疾病急性发作、哮喘发作等，多是邪气来犯，发而为病，急性期以祛邪为主，稳定期则当扶正以防复感邪气。掌握了邪正关系，熟悉了病位、病性，知道了外感、内伤，则会使我们思路清晰，治病了然于胸。如李东垣之补中益气汤，主治脾胃气虚诸症，用于治疗外感病亦合适，其治疗气高而喘、身热而烦、口渴喜热饮、皮肤不胜风寒之证，效果显著。方中柴胡、升麻疏散升清，可解表祛邪，黄芪、党参扶助正气，当归引热入血下行，挫其热势而治发热不退。再如，我们可用升降散中之僵蚕、蝉蜕来疏解腠理、调畅三焦气机，以治疗内伤之睡眠障碍。

（陈永青整理）

第二节　表里双解法

在中医对外感热病的治疗领域中，存在着多元的治疗思路。医者既能够从伤寒类方剂的宝库中探寻良方，也可以于温病的方剂体系里筛选合适的用药方案，还能将辨病与辨证巧妙融合，精准地遣方用药。不过，对于初涉中医临床实践的医家而言，常常会面临现实病症与所学理论之间的落差。有些病症呈现出复杂的态势，既有体表受邪的表证表现，又有体内脏腑失调的里证症状，甚至还夹杂着血瘀、痰饮等病理状态。这就使得在选方用药时，医家们容易陷入迷茫，比如究竟是选用麻黄汤类解表方剂，以驱散在表之邪；还是运用承气类方来攻逐里实之邪；抑或是借助小半夏汤、桃核承气汤等方剂，以消除体内的痰饮和瘀血。部分医家在面对此类复杂病症时，会选择先扶助人体正气，增强自身抵御病邪的能力，随后再解表祛邪，最后针对里证进行攻治，这种治疗思路无疑是符合中医基本理论的。就我个人的临床经验而言，我在治疗外感热病时，尤为青睐表里双解法，从实际治疗效果来看，这一方法往往能取得令人满意的疗效。第三批浙江省名中医、台州市第一人民医院的牟重临老先生也曾与我交流，他依据自身丰富的临床体会，指出在退热方面，表里双解法具有显著优势。

一、《伤寒论》表里治则

仲景所著的《伤寒论》，在中医发展历程中占据着举足轻重的地位，至今仍被后世医家奉为圭臬。其提出六经辨治思想，构建起了一个系统且极具逻辑性的理论体系，不仅便于医者学习领会，在临床实践中更是展现出了卓越的疗效，据此施治，常常能达到药到病除的效果。

在《伤寒论》的治疗理念中，对于外感病的治疗，通常遵循先表后里的基本原则。当病症表现为既有表实之邪，又有里实之邪时，张仲景会依据具体的证候进行针对性的治疗，首要步骤便是解表发汗。以《伤寒论》第 44 条的记载为例："太阳病，外证未解，不可下也，下之为逆，欲解外者，宜桂枝汤。"在这一情境下，麻黄汤与桂枝汤都属于解表方剂，且当时的病症呈现为表实证，按照常规思路，麻黄汤似乎是更为合适的选择。然而，张仲景在治疗外感热病时，却倡导避免使用发汗峻猛的麻黄剂，转而选用发汗相对缓和的桂枝汤、葛根汤等方剂。这背后有着深刻的医学考量，麻黄发汗之力较强，在发散表邪的同时，极易损伤人体的阴液，而阴液的损耗又会进一步加重热病的病情。

一般情况下，若病邪侵袭人体肌表，此时适宜采用发汗的方法，使病邪从体表而解；若邪气在体内积聚，形成里实之证，则应当运用攻下之法，以荡涤体内的实邪；倘若出现表里同病的状况，也应当先解表，而后再攻里。若医者先采用攻下之法，就会损伤人体的里气，里气一旦受损，在表的邪气就会乘虚而入，内传至脏腑，从而使病情变得更为复杂棘手。所以，当出现表里同病时，必须先解除表邪，待表邪彻底解除之后，如果里气依然充实，存在实邪，才可以进行攻下治疗。否则，随意攻下很容易引发各种变证，导致病情恶化，形成难以救治的坏病。这一先表后里的治疗原则，是伤寒六经证治理论中极为关键的一条准则。

此外，对于体质虚弱之人外感热病的情况，《伤寒论》第102条给出了明确的治疗方案："伤寒二三日，心中悸而烦者，小建中汤主之。"在这种情况下，应当先扶正，通过小建中汤来调养人体正气，增强机体的抵抗力，而后再考虑解表祛邪。这也就是后世医家所总结的"实人伤寒发其汗，虚人伤寒建其中"，生动地概括了不同体质患者外感热病时的治疗要点。

二、《伤寒论》表里双解法

外感病的病症表现纷繁复杂，张仲景虽然没有明确地对外感病，尤其是外感热病的表里双解法进行系统阐述，但在《伤寒论》中却有不少相关的论述和方证体现。《伤寒论》以太阳、阳明、少阳、太阴、少阴和厥阴六经为纲，对病症进行辨治，其中不乏对并病的探讨。

以《伤寒论》第38条为例："太阳中风，脉浮紧，发热恶寒，身疼痛，不汗出而烦躁者，大青龙汤主之。"这里所描述的便是太阳阳明合病的典型症状，治疗时采用了表里双解的方法，所用方剂为大青龙汤，该方堪称《伤寒论》中表里双解的经典代表方剂。从方证分析来看，条文中"脉浮紧，发热恶寒，身疼痛，不汗出"这些症状，表明病邪在表，属于典型的表实证，按照常理应当使用麻黄类方剂来发汗解表；但患者同时出现"烦躁"的症状，则提示邪热已经入里，有阳明热盛伤津的趋势。在这种情况下，如果不采用表里双解的方法，而是先解表后清里，单纯使用麻黄类汤剂解表，很可能会进一步损伤人体阴液，加重病情。

在清里热药物的选择上，张仲景选用了石膏，而没有使用黄芩、黄连等药物。这是因为“烦躁”是阳明里热的一种表现，石膏在《神农本草经》中被记载为味辛性微寒，它不仅能够有效地清解阳明里热，还具有透邪外达的功效，能够引导里热之邪向外透散。所以，将石膏与麻黄配伍使用，能够达到解表清里、表里双解的治疗目的。张仲景先生创制大青龙汤来专门治疗太阳阳明合病，其中蕴含的表里双解之法，值得后世医家深入钻研和体悟。

在《伤寒论》中，类似的表里双解方证还有很多。比如《伤寒论》第 63 条记载：“发汗后，不可更行桂枝汤，汗出而喘，无大热者，可与麻黄杏仁甘草石膏汤。”该方证所表现出的身热不解、咳逆气急鼻扇、烦躁口渴、有汗或无汗等症状，呈现出一种“寒包火”的病理状态。从方剂组成来看，方中麻黄解表，石膏清里热，杏仁宣降肺气，全方药物虽少，但配伍精妙，药力宏大，堪称双解平剂。其功效为辛凉宣泄，清肺平喘，对于喘咳之证有着良好的治疗效果。

再如解表攻里剂大柴胡汤，《伤寒论》第 165 条记载“伤寒发热，汗出不解，心中痞硬，呕吐而下利者，大柴胡汤主之”，以及“心下急，郁郁微烦者”，这些症状表明患者处于少阳阳明同病的状态。在临床上，患者通常会出现往来寒热、胸腹胀满、恶心呕吐、大便不解或下利而不畅、口苦、苔黄、脉弦有力等症状。杨栗山认为大柴胡汤是针对表证较轻但尚未解除，而里证急迫且较重的专方，其治疗作用在于外解少阳之邪，内泻阳明热结，这也是一种典型的表里双解法。从方剂配伍组成来看，大柴胡汤运用柴胡、黄芩解肌表之邪，枳实、大黄攻里结之实，可称之为双解轻剂。

还有《伤寒论》第 34 条：“太阳病，桂枝证，医反下之，利遂不止。脉促者，表未解也；喘而汗出者，葛根黄芩黄连汤主之。”在这种情况下，外感表证初起时，病在太阳经，理应采用解表之法，但医者误用攻下之法，导致里气虚弱，邪热乘虚内陷阳明，从而形成协热下利之证。在临床诊断时，很容易仅仅将其看作是治疗腹泻下利的方剂，而忽略了此时已经损伤阳明，患者还会出现身热、胸脘烦热、口中作渴、喘而汗出、脉促有力等症状。治疗时宜用葛根黄芩黄连汤，该方既能外解肌表之邪，又能内清肠胃之热，从而使表里诸证得以解除。方中葛根性温，黄芩、黄连偏寒，寒温药物同用，既避免了清热药物过于寒凉而损伤脾胃，导致病情加重的弊端，同时又能够促使病邪从体内外出而解，这同样体现了表里双解之法。

外感热病作为外感疾病中的重要组成部分，表里双解法无疑是仲景学术思想的关键内容之一。在临床应用中，应当正确运用表里双解法，因为表里同病时，表证与里证存在着轻重缓急的差异。所以，《伤寒论》中还提出了先解表后攻里、先温里后攻表，以及表急救表、里急救里等多种治疗方法。虽然张仲景没有明确指出所有表里同病的情况都要使用双解法，而是着重论述了合病、并病的治疗方法，但在临床实践中必须灵活运用这些理论，不能一概而论，认为只要表里证同时存在就使用表里双解法，这种做法是不恰当的。

三、《千金方》表里双解法

在中医温病学说的发展历程中，很多医家认为温病学说起源于明清时期。然而，从更为深入的研究角度来看，笔者认为孙思邈堪称“温病治法的倡导者”。他对巢元方所提出的“此病气转相染易，乃至灭门，延及外人”这一疫病传染性的观念极为推崇，并在其著作《千金方》中进行了深入的思考和拓展。

在《千金方》中，孙思邈对温病的范畴进行了扩大性的界定，他认为温病既属于内科疾病的范畴，但又有别于一般的内科杂病。温病是由于人体正气虚弱，再感受淫邪毒疠之气而引发的疫病，具有很强的传染性。通常，人们认为表里双解法是由刘完素所创立，但实际上，在《千金方》中早已出现了麻黄、葛根与石膏同用，或者麻黄、大黄并用的方剂配伍形式，充分体现了解表与清里合用，或者发表与通下并用的治疗原则。例如，《千金方》中治时病表里大热欲死方，其药物组成包括大黄、寒水石、芒硝、石膏、升麻、麻黄、葛根（各等分），将上药研为末，用水冲服方寸匕，每日服用两次。在这个方剂中，麻黄、升麻、葛根能够解表散热，使在表之邪得以发散；石膏与寒水石共同发挥清里热的作用，以清除体内的热邪；芒硝与麻黄配伍，既能发表透邪，又能借助芒硝的泻下之力，通腑泄热。全方将解表清里与解表泄热的功效有机结合，是典型的表里双解之剂。不过，需要注意的是，该方中药物大寒大热并用，在临床使用时必须谨慎权衡，根据患者的具体体质和病情合理运用。后来在临床上广泛应用的治疗温病的名方凉膈散、防风通圣散等，追根溯源，实际上都是从《千金方》的这些方剂中汲取灵感而创制出来的。此外，后世叶天士、吴鞠通等温病大家所提出的治疗温病气血两燔的气营两清法，治疗温病邪火炽盛的清热解毒法，治疗温病邪入营血的凉血清热法，以及甘寒生津法、芳香开窍法等，在《千金方》中都能找到相应的理论渊源和用药思路。

四、《黄帝素问宣明论方》表里双解法

当谈及表里双解法时，刘完素是一位无法绕过的重要医家。他所提出的火热论，在中医理论发展中独树一帜，为后世医家治疗外感热病提供了全新的思路和方法。刘完素的火热治法，并非凭空而来，而是依据《素问·热病》的理论基础，结合自身丰富的临床实践经验总结而来。河间先生在临床辨治过程中，主要分辨热证究竟是在表还是在里，从表里两个维度来探讨相应的治疗方法。当患者出现既有表热又有里热的表里俱热证时，刘完素会果断运用表里双解法进行治疗。

双解散是刘完素在临床实践中常用的一个经典方剂，它是由防风通圣散、益元散两方巧妙合方而成。其具体药物组成包括荆芥穗、白术、栀子、防风、川芎、当归、芍药、大黄、薄荷叶、麻黄、连翘、芒硝、石膏、黄芩、桔梗、朱砂、滑石、生甘草。在双解散中，滑石、甘草的用量相对较大，这一用药特点也得到了后世外感热病学家的关注和推崇。该方以祛风清热、表里同治的防风通圣散为基础，合以清热解暑、利尿除湿的益元散，再佐以生姜、豆豉、葱白等具有发汗解表和中作用的药物，从而实现了表里双解，能够同时驱散风邪、暑邪和湿邪，达到良好的治疗效果。

《黄帝素问宣明论方》中对双解散的应用有着详细的记载："双解散，治风寒暑湿……内外诸邪所伤，无问自汗、汗后杂病，但觉不快，便可通解得愈……益元散七两，防风通圣散七两。上二药，一处相和，名为双解散……搅匀，每服三钱，水一盏半，入葱白五寸、盐豉五十粒、生姜三片，煎至一盏，温服。"就我个人的临床经验而言，在治疗外感热病时，我经常运用双解散进行加减化裁，往往能够取得极佳的疗效。

后世学者普遍认为，刘完素最为得意的方剂当属防风通圣散。有观点认为，对于温病两感的病症，双解散是主要的治疗方剂，这也被看作是河间

先生对仲景温病两感治法的一种补充和完善。清代医家杨栗山在刘完素的学术基础上，进一步创新，创立了增损双解散。该方具有解郁散结、清热导滞、表里双解的功效，其药物组成包括白僵蚕、全蝉蜕、广姜黄、防风、薄荷叶、荆芥穗、当归、白芍、黄连、连翘、栀子、黄芩、桔梗、石膏、滑石、甘草、大黄、芒硝，主要用于治疗外感温病。在临床上不仅可运用增损双解散治疗表里同病的温病，而且通过巧妙的加减化裁，将其应用于治疗相应的内科疾病同样取得了显著的效果。

外感热病具有传变迅速的特点，在临床实践中，常常会出现表证尚未完全消除或清除干净，里证就已经出现的情况。因此，在临床具体应用表里双解法时，关键在于准确把握表里俱病、表里不和的病机本质，根据患者的具体病情，选择最为合适的治疗方法，这样才能精准地遣用最契合病机的方药，达到理想的治疗效果。

（周志强整理）

第三节　伤寒与温病

本节讲述余对于伤寒、温病以及二者之间联系的一些个人见解，与前文“经方与时方”一节中有许多相通之处。伤寒一派以张仲景为代表人物，自然也是经方的象征；温病一派以叶天士为代表人物，是时方的象征。此处笔者从外感温热病入手，来寻求伤寒与温病对于治疗外感温热病的异同点，从而更深入学习分析如何更好地将伤寒与温病治疗方法进行有机融合。

《伤寒论》实际上对于温病的治疗提供了很多经验，仲景书写《伤寒论》的出发点是为治疗一切外感疾患。后代一些医家认为《伤寒论》中论述的是“真伤寒”的治疗，对于“真伤寒”的定义是发生于北方冬季伤于寒邪所致的疾病，而排除了其他时间段或者发生于南方的这些外感病，这种见解实际上限制了对于《伤寒论》真正的认识。《伤寒论》应该是一部治疗外感热病的重要著作，鉴于该书成于汉代，当时人所认为的伤寒应该囊括了温病在内，即所谓的“广义伤寒”。如《素问·热论》：“今夫热病者，皆伤寒之类也。”但后世某些温病学者认为，《伤寒论》中论述的仅限“真伤寒”，正因为悉以伤寒之法治疗温病，因之变证丛生。寒为阴邪而凝涩，温是阳邪而蒸腾，故寒邪犯人，先伤足太阳膀胱经，其为寒邪外来，卫阳被郁，治宜辛温，风邪伤营，汗出恶风，自当辛温解肌，其与温邪在卫治法不同，用药大异。事实上，后人确实是将研究《伤寒论》的重心多放在“狭义伤寒”，即外感寒邪这一领域，而忽视了温病方面的很多重要学术内容。

机体伤于寒邪，寒为阴邪，最耗阳气，故《伤寒论》偏重救阳，而论述存阴的篇幅甚少。对于“伤寒”一词，有“中寒”与之相辅相成。“中寒”可以理解为单纯的寒邪侵入，且程度较深；“伤寒”不仅有程度较轻的寒邪外袭，也包括了外感热病。所以，对于“中寒”的治疗应倾向于救阳；而对于“伤寒”而言，不仅仅要救阳，存阴也不能忽视。

《伤寒论》中言及太阳病初起之时，有伤寒、有中风、有温病。若温病误用辛温方法治疗的话会产生风温变证，此时的风温与后世温病学派的风温并不是同一种，前者为外感温病以辛温之法误用后变证四起；后者为多发生于春季的温病，有本质上的不同。《金匮要略》痉湿暍病一篇中提及以白虎加人参汤治疗中暍病，中暍相当于现代中暑一词，属于外感热病的一种。由此可见，治疗外感热病仲景亦会将救阴清热视为大法。《伤寒论》六经辨证中三阳经传变所涉及的热病内容较多，对于传经化热，辛凉苦寒、清热滋阴的方法都涵盖其中。对于辛温发汗法，在《伤寒论》中虽用处甚广，但仲景对此法的临床应用也是颇为谨慎，例如，疮家、淋家、咽喉干燥等平素阴津素亏患者，要特别慎用或者禁用辛温发汗法，再三强调重阴液。

伤寒与温病绝非泾渭分明，两者应是一脉相承。《伤寒论》为后代温病学家积攒了大量治疗经验：治疗外感热病，仲景主张运用辛凉解表、表里双解之法，代表方为麻杏石甘汤。治疗外邪郁而发热，主张以郁而发之，代表方为栀子豉汤。素体热盛，少阳感受外来热邪，少阳阳明合病，代表方大柴胡汤。黄芩汤为《伤寒论》中苦寒坚阴之方，叶天士常用此方治疗春温。《伤寒论》承气汤也为后世温病学派广泛应用并加以拓展，是祛邪救阴的重要方剂。治疗痰热结胸的小陷胸汤也可用于治疗外感热病。白虎加人参汤治疗中暍病。猪苓汤忧其利水而伤阴，故组成中加入阿胶以固阴液。同理，黄连阿胶汤也是在清热的同时重视固护阴液，为“清滋合剂”的代表方。上述经方不仅在治疗伤寒中应用广泛，在温病的治疗中出现频率也极高。从众多的温病相关书籍来看，例如杨栗山先生在《伤寒温疫条辨》中多处用经方治疗温病有很好的疗效，经方也是治疗温病的一把利器。后代医家总结：伤寒法在救阳，温病法在救阴。在此思想引导下，多数后来学习者认为治疗温病就不需过多研读《伤寒论》中内容，使得仲景治疗伤寒重视救阴的思想得不到充分的认识。清代医家陈修园曾说过："《伤寒论》一百一十三方，以存津液三字为要。"

伤寒与温病有着千丝万缕的关系，不能将两者孤立看待。"绍派伤寒"大家俞根初著《通俗伤寒论》，提出春温伤寒、风温伤寒、伏暑伤寒、冬温伤寒等概念，无非也是认为"伤寒为外感百病之总名"。所以，认为伤寒只讲寒邪而无热邪，以及温病只讲热邪而无寒邪都是片面的。

事实上，不难理解外感热病就是寒温两派研究的同一对象，不同的是温病学派中部分有影响的人物认为《伤寒论》中六经辨证只能用于辨寒邪，伤寒在足经，温病在手经，所以六经辨证不适用于温病辨证，辨温病应该用三焦辨证或者卫气营血辨证。而伤寒学派的一些学者认为六经辨证本就是辨温热病的，其能囊括三焦辨证、卫气营血辨证，只是三焦不能横分六经。

笔者认为对于中医治疗疾病而言，六经辨证、三焦辨证、卫气营血辨证，都是用于诊断治疗的一种手段，多多益善，尽可能多地掌握这些方法并且能在适当的范围内应用才是重中之重，即"人之所病病疾多，医之所病病道少"。

所谓伤寒学派与温病学派，其实就是仲景学说的两大分支，这两个学派的主要研究对象都是外感热病。但温病学派的产生有其独特的时代条件：温病学家大多出自南方江浙地区，且当时因为战争、自然灾害等瘟疫频发。明清时期出现过小冰河期和气候回暖期，前者当时多是运用温补的方法治疗，固护阳气为主，但在后者，医家认为不能盲目使用温补之品，加之有伏热于内，温病学派应运而生。此时如果坚持用《伤寒论》中麻黄汤、桂枝汤等辛温解表之剂继续治疗，肯定会变证四起，所以当时温病学家们就主张使用辛凉之法解决实际问题。

叶天士、吴鞠通等人创立卫气营血辨证、三焦辨证等全新的辨证体系，自成一派，其创新精神值得称颂。中医以君臣佐使配伍组成一张新方剂不难，但理论创新很难，中医传承千年以来，鲜有重大理论创新，这也很大程度上限制了中医药的发展。叶天士在《温热论》中指出“辨营卫气血虽与伤寒同,若论治法,则与伤寒大异”。他认为温为阳邪,蒸腾而上,肺是娇脏,其位最高,邪必先伤。伤寒乃寒邪阴凝,外伤皮毛,太阳受病,其主一身之表,故曰表证。温病与伤寒,虽同为外感热病,二者却有诸多不同。咽为肺胃之门户,温病热盛伤阴,故咽红肿,口干,舌红。肺为娇脏,主宣发肃降,其受邪则郁闭,宣发肃降失常,因之咳嗽为必有之证。所以陈平伯在《外感温病篇》曰:“风温为病,春月与冬季居多,或恶风或不恶风,必身热、咳嗽、烦渴,此为风温证之提纲也。”温病初期,邪在三焦肺卫,病轻邪浅,其发热、微恶风寒,不同于伤寒之以恶寒为主,惟当以此为辨。“若论治法,则与伤寒大异”这句话也很好地印证了伤寒与温病之间有着继承与发展的关系,在《伤寒论》解表法的基础上,发展了温病学派的辛凉解表之法,且开创了凉血解毒、清心开窍、育阴潜阳、凉肝息风等治法,这些都是仲景所未曾提及的,充分拓展了《伤寒论》的学说。对于《伤寒论》中的下法,温病学派也是充分继承并将其改良运用于临床,叶天士提出“温病下之宜早”。在诊断方面,《伤寒论》中偏重脉证的诊断,而叶天士则偏重舌象的信息。故叶天士的温病学说是在继承《伤寒论》的基础上发展而来的,他本人对于《伤寒论》没有任何指责的语气,相反在卫气营血辨证理论中,他时常借鉴六经辨证中的精华之处,补其不足,说明其并没有寒温对峙的界限之分。

这里要着重说一下何廉臣和他的《感症宝筏》,何廉臣在《感症宝筏》的开篇之处,便以极为明确且笃定的口吻阐述道:“伤寒温病,本属同源,因时因地,证有变迁。”在当时的学术环境下,伤寒与温病的理论常被视为相互独立的体系,存在着明显的门户之见。而何廉臣先生这一观点的提出,犹如一声惊雷,打破了传统观念的束缚,为学术研究开辟了新的思路。这一学术立场的转变,使得全书自始至终都洋溢着鲜明的学术整合特色。以太阳病篇为例,其中既有《伤寒论》中被历代医家奉为圭臬的“脉浮头项强痛而恶寒”的经典论述,同时又独具慧眼地补充了“春温初起,发热而渴,不恶寒”的温病特点。通过将这两种看似不同的病症特点进行“述古”与“新法”的对照编排,巧妙地实现了寒温理论的有机融合。又如在少阳病篇提出的“少阳为枢,非独主半表半里,实为三焦气化之要冲”这一观点,对传统的少阳理论进行了拓展和深化。在论述少阳并病时,书中既有小柴胡汤这一经典方剂的应用，同时还根据临床经验创制了“清膈饮”，该方由黄芩、青蒿、竹茹、半夏等药物组成，专门用于治疗“温邪夹湿，郁阻膜原”之证。这种将传统经方与新创方剂相结合，将三焦辨证融入六经体系的理论架构，具有极高的实用价值。又如在论及阳明腑实时，书中既详细罗列了承气汤类方，这些方剂在治疗阳明腑实证方面有着确切的疗效，是中医经典方剂的重要组成部分；同时，还深入且细致地阐述了“热结旁流”与“纯利清水”的鉴别要点，即“热结者，腹满痛拒按；协热利者，里急后重”。这种将理法方药与鉴别诊断完美融会贯通的方法，具有很强的实用性和可操作性。针对“伤寒差后劳复”这一病症，书中既遵循了仲景枳实栀子豉汤法，这一经典方法在调理伤寒病后因劳累而复发的病症方面有着良好的效果；同时，又根据临床实际情况补充了“气虚加参芪，阴虚添地冬”的加减原则。

六经新方创制在《感症宝筏》中蕴含着深刻的意义。以太阳病篇的“银翘麻杏汤”为例，该方由银花、连翘、麻黄、杏仁等药物组成。其中，银花、连翘具有清热解毒的功效，麻黄、杏仁则擅长辛温解表，将这两类药物巧妙地组合在一方之中，这种创新的组方思路，既考虑到了外感热病中表证与里证同时存在的情况，又兼顾了不同药物的特性，使其相互协同，发挥出最佳的治疗效果。

再看少阳病篇的“蒿芩清胆汤”，由青蒿、黄芩、竹茹、半夏等药物组成，该方进一步完善了清泄少阳法的方药体系。这些新方在继承仲景法度的基础上，大胆吸收温病新知，将传统与现代相结合，堪称“古今接轨”的典范，为后世医家在治疗外感热病时提供了更多的方剂选择，拓宽了临床用药的思路。

在太阴病诊治中，将理中汤这一经典方剂化裁为“连理汤”，即在理中汤的基础上加用黄连，用于治疗“寒热错杂之泄泻”。这种化裁并非随意为之，而是根据病症特点和病机进行的精准调整。黄连具有清热燥湿的功效，与理中汤的温中散寒、健脾益气相结合，能够有效治疗寒热错杂的泄泻病症。何氏称：“用古方贵在通变，执死方以治活病，犹刻舟求剑也。”这一观点深刻地揭示了经方活用的关键所在，即要根据临床实际情况灵活变通，不能拘泥于传统方剂的固定用法。这种创新思维为后人突破教条束缚，更好地运用经方治疗现代病症提供了重要的启示。

伤寒与温病就是中医理论继承与发展的一面旗帜，学习中医，没有必要一味否认前人的学说，应该充分汲取养分以充实自己的认知。伤寒与温病没有那么明确的分界线，不要以对峙的眼光去看待这两个体系，它们本就一脉相承，都是古人根据时代特征与疾病表现所总结产生的智慧结晶。

（李文斌整理）

第四节　漫谈温病大家

温病学在华夏医学的历史长河中，历经近千年的沉淀与发展，逐步走向成熟，这期间涌现出了一大批杰出的温病学家。他们的学术观点相互碰撞、交融，百家争鸣的学术氛围推动温病学朝着更加多元包容的方向不断迈进。温病的多样性具体体现在发病规律的复杂多变、病机的错综复杂以及治疗方法的丰富多元等诸多方面。接下来，笔者将结合自身的临床感悟，探讨温病以及几位具有代表性的温病学大家的学术思想。

一、叶天士与吴鞠通：温病学的璀璨双星

在中医领域，一直流传着“伤寒宗仲景，温病宗叶吴”的说法。这里的“宗”，不仅仅代表着宗派、流派，更蕴含着尊崇、奉为准则的深意。也就是说，在温病的治疗领域，叶天士和吴鞠通的学说占据着举足轻重的地位，被后世医家视为圭臬，叶、吴被尊为宗师。就我个人的临床实践经验而言，运用叶天士和吴鞠通的理论思路治疗温病，往往能够取得较为理想的疗效。然而，任何学说都并非尽善尽美，叶吴学说也不例外，其在临床应用中偶尔也会出现疗效欠佳的情况。也正因如此，后世的学者在继承的基础上不断探索创新，针对叶吴学说提出了许多新颖的理论和独到的见解。

叶天士所著的《温热论》，堪称温病学领域的经典之作。书中提出“温邪上受，首先犯肺，逆传心包”，然而根据临床观察，虽然大多数温病确实首先侵犯肺脏，但也存在一些特殊情况。如部分温病可能会直接侵袭募原，或者径直深入中焦，随后通过三焦传变营血，进而在全身引发病症。再者，书

中提到“舌生芒刺者，皆是上焦热极也”，但实际情况并非如此绝对，中焦热结同样会导致舌生芒刺。此外，《温热论》中还指出：“营分受热，则血液受劫，心神不安，夜甚无寐，或瘢点隐隐，即撤去气药。如从风热陷入者，用犀角、竹叶之属；如从湿热陷入者，犀角、花露之品。”然而当热邪从气分传入营分之际，并非要立刻停用气分药，而是应该气分药与营分药协同使用，相互配合，方能更好地发挥疗效。就像原文中提及的犀角、竹叶、花露同用，便是气分药与营分药并行不悖的有力佐证。还有“夏暑发自阳明”这一观点，出自叶天士《临证指南医案》之《幼科要略》。实际临床中发现夏暑患者多数呈现出阳明症状，但也有部分患者一开始就出现抽搐、惊厥等肝风内动的症状，甚至还有一小部分患者初起便出现神志昏迷，暑邪直接侵犯心经。

卫气营血辨证理论作为温病治疗的重要理论依据，其认为在卫分阶段适宜采用汗法，气分阶段则应清气泄热，入营分尚可透热转气。然而，在真实的临床治疗过程中，不能完全拘泥于这一理论框架，按部就班地进行治疗。在气分阶段，除了使用清气分热证的药物，适当配伍清血分热的凉血散血药，往往能起到意想不到的效果。

尽管叶天士和吴鞠通的学说在治疗一般外感病时表现出了良好的疗效，但面对来势汹汹的瘟疫时，其治疗方法有时也会存在局限性，难以有效扭转危局。毕竟叶吴学说是特定时代的产物，随着时间的推移和医学实践的不断深入，其固有的不足之处也逐渐暴露出来。后世学者在学习和运用其学说的过程中，有时难以达到预期的治疗效果，这也让大家深感遗憾。

二、吴又可：独树一帜的温疫论者

在叶天士和吴鞠通之前，还有一位在温病学领域留下深刻印记的大家——吴又可，他所著的《温疫论》具有极高的学术价值。该书以“攻下法”作为核心论点，并将其作为治疗多种疾病的常规治疗法则。然而，吴鞠通在《温病条辨》中对吴又可的“攻下法”提出了诸多批评，认为其立法不够严谨纯粹，存在频繁使用下法，甚至滥用下法的嫌疑。这一观点使得后世学者在对“攻下法”的认识和运用上产生了诸多困惑，也在一定程度上造成了对吴又可滥用下法的误解。吴鞠通对吴又可所创的达原饮也持有不同意见。但临床实践证实，吴又可的下法和达原饮类法在治疗温热病时，疗效显著。吴又可认为“邪已入胃，非承气不愈”“已入于腑者，可下而已”，他将下法视为祛邪外出、因势利导的根本治疗大法。吴又可运用下法并非盲目为之，而是基于自己对温病的深刻理解，并且是在经过严谨的辨证之后才谨慎使用。他在使用下法时遵循一定的法度，并非毫无节制地一味攻下，对于儿童、年老体弱者等特殊人群，他会格外谨慎，并提出了四条使用下法的禁忌原则：下早伤胃、速下伤阴、误下伤正、大下伤中。

三、杨栗山：另辟蹊径的温病大家

吴鞠通和杨栗山，均为温病学领域的杰出代表，他们的著作《温病条辨》和《伤寒温疫条辨》对于外感热病的治疗都具有不可估量的价值。虽然两人所处时代相近，但他们各自创立的学说却独具特色，学术观点也存在诸多差异。以下是对他们学术思想差异的归纳总结：

病因认知：吴鞠通秉持六淫致病的传统观点，归纳出九种温病类型，并从季节特点以及疾病的临床表现上加以区分辨别。而杨栗山则另辟蹊径，提出了杂气致病论，他认为温病的根源并非传统的六气，而是杂气。他指出，虽然百病皆源于风寒暑湿燥火六气，但杂气致病的情况更为复杂多样，危害也更为严重。六气相对有限且具有一定的可预测性，而杂气则变化无穷，难以捉摸。仅仅关注六气而忽略杂气，根本无法全面涵盖天下所有病症，这一观点极大地突出了杂气论在病因学说中的重要地位。

发病路径与病位：吴鞠通沿袭叶天士“温邪上受，首先犯肺，逆传心包”的经典理论，提出“温病由口鼻而入，鼻气通于肺，口气通于胃，肺病逆传则为心包”。然而，杨栗山却认为杂气侵入人体后，首先会直注中焦。他认为天地间的杂气从口鼻进入人体后，径直深入中道，随后流布于三焦，散漫不羁，去而复返，病邪主要侵入血分，所以往往郁积一段时间后才会发为温病。

治疗思路与原则：吴鞠通论述温病时，以三焦为经，以卫气营血为纬，认为病邪的传变规律是自上而下，由气分入血分，从外而内。他指出“温病由口鼻而入，鼻气通于肺，口气通于胃，肺病逆传则为心包。上焦病不治，则传中焦，胃与脾也；中焦病不治，即传下焦，肝与肾也。始上焦，终下焦”，并据此提出了“治上焦如羽，非轻不举；治中焦如衡，非平不安；治下焦如权，非重不沉”的经典治疗原则。而杨栗山则认为温病初起时，病邪潜伏于体内深处，病位较深，治疗难度较大，因此主张以清里为主，治疗温病非清即泻，非泻即清。杨栗山深受刘完素“火热论”影响，将刘完素学说精髓导入温病学术体系，从而大大丰富了温病辨证论治的内涵。他认为温病的发展趋势是从里而外，从血分到气分，初期常用升降散、神解散、增损双解散之类方剂，以及大黄、黄芩、芍药等清里药物，根据病情的轻重缓急灵活运用。只要里气得以通畅，表气自然会透达，外在症状也会随之平息。他还认为温病邪热潜伏于三焦，从内达外，由血分发出到气分是病情向好的表现。

杨栗山继承了雍正初年专治热疫的陪赈散，将其更名为升降散，学术上升华到更高的层次，提出了升清降浊学说。龚廷贤《万病回春·瘟疫》有“内府仙方”一首：“治肿项大头病、虾蟆瘟病。僵蚕二两，姜黄二钱半，蝉蜕二钱半，大黄四两。上共为细末，姜汁打糊为丸，重一钱一枚。大人服一丸，小儿半丸，蜜水调服，立愈。”杨栗山于《伤寒温疫条辨》云：“是方不知始自何氏，《二分晰义》改分两变服法，名为赔赈散，用治温病，服者皆愈，以为当随赈济而赔之也。予更其名曰升降散。”又云：“炼蜜丸又名太极丸。”改后之升降散组成：白僵蚕二钱（酒炒），全蝉蜕一钱（去土），广姜黄三钱（去皮），川大黄四钱（生）。合研匀。病轻者分四次服，最重者分二次服。黄酒两盅，蜜一两，调匀冷服。杨氏将其列为治温 15 方之总方。升降散所治计 70 余证，包括了叶氏所说的卫气营血各个传变阶段的病变。“盖取僵蚕、蝉蜕，升阳中之清阳；姜黄、大黄，降阴中之浊阴，一升一降，内外通和，而杂气之流毒顿消矣。”根据杨栗山的临床经验可以看出，他极力反对使用桂枝类药方，而对升降散、增损双解散、增损三黄石膏汤等方剂推崇备至，认为这些方剂巧妙地将清热攻下法与升降透邪之法相结合，虽然表面上看似寒凉，但实际上绝不会有遏邪的弊端。使用这些方剂可以达到里气一清，表气自透，不用发散之法，却能使邪从汗解的奇妙效果。李士懋教授十分推崇升降散，认为本方以僵蚕为君，辛咸性平，气味俱薄，轻浮而升，善升清散火、祛风除湿、清热解郁，为阳中之阳。蝉蜕为臣，甘咸性寒，升浮宣透，可清热解表、宣毒透达，为阳中之阳。二药皆升而不霸，无助热化燥、逼汗伤阴之弊。故温病初起，僵蚕、蝉蜕即可用之，若热邪深陷气分乃至血分，其热邪闭郁的程度更重，虽已无表证，亦当透达郁热。僵蚕、蝉蜕，功在疏透郁热，非为表证之专设，故杨氏治温 15 方中皆用之，充分体现了透邪外达贯穿于温病治疗的始终这一学术见解。

四、张锡纯：衷中参西的创新者

余曾多次向学生们推荐张锡纯的《医学衷中参西录》。张锡纯对仲景学说极为推崇，但他并非盲目崇古泥古，而是敢于突破传统，大胆创新。尤其是在外感热病的理论和方药方面，他在继承经典的基础上，结合当时的社会背景和临床实践，进行了许多富有创造性的改进和发展，形成了许多独到的见解。

《温病条辨》认为《伤寒论》只论述了狭义伤寒，仅仅涉及六气中的寒邪，而对其余五气均未提及。然而，张锡纯却有着不同的看法，他认为不仅银翘散、桑菊饮等方剂可用于温病初起，《伤寒论》中的麻杏石甘汤、葛根芩连汤、黄芩汤等方剂在治疗温病初起时同样能发挥良好的疗效。在《医学衷中参西录》中，有一篇“温病之治法详于《伤寒论》解”，详细阐述了麻杏石甘汤、大青龙汤、小青龙加石膏汤、小柴胡加石膏汤等方剂在温病初起时的应用。我认为张锡纯既坚守六经辨证的传统，又善于根据实际情况灵活变通。例如，“《伤寒论》中有治温病初得方用时宜稍变通说”“论大青龙汤中之麻黄当以薄荷代之”“论伤寒脉紧及用麻黄汤之变通法”等内容，充分展现了他不拘一格的创新思维。又如其治温病共列 9 方，除治温病阴伤之滋阴清燥汤、滋阴固下汤两方外，其余 7 方皆用蝉蜕，也体现了透邪外达的原则。又如重用连翘，张氏称连翘“具升浮宣散之力，流通气血，治十二经血凝气聚”“治外感风热，用至一两必能出汗，且其发汗之力甚柔和，又甚绵长”。张氏曾治一少年，风温初得，俾单用连翘一两煎汤服，彻夜微汗，翌晨病若失。每次研读这些内容，我都不禁为张锡纯的深刻见解和独特思维所折服。

张锡纯以善用白虎著称。在阳明病白虎汤证方面，张锡纯对《温病条辨》中的白虎汤四禁也提出了自己的独特见解。他认为“至其谓脉沉者、汗不出者、不渴者皆禁用白虎，则非是。即愚素所经验者言之，其脉沉而有力欤，当系热邪深陷，其气分素有伤损，不能托邪外出。治以白虎加人参汤，补气即以清热，服后其脉之沉者即起，而有力者亦化为和平矣”。与传统观点“非白虎汤四大证不可用石膏”不同，张锡纯认为脉沉者、汗不出者、不渴者，使用白虎汤同样能够取得疗效。

对于汗法，张锡纯也有着独特的认识，他认为发汗并非一定要依赖汗药或传统的汗法，退热过程同样可以视为一种发汗的过程，也能达到汗法的治疗效果。用上述白虎汤加减发汗法以退热就是一个典型的例子。在“伤寒风温始终皆宜汗解说”中，他提出“然愚临证经验以来，恒有投以三承气汤，大便犹未降下而即得汗者。盖因胃腑之实热既为承气冲开，其病机自外越也。若降之前未尝得汗，既降之后亦必于饮食之时屡次些些得汗，始能脉净身凉”。燥屎壅塞，会阻滞气化，影响肺气的宣降，导致应汗而不得汗，热邪只能从表越出。因此，使用三承气汤加减祛除积滞，就可以使热从汗散，邪从表解。以上运用白虎汤加减、承气汤加减来退热发汗，就是不拘泥于传统汗剂的独特治疗方法。此外，书中还详细记载了小柴胡汤、左归饮、葛根芩连汤等加减发汗法，在此就不再一一赘述。

如今，很多人认为只有善于运用、重用附子才是使用经方的体现，才是与张仲景学说一脉相承。但在我看来，《伤寒论》以治疗外感热病为主，而张锡纯重用石膏，同样可以称得上是仲景学派的杰出传人。张锡纯遵循仲景之法，但又不拘泥于古法，他深知在守正基础上创新的重要性。尤其在白虎汤的加减运用方面，他的造诣极高。在实热无汗时，他巧用白虎汤发汗；在实热便秘时，他又用白虎汤通下。他对张仲景的白虎加人参汤评价极高，认为石膏与人参配伍，既能清热养阴，又能扶正祛邪，二者相得益彰。他还将白虎汤作为治疗外感发热的重要方剂，敢于突出主药，重用石膏的单方重剂之法，这对于急诊处理外感发热具有重要的指导意义。

五、祝味菊：善用附子疗温病

提及张锡纯，就不得不让人想起祝味菊老先生。他是中西医汇通派的积极倡导者和杰出代表人物之一。虽然主张对中医进行改革创新，但他始终坚守中医的根本，积极倡导停止中西医之间的门户之争，致力于搭建中西医沟通交流的桥梁，促进中西医之间的相互认识与深入了解，以实现共同发展进步。祝味菊对仲景学说有着自己独特而深刻的见解，在临床上擅长运用附子，创立了多种独特的温热配伍法，其代表性著作《伤寒质难》充分体现了他的学术思想。他认为伤寒外感病因中本不存在温邪之说，寒温邪气并非致病的根本原因，病机往往是通过用药后的疗效反推出来的。祝味菊在六淫致病学说的基础上，创造性地提出将外感致病因素分为“有机之邪”与“无机之邪”。其中，病原微生物属于“有机之邪”，环境气候的理化因素改变属于“无机之邪”。“无机之邪”是致病的诱因，而“有机之邪”则是致病的主因。对于外感热病的治疗，他以匡扶正气为根本原则，认为在相同的致病环境下，正气强盛的人往往不易染病，因此扶正的重要性大于祛邪，只要正气充足，邪气自然会消退，阳气恢复，疾病自然也就痊愈了。祝味菊和张景岳虽同为温补派，但用药风格截然不同。张景岳常用熟地，而祝味菊则偏爱附子。张景岳用附子时，常与人参、熟地等配伍；祝味菊用附子时，常与龙骨、磁石、麻黄、桂枝等配伍。祝味菊治疗外感重视扶正，但不主张用人参，他认为伤寒病邪尚在表时，邪气以外泄为宜，人参虽能固表，但可能会堵塞邪气发泄的通路。附子走而不守，药性猛烈，温而不潜，须与龙齿、龙骨、磁石等配伍，以振奋细胞、增强抵抗力，共同发挥捍邪的作用；而熟地性阴腻，会阻碍邪气外出，不利于邪机外泄。麻黄、桂枝是祛邪的佳品，既能调节体温，排除毒素，促使血液外趋，又能散温败毒。他认为这两味药发汗解肌虽不能消除有机之邪，但诱因祛除后，内邪便孤立无援；发汗败毒主要是排泄体内因抵抗而产生的代谢废物以及血中未经中和的毒素，从而减轻内部病灶的肿胀和炎症。在叶吴学说主导温病界的情况下，祝味菊凭借自己的学识和经验，力排众议，大胆提出与众不同的看法，形成了自己独特的学术见解，实属难能可贵。

在笔者看来，吴又可、杨栗山、张锡纯、祝味菊的理论思想和处方思路在某些方面比叶天士、吴鞠通更具优势。因此，仅学习叶吴学术，可能无法对温病学有深刻的认识，建议温病学的学习者们广泛研读各家著作，博采众长。

（吴罗金整理）

第五节　谈热入血室

“热入血室”之名首见于张仲景《伤寒杂病论》，所谓热入血室证，是指外感疾病中，邪气以妇女经水适来或适断为契机，乘势内陷于血室而化热，其或与血相结，或迫血妄行，并能进而影响与血室生理功能密切相关的肝胆经脉，使之也发生病理变化，出现相关的症状。

《伤寒论》记载热入血室证的条文有143、144、145三条，原出于太阳篇，是因其邪气的来路为太阳中风或伤寒；又有216条，原出于阳明病篇，是因其邪气的来路是阳明病。

143条："妇人中风，发热恶寒，经水适来，得之七八日，热除而脉迟身凉，胸胁下满，如结胸状，谵语者，此为热入血室也，当刺期门，随其实而取之。"此条揭示太阳表邪内陷，邪热趁经期血室空虚，循冲脉下陷胞宫而为热入血室，治疗宜针刺期门以泻实热。

144条："妇人中风，七八日，续得伤寒，发作有时，经水适断者，此为热入血室，其血必结，故使如疟状，发作有时，小柴胡汤主之。"该条指出妇人先中风，后续又患伤寒，恰逢月经中断，是因少阳枢机不利，邪踞半表半里，热与血结，导致寒热往来，出现类似疟疾发作的症状，治疗应以小柴胡汤和解少阳、疏利血室。

145条："妇人伤寒发热，经水适来，昼日明了，暮则谵语，如见鬼状者，此为热入血室。无犯胃气及上二焦，必自愈。"此条表明妇人经期患伤寒，白天神志清醒，夜晚出现谵语，如同见鬼一般，病在血室，且病情较轻，未涉及胃气和上二焦，可自行痊愈。

216条："阳明病，下血谵语者，此为热入血室；但头汗出者，刺期门，随其实而泻之，濈然汗出则愈。"此条文针对阳明病患者出现下血、谵语且仅头部出汗的情况，判断为热入血室，同样采用针刺期门的方法，使邪热随汗而解。

一、热入血室是否为妇人专属?

热入血室的病位究竟在何处，历来是医家们争论的焦点，主要存在三种观点：肝脏、冲脉和胞宫。

部分医家依据针刺期门可有效治疗热入血室这一现象，认为病位在肝脏，因为期门是肝经的募穴。柯韵伯就曾明确提出："血室者肝也，肝为藏血之脏，故称血室。"然而，这一观点并非无懈可击。挖渠泄洪，挖掘的位置只是最适宜泄洪的地点，却不一定是洪水的源头。同理，针刺期门虽然是有效的治疗手段，但不能仅凭此就认定血室就是肝脏。

另有医家认为，冲脉被称作血海，而热入血室又与血密切相关，所以病位应当在冲脉。成无己在《注解伤寒论》中指出:“血室者,荣血停止之所,经脉留会之处,即冲脉也。”吴又可云:“血室者,一名血海,即冲任脉也……”尤在泾在《金匮要略心典》中也提及:“血室者,冲任者。”

第三种观点认为血室是胞宫。陆渊雷《伤寒论今释》:“山田氏言:血室谓胞,即子宫也。张介宾《类经》三焦命门辨曰:子户者,即子宫也,俗名子肠,医家以冲任之脉盛于此,则月事以时下,故名之曰血室。明程氏《医彀》曰:子宫即血室也。《金匮》曰:妇人少腹满,如敦状,小便微难而不渴,生后者,此为水与血俱结在血室也。可见血室果是子宫矣,不则何以有少腹满、小便微难之理乎?成无己、方有执、喻昌之徒,皆以为冲、任之异名,钱潢以为冲任二脉,希哲以为血分,皆非也。”此说最符合临床实际,从仲景原文“经水适断”的表述来看,明显指的是胞宫经血的变化。由于第 216 条并未提及妇人,这又引发了一些医家的不同看法,他们认为男子也可能患热入血室,并非妇人专属,所以病位不可能只是女子特有的胞宫。现代著名伤寒学家李克绍老先生亦认为热入血室是妇人病。他指出,男子有精室,女子有血室,二者有所不同。此外,《金匮要略》将热入血室归入妇人杂病篇,如果男子也会患此病,就不应该将其单独列在妇人病专篇中,从这个角度反证了热入血室是妇人专属病症,所以条文不必每次都特意强调“妇人”。

尽管目前对于血室究竟指的是何种脏器尚无定论,但大多数医家都倾向于认为热入血室是妇人特有的病症。

二、经水“适来”与“适断”病机有何不同?

从经水自来看,有自适断者,适来者,得病之际月事方来也;适断者,未得病前月事已来,得病方断者也。

陆渊雷《伤寒论今释》云:“注家多以经水适来为血室空虚,适断为血结,程氏、方氏、马印麟、丹波氏皆如此,唯汤本氏反之,从《温疫论》之说,以适来为实,适断为虚,故于前条移‘经水适来’于‘七八日下’。推其立言之意,盖谓本非经来之时,因病而来,则逼血离经而为虚,本非经断之时,因病而断,则血瘀胞宫而为实,此程氏、方氏等之意也。本是经来之时,与病相值,则经必不畅而为实;本是经断之时,与病相值,则胞宫无血而为虚,此吴氏、汤本氏之意也。今味经文‘适’字,是经水之来若断,适与病相值,非因病而来若断，则后说为是。然病变万状，非常理所能绳，虽适断适来，俱为热入血室，而血之结否，仍当视其证候，但从适来适断上悬揣，犹执一而无权也。”

三、“谵语”的鉴别

在热入血室的相关条文中，143、145、216 条都提到了“谵语”，而阳明病也会出现“谵语”，但二者的表现和机理有着本质的区别。

阳明病的谵语，以条文 212 为例：“伤寒若吐、若下后，不解，不大便五六日，上至十余日，日晡所发潮热，不恶寒，独语如见鬼状。若剧者，发则不识人，循衣摸床，惕而不安，微喘直视，脉弦者生，涩者死，微者但发热谵语者，大承气汤主之，若一服利，止后服。”伤寒本应发汗解表，若误用吐下之法，会损伤胃中津液，导致外感邪气传入阳明，引发燥热，出现大便不通的症状。此时，阳明病的谵语是由于里热炽盛，热邪严重扰乱心神所致，必须使用大承气汤攻下热结，才能缓解症状。

热入血室的热势与阳明病明显不同。条文 143 中“热除而脉迟身凉”，表明热势已退；条文 145 中“昼日明了，暮则谵语”，说明发热有规律；条文 216 中“但头汗出者”，显示热象并不显著。此为瘀热扰神，导致“暮则谵语，如见鬼状”，这并非阳明腑实，而是血分瘀热所致。叶天士在《外感温热篇》中指出：“然热陷血室之证，多有谵语如狂之象，防是阳明胃实，当辨之。”

四、热入血室的治疗

在临床实践中，存在一种误解，常易将热入血室简单等同于女性在月经期间感冒，这与仲景所阐述的热入血室相去甚远。不能仅仅因为妇人在月经期间患上伤寒就轻易诊断为热入血室，只有当患者出现精神、神志异常，月经相关的特殊变化，或者胸胁下满、发作有时、谵语等典型症状时，才可以采用热入血室的治疗方法。

《伤寒论》为热入血室的治疗提供了三种方法：针刺期门穴、小柴胡汤治疗以及不药自愈。

古代医家对针刺期门治疗热入血室有着不同的见解。钱天来认为“热邪实满于经脉，故刺之以泻其实邪”，即针刺期门可清泻肝经实热；柯韵伯认为肝藏血，期门作为肝之募穴，能够引血上归于经，防止血下于胞宫与热邪相争而出现下血证，起到引血上行的作用；张隐庵则认为汗为血之液，刺期门可使与血交争的热邪随汗而出，从而达到清热除邪的目的。期门穴在治疗妇人病方面应用广泛，《针灸甲乙经》记载："妇人产余疾，食饮不下，胸胁榰满……腹满，少腹尤大，期门主之。"期门为肝经募穴，又是足厥阴、足太阴、阴维之交会穴，具有通调脏腑经脉之气的作用，能够疏肝清热，有效治疗热入血室之症，使冲任二脉通畅。

叶天士在《外感温热篇》中对热入血室的治疗也有详细记载："如经水适来适断，邪将陷血室，少阳伤寒言之详悉，不必多赘。但数动与正伤寒不同，仲景立小柴胡汤，提出所陷热邪，参、枣扶胃气，以冲脉隶属阳明也，此与虚者为合治。若热邪陷入，与血相结者，当从陶氏小柴胡汤去参、枣，加生地、桃仁、楂肉、丹皮或犀角等。若本经血结自甚，必少腹满痛，轻者刺期门，重者小柴胡汤去甘药加延胡、归尾、桃仁，挟寒加肉桂心，气滞者加香附、陈皮、枳壳等。"从这段论述可以看出，叶天士遵循用小柴胡汤治疗热入血室的方法，针对热邪与血相结的实证，在陶氏小柴胡汤的基础上去掉参、枣，加入丹皮、山楂、桃仁等活血药物，通过药物的灵活化裁，达到类似"刺期门"的治疗效果。如《临证指南医案》沈氏妇在经期因劳役感寒，发热不退，谵语烦躁。叶天士诊其脉左弦右涩，诊断为"热陷血室"。治用柴胡、黄芩疏解少阳、引邪外出，丹皮、生地凉血散瘀，桃仁、琥珀通络化瘀。

还有一种情况是不药自愈。原文提到"无犯胃气及上二焦，必自愈"。血室位于下焦，若病位仅局限在血室，未涉及上二焦，且病情较轻，如"昼日明了，暮则谵语"，仅在白天有轻微发热，未发展成阳明病，无需使用下法。此时患者热势较轻，热邪会随经水下泻，所以无需治疗，身体可自行恢复。

仲景将热入血室单独成篇论述，足以说明其治法与一般外感病存在差异。该证以经期外感为关键，外邪乘虚内陷血室，导致热与血结、枢机不利，其理法贯穿三焦气机、冲任脉络与肝经疏泄。对于热入血室致肝之经脉气血瘀结，肝不藏魂，症见胸胁下胀满疼痛，如结胸状，暮则谵语者，治用刺期门的方法，以泄肝经之实热，进而达到肝疏泄、血热解的目的。热入血室，气血瘀阻，正邪分争，影响少阳枢机不利，症见寒热发作有时，如疟状者，治用小柴胡汤和解少阳，畅达枢机，使邪从外解。但毕竟本证病在血分，后世医家在用小柴胡汤治疗时，多主张再加桃仁、红花、泽兰等血分药物，使其疗效更佳。总之，此证病在胞宫，涉及肝胆，而不在上、中二焦，且有月经适来、适断等血室空虚的正气不足之因，故治疗时需注意勿犯胃气及上、中二焦，亦即不可用汗、吐、下三法以免损伤正气。

（项紫艳整理）

第三章

肝病与胃肠病

第一节　慢性肝炎四辨

慢性肝炎，尤其是慢性乙型病毒性肝炎（以下简称慢性乙肝），作为临床上较为棘手的病症，其发病机制复杂，病程迁延，严重影响患者的身体健康和生活质量。从中医理论角度深入剖析，慢性乙肝多是由于湿热之邪乘虚侵入人体，在体内长期稽留，同时肝脾等脏腑功能长期失调，久病不愈，从而逐渐进展而成。

从西医的角度进行观察，慢性乙肝多表现为肝功能长期处于一种持续的轻度损害状态。这种持续的损害时间一长，人体的正气就会在与病邪的长期对抗中逐渐变得虚弱，而病邪却顽固地留滞在体内，正邪之间不断地相互交争，这就导致在临床上，想要迅速有效地治疗慢性乙肝并取得显著效果，是非常困难的。另外，不同患者之间存在着明显的个体差异，其自身禀赋有强有弱，感邪的轻重程度也不尽相同，这就使得慢性乙肝的病理变化呈现出丰富多样的态势，其中包含伤阴、伤气、伤血、伤阳等多种不同的情况。所以，在临床治疗慢性乙肝时，医生必须要全面考量患者的个体差异、病情的具体特点以及所表现出的证候特征，做到因人而异、因病而异、因证而异。只有精准地把握病机，既熟知常规的病理变化规律，又能根据实际情况灵活应变，才能够准确地掌握疾病的本质，进而提高治疗效果，有效缩短治疗疗程。

回顾肝病的证治历史，从古至今涌现出了各种各样的治疗方案。清代著名医家王旭高所著的《西溪书屋夜话录》，从肝风、肝火、肝气、肝血、肝络等多达三十个方面，对肝病的治疗思路进行了深入且全面的探讨。这部著作犹如一座宝库，为后世肝病的论治提供了极为珍贵且丰富的借鉴资源。

通过对大量医案的细致观察，笔者发现，很多现有的治疗方法存在着诸多不足之处。有些治疗方法头绪繁杂，就像一团乱麻，让人难以理清其中的关键要点；有些则烦琐无序，缺乏清晰合理的思路，让人在治疗时感到无从下手；有些论述冗长复杂，难以做到简洁扼要，无法让医者迅速抓住重点；还有些只是浅尝辄止，仅仅触及疾病的表面，未能深入探究其内在的病理机制。总体来说，目前的治疗方法中，非常缺乏那种简洁明了，能够直击疾病要害的有效手段。

余投身于肝病治疗领域已数十载，在这漫长的时间里，通过对肝病不断深入钻研、反复揣摩，逐渐形成了一套独特的治疗方法。由于在辨病的过程中，主要有四个关键步骤，所以将其命名为肝病四辨法。如今，愿将这套方法与同道们共同分享，期望能够为肝病的治疗贡献一份力量，促进中医肝病治疗领域的发展。

一、辨少阳阳明

在长期与慢性乙肝患者打交道的过程中，笔者有了一个重要的发现：多数慢性乙肝患者所表现出的病症，都可以归为少阳病或者阳明病的范畴。在对慢性乙肝进行辨治时，首要且关键的一步就是要准确地区分少阳病和阳明病。

阳明病患者，其体内的湿热之邪较为亢盛。在临证中，那些被诊断为湿热中阻型的患者，都属于阳明病的范畴。从西医的检验结果来看，这类患者往往表现出明显的炎症反应，最为突出的就是转氨酶升高。患者自身的感受也较为明显，常常会觉得全身沉重滞涩，同时还伴有口苦、食欲明显减退、尿液颜色发黄且量少短赤等症状。观察其舌质，多呈现偏红的状态，舌苔则偏黄。根据中医经典理论和临床实践经验，此类患者大多符合茵陈蒿汤证或者茵陈五苓散证的范畴，在治疗时可依据具体情况选用相应的方剂。

少阳病患者，与阳明病患者相比，其外在表现没有那么显著。少阳，从阳气的盛衰角度来看，属于小阳，阳气相对不足，体内的热化现象并不明显，正邪之间的斗争也没有那么激烈。这就导致此类患者在检验指标上，转氨酶多为轻度上升，炎症反应相对较弱；在症状表现上相对较少，病势也相对较轻。并且，患者通常没有明显的湿热症状，舌苔偏白，尿液颜色较淡。由于这类患者大多体质较弱，正邪交争不剧烈，在治疗时可选用小柴胡汤。但需要注意的是，并非所有少阳病患者都必须使用小柴胡汤，关键在于取其疏利少阳、调和气机的作用，柴胡疏肝散、逍遥散等具有类似功效的方剂，在合适的情况下也可酌情选用。

在临床实践中，还存在患者出现阳明少阳合病的情况。《伤寒论》中就有相关记载："阳明病，胁下硬满，不大便而呕，舌上白苔者，可与小柴胡汤，上焦得通，津液得下，胃气因和，身濈然汗出而解。"这一记载详细阐述了少阳合并阳明病的症状以及治疗方法。在此种情况下，舌苔呈现白色而未发黄，且以阳明病的症状为主，此时使用小柴胡汤，能够起到和解枢机、畅达三焦的作用，从而使胃气得以调和，疾病随之缓解。在实际的慢性乙肝临床治疗中，当患者出现少阳合并阳明的情况时，大多是以少阳病为主，同时兼见阳明病的一些表现。这类患者通常症状表现不太明显，但体内确实存在湿热之邪。针对这种情况，治疗方法可遵循仲景所述，笔者在临床中常以小柴胡汤作为主方，在此基础上加入薏苡仁、土茯苓、赤小豆、大豆黄卷、半夏、地肤子等利湿化浊的药物，以增强祛湿清热的功效。对于那些舌质颜色更淡的患者，考虑到可能存在风邪的因素，还会在上述药物的基础上，再添加葛根、防风、秦艽等祛风药物，往往能够取得事半功倍的治疗效果。

二、辨湿重热重

慢性乙肝的形成，追根溯源，湿热是最为关键的致病因素。因此，在对慢性乙肝进行辨治时，准确辨别湿与热的轻重程度，虽然看似是一个基础且简单的环节，但实际上却是整个辨治过程中的重点所在，不容忽视。

对于一些患者而言，如果出现发热、厌恶炎热、喜欢冷饮等热象，面部发红、眼睛发红、舌质发红等赤色表现，痰液黏稠、鼻涕黏稠、带下黏稠等稠象，口渴咽干、大便干燥等燥象，以及神情烦躁不安、脉象数疾等动象，综合这些表现，大多可以判断为热重。

相反，如果患者出现身体乏力、肢体沉重，胸闷不适、咳嗽气喘，脘腹胀满、食欲不振，腹胀、大便溏稀不成形，小便不利、水肿，舌苔厚腻等症状，则大多表明体内湿邪较重。

在治疗方面，对于热重的患者，临床上多选用茵陈蒿汤、栀子柏皮汤作为主方，这两方本身就具有清热利湿的功效。在此基础上，再配伍白英、贯众、虎杖、半枝莲等药物，这些药物都具有较强的清热解毒作用，能够进一步增强主方的清热解毒之功。对于湿重的患者，治疗时则以茵陈五苓散为主方，该方具有利水渗湿、温阳化气的作用，能够有效地祛湿。在临床上，笔者多在选用茵陈五苓散的基础上加蚕沙、赤小豆、地肤子、薏苡仁等。虽然辨别湿重还是热重这一环节在四辨中相对简易，但它对于指导临床用药却起着至关重要的作用，医生在临床实践中切不可掉以轻心，必须认真细致地进行辨别。

三、辨在气在血

少阳属胆，胆与肝相表里，这种紧密的脏腑关系使得少阳与肝胆之间的联系不言而喻。而阳明经在气血方面具有多气多血的特点，当外邪侵犯阳明经时，很容易侵入气分或者血分。基于此，对于少阳病和阳明病，在辨治过程中都需要仔细辨别病邪究竟是在气分还是血分。

气分的病变大致可以分为两种类型。第一种类型是气机失调，这种失调会导致肝气郁滞不畅，体内的湿热之邪无法正常外泄，从而在体内积聚，引发一系列复杂的病理变化，在症状表现上多以气滞为主。针对这种情况，治疗时多以小柴胡汤为主方，然后加入麸枳壳、瓜蒌皮、郁金等药物，这些药物具有理气宽中、疏肝解郁的作用，能够有效地宣通气机，使气机恢复通畅。第二种类型是脾虚气弱，脾脏的运化功能失常，无法正常运化水湿，导致湿浊在体内停滞。治疗时则应以补中益气、健脾祛湿为主要原则，通过增强脾胃的功能，来运化水湿，消除湿浊之邪。

肝脏在人体中主藏血，被称为血脏，一旦肝脏受到损伤，很容易影响到血分。所以在少阳证的情况下，即便从西医的检查指标来看，肝功能损害并不严重，转氨酶升高的幅度也不大，湿热证的表现也不明显，实际上其对血分的影响可能已经悄然发生。血分的病机相较于气分更为复杂，现简要概括为以下三点：一是血热偏重，热毒侵入血分，导致血液被消耗，血液运行紊乱，出现动血的情况；二是久病血瘀，多数是气滞所导致的，这种情况在少阳病患者中较为常见，但也存在气虚血瘀、阴虚血瘀等不同的情况，不能一概而论，需要根据患者的具体症状和体征进行准确判断；三是久病正虚，湿热之邪与营血相互交杂，共同化为血热，使得病情更加复杂。

热毒入血的患者，大多病程较长，病情较为严重，属于慢性肝病中的重症患者，并且大多具有出血倾向。在临床表现上，常伴有齿龈出血、口干口苦、舌质红绛、脉象细数等。对于此类患者，治疗时需要清营解毒，在临证时多以犀角地黄汤为主方来清热毒。然而，由于犀牛角现已被禁止入药，所以在实际应用中，多以加大剂量的水牛角来替代犀牛角，在方中以大量水牛角入药。同时加入茜草、生地、赤芍、栀子、虎杖等清热凉血的药物，佐以金钱草、茵陈等清利湿热的药物，通过这些药物的协同作用，能够将血分中的热邪彻底清除，达到热退邪祛的目的。

血瘀的患者，又可以进一步分为四种情况。第一种是气虚血瘀，在治疗时，首先要使用大量黄芪、山药之类具有补气作用的药物，以增强人体的正气，在此基础上，加用丹参、赤芍、郁金、益母草等活血药物，通过补气与活血相结合，达到益气活血的功效，从而改善血瘀的状况。第二种是气滞血瘀，这种情况在少阳病患者中较为多见，主要是肝郁气滞所导致的。针对此类患者，采用疏肝理气的治疗方法，都能够使患者从中获益，缓解症状。第三种是阴虚血瘀，肝病患者病程较长，久病容易伤阴，进而导致瘀血形成，所以在肝炎患者病程久长时，常常可以见到阴虚血瘀的情况。对于阴虚表现较为明显的患者，在治疗时首选一贯煎作为基础方，该方具有滋阴疏肝的作用。在此基础上，加入丹参、泽兰等活血化瘀的药物，以改善血瘀的情况，还可以加用鳖甲、牡蛎、龟甲这类具有软坚散结作用的药物，以消散体内的瘀血结块。第四种是正虚血瘀。这类患者久病不愈，导致瘀血形成，同时正气也变得虚弱，难以抵御邪实。此时，湿热之邪从气分侵入血分，使得正虚与血分瘀热两种病理状态同时出现。可在使用黄芪、人参等益气药物的基础上，兼以凉血散血，同时高度重视滋养肝阴，选用墨旱莲、女贞子、鳖甲、紫草、茜草等药物，这些药物既能滋阴养肝，又能凉血活血，通过合理配伍，在临床实践中取得了显著的疗效。

四、辨虚多实多

在六淫邪气之中，湿热邪气是导致肝病发生的首要致病因素。少阳病在病理状态上呈现出正虚邪实、虚实夹杂的特点。依据中医学的经典理论，“邪之所凑，其气必虚”，邪气之所以能够侵犯人体，必定是因为人体正气虚弱；“至虚之处，便是容邪之所”，则进一步强调了人体最为虚弱的地方，往往就是邪气容易停留的部位。由此可见，慢性肝病的整个病理变化过程，始终都离不开正邪之间的相互斗争。因此，在治疗慢性肝病时，必须要正确且合理地运用扶正祛邪法，不能一味地注重祛邪，而忽略了扶正的重要性。由于肝病患者的虚实情况各不相同，存在着个体差异，所以在治疗过程中，应当全面结合患者的具体情况，包括患者的体质、症状、病程长短等，合理地进行扶正与祛邪，做到有的放矢。

少阳证的本质是正虚邪实、虚实夹杂，而阳明证在发病初期多以实邪为主。随着治疗的进行，经过一段时间后，当邪气逐渐被祛除，原本被实邪所掩盖的正虚表现就会逐渐显露出来。正虚的形成，都是实邪在体内长期流连不去所导致的。只有使肝气得疏，气机恢复通畅，脾胃的运化功能恢复正常，瘀血得以消除，人体才能逐渐恢复健康。所以，在治疗过程中，一般都需要全面了解正虚的主次关系，仔细权衡扶正与祛邪的力度和时机，做到恰到好处，以达到扶正祛邪的目的。

在明确病位的前提下，准确判断慢性肝病的虚实，同样是治疗过程中的关键环节。慢性肝病的实邪主要为湿热之邪，而虚证则可表现为气虚、血虚、阴虚、阳虚等不同类型。只有做到辨证精准，清晰地辨别出患者究竟属于哪种虚实类型，才能够根据具体情况对症下药，制订出最为合适的治疗方案。由于肝脏在生理特性上具有体阴用阳的特点，慢性肝病在长期的发展过程中，大多会损伤肝体，久而久之，多数患者会表现为肝阴受损。所以在临床实践中，以肝脾阴亏证的患者最为多见。对于以阴虚表现为主的患者，即便存在正虚的情况，也不太适宜采用红参、鹿茸等具有温补作用的药物，以免加重阴虚症状。若患者的脾胃功能尚可，此时可选用大定风珠作为主方进行治疗，该方具有滋阴息风的作用，能够有效地滋养肝阴。对于阴虚同时又伴有湿热的患者，可采用《伤寒论》中的猪苓汤来育阴泄热，该方既能滋阴，又能清热利湿。笔者以猪苓汤为基础进行化裁，同时结合大定风珠，进一步增强其养阴的功效，以更好地适应这类患者的病情。

祛邪的方法又会因为患者是否使用抗病毒药物而有所不同。目前，慢性乙肝的抗病毒治疗已经成为各医家治疗肝炎的普遍共识。然而，在过去尚无核苷类抗病毒药及抗病毒治疗的意识尚未普及时，在接诊时会遇到一些未服用抗病毒药物的患者。对于这类患者，祛邪在整个治疗过程中占据着重要地位，贯穿治疗的始终。在这种情况下，可长期服用水牛角类具有清热作用的药物，笔者在临床中常以此来治疗无抗病毒状态下的慢性肝炎，以犀角地黄汤联用茵陈五苓散加味在长期稳定病情、控制病邪变化方面具有显著效果。虽然从检验指标上看，病毒量可能不会有大幅度减少，但在炎症控制方面却表现出色，能够有效降低肝纤维化的发生概率，从而降低肝硬化的风险。从患者的身体表现来看，湿热型的症状会大幅减少，自身的体感会明显转佳，病情也能够得到有效控制，从这个角度来看，这也不失为一种有效的治疗方案。

如今，随着抗病毒药物的广泛普及，清热凉血、清热解毒药的使用频率相较于之前有了大幅度下降。在抗病毒治疗的背景下，治疗方案多以调肝脾为主，同时佐以化湿、活血、养阴等方法，祛邪不再贯穿治疗的始终。当肝炎患者在抗病毒状态下病情稳定时，多选用当归芍药散作为主要的治疗方药。当归芍药散具有养血调肝、健脾利湿的功效，能够共同调理肝脾功能，使气血得以顺畅运行，从而维持身体的健康状态。

综上所述，在治疗肝病时，首先要精准地辨明病属少阳还是阳明，这是治疗的基础和前提；接着要明确湿邪与热邪何者占据主要地位，以便准确地选择治疗方法和用药；再进一步考虑病邪在气分还是血分，明确病位的具体层次；最后要明辨虚实，全面了解患者的病情本质。在这个过程中，针对不同的患者，要合理地进行祛邪与扶正，严格遵循“观其脉证，知犯何逆，随证治之”。明确这四个步骤，临证之时灵活运用，便可执简驭繁。

（项紫艳整理）

第二节　肝脾同调治疗代偿期肝硬化

肝硬化的病因包括感受湿热疫毒之邪，嗜饮醇酒，嗜食膏粱厚味，肝病日久失治误治及情志失调等；内因为“正气不足”，素体虚弱，肝失疏泄，气血失和，气滞血瘀痰凝阻滞肝络，缠绵不愈，发为癥块、积聚。所以正虚为本，癥块为标，是虚实夹杂之症。清代医家王旭高治疗肝积重在“补中”，即使形气实者，亦不可专于攻伐，他认为肝积虚多实少，善用益气健脾。

一、治未病的防治法则

“见肝之病，知肝传脾，当先实脾”，肝属木，脾属土，木克土，脾虚之时，肝脏之邪易于乘虚侵犯脾脏，而脾实状态下则能抵御外邪。此句也可以理解为当肝病发生时，需优先考虑健脾实脾。具体而言，实脾可从以下三个维度展开：

四季脾旺的考量：“四季脾旺不受邪，即勿补之”，从更宽泛的角度理解，可理解为全年脾脏功能都处于健旺状态。对于四季脾旺的肝病患者，由于脾脏正气充足，足以抵御肝病的传变，所以仅需针对肝脏病变进行治疗，无需额外实脾。

肝实脾虚的应对策略：依据《素问・玉机真脏论》“五脏有病，则各传其所胜”和《素问・五运行大论》“气有余，则制己所胜而侮所不胜”的理论，当肝气过盛时，按照五行相克的规律，会克制脾土，导致肝实脾虚的病理状态。面对这种情况，治疗应遵循先补脾，以培补后天之本，增强脾脏的抵抗力，而后再治疗肝病的原则，从而阻断疾病的进一步发展。

脾不旺且肝亦虚的治疗思路：当患者出现脾不旺且肝亦虚的情况时，在补肝的同时加入补脾药物，能够达到防治肝脾同病的目的。这种补已病之肝、实不旺之脾的方法，兼顾了肝脏和脾脏的虚弱状态，体现了中医整体观念和辨证论治的思想。

清代医学家尤在泾在《金匮要略心典》中指出：“盖脏病惟虚者受之，而实者不受；脏邪惟实则能传，而虚则不传，故治肝实者，先实脾土，以杜滋蔓之祸；治肝虚者，直补本宫，以防外侮之端。此仲景虚实并举之要旨也。”这段论述高度概括了仲景对于肝病治疗中虚实辨证和防治的精髓，与上述三个实脾方面的治疗思路相辅相成，为临床实践提供了坚实的理论依据。

二、肝虚治法

《金匮要略》中记载的“夫肝之病，补用酸，助用焦苦，益用甘味之药调之”，为肝虚证的治疗提供了重要的理论指导。酸味是肝脏的本味，根据“同气相求”的原理，酸入肝，能够直接补充肝体；苦味是心的本味，焦苦入心，依据五行相生相克的理论，补心一方面可以借助“子能令母实”的关系，增强肝脏的功能，另一方面，心火能够制约肺金，减少肺金对肝木的克制，从而保护肝脏；甘味入脾，脾主运化水谷精微，化生气血，肝藏血，需脾生成的血来濡养。若脾虚气血不足，则肝血亏虚，补益脾土有助于肝虚的治疗，即培土生木法：通过补益脾土，增强气血生化之源，间接补养肝木。

在临床实践中，也不乏使用酸味药、苦味药、甘味药及其制剂治疗肝病的案例。例如，使用酸味药五味子及其相关制剂，苦味药如苦参素、苦参碱，甘味药甘草甜素、复方甘草酸苷片、异甘草酸镁等治疗肝病。屠呦呦从中医古籍中获取灵感，发现青蒿不采用煎煮法能更好地发挥药效。由此不禁让人思考，这些用于治疗肝病的药物的研制，是否也参考了《金匮要略》的理论呢？虽然这种推测可能存在一定的主观性，但也反映了中医理论在现代临床实践中的潜在影响和价值。

三、肝病传脾

从生理角度来看，《血证论》中记载“木之性主于疏泄，食气入胃，全赖肝木之气以疏泄之，而水谷乃化。设肝之清阳不升，则不能疏泄水谷，渗泻中满之证，在所不免”，清晰阐述了肝脾之间的密切关系。肝脏的疏泄功能正常，才能保证脾胃对食物的消化和吸收。病理状态下，肝失于疏泄，相对应会出现气升降出入运动的逆乱；津液输布失常而形成水湿痰饮之患；血行障碍，血液瘀滞而成瘀血肿块；脾胃胆囊功能失常而出现消化功能的减退，以上病理改变均在肝硬化代偿期有显著的体现。肝实会出现木乘土的情况，导致脾胃受损；肝虚则会引起气机不畅，疏泄失常，同样影响脾土的运化。

四、脾病传肝

肝病传脾的理论已被广大中医从业者所熟知和接受，但在仲景所处的时代，肝病和脾病的概念与现代可能存在差异。根据多年的临床观察和实践经验，笔者认为肝、脾疾病的发生发展不仅有肝病犯脾的情况，还存在脾病传肝的现象。若脾失健运，摄入的饮食不但不能转化为精微，反而会出现消化功能减退，气血不足，以及水液停聚，产生水湿痰饮等病理产物而成积聚。脾气健旺，血液就不会溢出脉外。病理状态下，脾气虚弱，失于固摄，会出现不同部位的出血。

以黄疸为例,传统中医认为黄疸多由湿热或寒湿之邪致病。脾属土,其色黄,当湿热之邪蕴结于脾脏时,脾的本色外露,从而发为黄疸。黄疸初期,患者常表现出食欲不振、腹痛等脾病症状,随着病情的发展,逐渐影响到肝脏。脾土实证,湿热之邪壅滞,脾胃运化功能受阻,脾土反而会侮肝木,导致肝脏出现疏泄失常、肝血不足等一系列病理变化。从脾病到肝病的发展过程,也是从气分影响到血分的过程。在临床治疗黄疸时,应遵循先以化湿健脾清热为主,随着病情的变化,逐渐将治疗重点从清湿热逐渐转变为治血分的原则。黄疸初起时,利小便、清除体内壅积的湿热为治疗的主要方法,当病情进展到肝脾同病阶段,肝主藏血的功能一旦受到影响,血液的运行和濡养功能就会出现异常,包括血液瘀滞、经脉不畅、肝血亏虚。茵陈五苓散或茵陈蒿汤已无法满足治疗需求,此时应以补虚化瘀为主,通过补养肝体、化瘀行滞、健运脾气,兼以化湿清热,综合调理才能达到治疗目的。

五、肝脾同调

仲景的当归芍药散是肝脾同治的经典方剂,具有养血调肝、健脾利湿的功效。在《金匮要略》原文中,该方用于治疗妇人妊娠或经期,因肝脾两虚导致的腹中拘急、绵绵作痛、头晕心悸、下肢浮肿、小便不利、舌质淡、苔白腻等症状。虽然原方主要针对妇人腹痛,但经过历代医家的临床实践和加减调整,现在也广泛应用于治疗肝病传脾、肝脾同病的情况。方中当归、芍药补肝养血,滋养肝体,使肝脏的阴血充足;白术、茯苓健脾培土,增强脾胃的运化功能,恢复脾胃的正常生理状态;川芎与归、芍配伍,活血化瘀,改善气血运行;泽泻与苓、术配伍,利水渗湿,清除体内的水湿之邪。

在多年的临床诊治过程中,笔者对当归芍药散的用法有了新的认识和拓展。在原方基础上,加入丹皮、泽兰、茜草、墨旱莲、茵陈、黄芪、杏仁、甘草等药物,制成加味当归芍药散。其中,丹皮、泽兰、茜草协助芎、芍、归化瘀行滞,同时能清除留藏于营血分的邪热,改善血液的瘀滞状态;茵陈、杏仁协助苓、术、泽泻祛除体内三焦的湿热,使湿邪从小便而去;墨旱莲协助归、芍补益肝体,增强肝脏的滋养功能。诸药合用,共同发挥健脾补肝、化瘀利湿的功效,为肝脾同病的治疗提供了更为有效的方剂。

肝硬化的起病过程极为缓慢,可能潜伏数年之久,在早期功能代偿以及病情不活动的情况下，临床表现不明显，缺乏特征性。在本阶段正虚邪实外征虽不明显，但超声提示肝脾已有改变，肝脾已经亏虚，可用加味当归芍药散原方，适当加用丹参、鳖甲、桃仁、红花、丝瓜络、路路通等。

中期随着病情变化，患者出现疲倦乏力、食欲不振、便溏腹泻、腰膝酸软、视物不清等症，正虚症状加重，治疗时在攻邪的基础上需加以扶正。肝体阴而主藏血，肝血不足则会出现视物模糊、爪甲失荣、失眠多梦、月经稀少等表现，此期补肝体为首要，在加味当归芍药散基础上可加用熟地、山萸肉、酸枣仁、五味子、乌梅等。肝气乘脾土，影响脾胃运化，出现脘腹胀满、食欲减退等临床症状，需加用健脾助运之品，加用参类、山药、黄精、厚朴、郁金、佛手、陈皮、焦山楂、神曲、炒麦芽等以恢复脾之健运。肝肾同源，肝血不足累及肾精出现肝肾阴虚证时，患者多出现面色青灰、身瘦体倦、头晕目眩、腰膝酸软、肝区隐痛，或有五心烦热、口干舌燥、舌红苔少、脉细数等阴虚火旺证候，可用地骨皮、沙参、麦冬、桑寄生、生地黄、女贞子等。

（项紫艳整理）

第三节　论治肝病须重视滋养受损之肝体

如今中医界一言肝病，总认为是湿热所致，论治多化湿利小便。笔者今倡明肝病非湿论，运用吴鞠通复脉汤类方以滋养受损之肝体是治疗肝病的一大法门。

一、黄疸并非尽由湿热为患，有由阴血衰败所致者

《素问·六元正纪大论》云："溽暑湿热相薄……民病黄疸。"此是最早讲黄疸的基本病机是湿热相交所致的。汉代张仲景称"黄家所得，从湿得之""诸病黄家，但利其小便"，后世多宗之。丹溪曰："疸不用分其五，同是湿热，如盦曲相似。"从而举世医家都以利小便、去除壅积之湿热为治黄疸唯一的方法，将之奉为金科玉律，不敢越雷池半步。然张景岳别具慧眼，有所新见，如《景岳全书》："黄疸一证，古人多言为湿热，及有五疸之分者，皆未足以尽之。"他主张黄疸分阳黄、阴黄，治疗阳黄，"但察其元气尚强，

脾胃无损，而湿热果盛者，直宜清火邪，利小便，湿热去而黄自退，治此者本无难也”。而对于阴黄证，景岳认为“则全非湿热，而总由血气之败。盖气不生血，所以血败；血不华色，所以色败。凡病黄疸，而绝无阳证阳脉者，便是阴黄。阴黄之病……与湿热发黄者反如冰炭，使非速救元气，大补脾肾，则终无复元之理。且此证最多，若或但见色黄，不察脉证，遂云黄疸同是湿热，而治以茵陈、栀子泻火利水等剂，则无有不随药而毙者”。对选方用药，重申“阴黄证，多由内伤不足，不可以黄为意，专用清利，但宜调补心脾肾之虚，以培血气，血气复则黄必尽退，如四君子汤、五君子煎、寿脾煎、温胃饮之类，皆心脾之要药也。若六味丸、八味丸、五福饮、理阴煎及左归、右归、六味回阳等饮，皆阴中之阳虚者所宜也”。其治阴黄 11 张方中竟有 7 张选用熟地。惜曲高和寡，贬之者多，和之者少。后人囿于黄疸之病因总为湿热，从而尤畏用地黄、阿胶类有效良药治肝病，拒之千里之外，良可慨也！

二、慢性肝病多由阴血不足所致

今之肝病，既包括了现代医学的急性肝炎，也包括了慢性肝炎和肝硬化。慢性肝炎的漫长病程中有疸者少而无疸者多。今知急性肝炎虽肝实质破坏不轻，却很少发生肝纤维化和肝硬化。对此，现代医学并未能作出合理解释，只是推测认为肝纤维化与慢性、持续的炎症活动有关。从中医角度看，急性肝炎尽管黄疸很重却不会发展为鼓胀、积证、血证；而慢性肝炎则与之相反，此是何缘故？须知肝体阴而用阳，最重要的区别是前者伤肝用多而伤肝体少，而后者则肝体亦大损。慢性肝病发展的过程正是肝体渐渐耗损的过程。广东岑鹤龄提出慢性肝炎病位在肝，由肝的阴阳失调所致，肝脏体阴而用阳，病态时多为阳气有余，阴血不足，由于肝阴不能制约肝阳，才使肝阳亢盛起来，认为慢性肝炎病因病理的主要矛盾在于肝阴虚损。中医肝病大家关幼波亦认为肝肾阴虚、阴虚血热、阴虚及阳而脾肾阳虚是肝硬化常见的三种证候，支持了阴虚贯穿慢性肝病肝纤维化、肝硬化全程的观点。笔者曾对 120 例慢性乙肝患者的血清肝纤维化指标进行观察，结果阴虚型组的 84 例肝纤维化指标血清透明质酸、Ⅲ型前胶原氨基端肽、Ⅳ型胶原、层粘连蛋白水平均高于阳虚型组，并有统计学意义。以上均表明慢性乙肝耗伤肝体阴液是肝纤维化、肝硬化发生发展的中医病机病理基础。长久从事肝病的临床工作者也会有这样的经验体会，即阴虚患者的预后差，而阳虚患者的预后好。如陈瑞春认为对于肝炎后肝硬化患者的预后，临床上可根据舌脉推断：如舌苔少或舌面光亮，脉弦实刚劲，是为不祥之兆；如舌苔能长出薄苔是好的转机；如舌质深红光剥无苔，是病情危笃，不可逆转。笔者亦曾对 36 例已作肝活检的慢性乙肝患者的预后作回顾性分析，结果舌红无苔有齿印者预后最差。

三、肝阴为阴液，而液与津有异

前言肝体阴而用阳，肝病伤阴，那么为何伤及肝阴会造成如此严重的后果？所谓肝阴当为何物？为津、为液、为血？《灵枢・决气》："何谓津？岐伯曰：腠理发泄，汗出溱溱，是谓津。何谓液？岐伯曰：谷入气满，淖泽注于骨，骨属屈伸，泄泽，补益脑髓，皮肤润泽，是谓液。""黄帝曰：六气者，有余不足，气之多少，脑髓之虚实，血脉之清浊，何以知之？岐伯曰：精脱者耳聋，气脱者目不明，津脱者腠理开、汗大泄，液脱者骨属屈伸不利、色夭、脑髓消、胫酸、耳数鸣，血脱者色白，夭然不泽，脉脱者其脉空虚，此其候也。"由以上可知伤津轻而伤液重。根据临床实际观察，慢性肝病至后期多表现为耗液的状态，而非仅是津伤，若生津以养阴虽可使津速生，然因病重药轻，而不足以补充已损耗之真液真阴。吴鞠通以为下焦温病的主要病位在厥阴肝和少阴肾，所损乃肝肾阴精，又谓真阴真液。正所谓"盖少阴藏精，厥阴必待少阴精足，而后能生，二经均可主以复脉者，乙癸同源也""热邪深入，或在少阴，或在厥阴，均宜复脉"（《温病条辨・下焦篇》）。前贤知其液的亏耗必赖填精养血以救阴，故用熟地治黄疸、复脉辈治下焦温病也。

四、治疗慢性肝病可由补精益血取效

1991 年天津会议制定的《病毒性肝炎中医辨证标准（试行）》分型中有肝肾阴虚型。目前广泛采用的 2017 年版中华中医药学会肝胆病分会修订的标准（T/CACM 004—2017）中医分型中仍有肝肾阴虚型。临床表现为右胁隐痛，腰膝酸软，四肢拘急，筋惕肉瞤，头晕目眩，耳鸣如蝉，两目干涩，口燥咽干，失眠多梦，潮热或五心烦热，男子遗精，女子经少经闭，舌体瘦，舌质红，少津，有裂纹，花剥苔或少苔，或光红无苔，脉细数无力。另外临床上慢性重症肝炎、慢性重度肝炎或肝硬化晚期患者常可见到鼻衄齿衄、动风痉厥、耳聋耳鸣、舌干齿槁、神昏欲眠等，可谓一派肝肾阴虚、阴血枯槁、耗血耗液、阴虚火旺、动风动血之象，与温病下焦病变的临床表现如出一辙。故应用治疗温病下焦病变的复脉汤类方来治疗慢性病毒性肝炎肝肾阴虚证，亦符合中医的方证相对原则。1998—2000 年笔者将 86 例因慢性乙肝首次出现肝功能异常而住院、在出院时肝功能复常的患者随机分为大定风珠巩固治疗组和对照组，治疗组出院后每日 1 剂中药，连服 3 个月。出院后 12 个月测定相关指标，结果显示两组患者肝功能正常率和肝纤维化血清学指标存在显著差异并有统计学意义，提示填补肝肾之阴的大定风珠有稳定肝功能和肝纤维化血清学指标的效应。笔者等于 2000—2001 年还对慢性乙肝血清乙肝病毒阴性而血清肝纤维化指标增高的 30 例患者，以大定风珠中药煎剂进行治疗 3 个月，结果肝纤维化指标较治疗前均明显下降。

五、解除滋阴有碍治肝病之疑惑

世人囿于《金匮要略》“见肝之病，知肝传脾，当先实脾”之论，但曰实脾，而恐浓浊填阴塞隙之品会妨食腻膈伤脾，畏用复脉辈治疗肝病。殊不知《金匮要略》尚有“四季脾旺不受邪，即勿补之”之言，即脾运尚可，则不必以健脾为重。或有常用茅根、生地、石斛、麦冬之类甘寒之品者，称既能养阴又不碍化湿，殊不知慢性肝病所伤之阴乃为精、为血、为液，非复脉辈不能补受损之肝体也。诚然慢性肝病阴虚湿热兼见者颇多，湿困者治宜化湿利小便，阴虚者理当滋阴，而化湿可加重阴虚，滋阴又可加重湿困，实可谓一治疗矛盾也。但细读典籍，昔仲景以阿胶血肉有情之品育其真阴，并不单用于虚证，若邪虽盛而真阴已伤的虚实夹杂证，常用黄连阿胶汤、白头翁加甘草阿胶汤、猪苓汤等，俱在泻实之中兼以培补真阴。后世喻氏之清燥救肺汤，亦在清肺之中以阿胶培补真阴而成千古名方。受仲景猪苓汤之启发，笔者将化湿、利小便与填补肝肾真阴结合起来拟一协定方，其化湿仿茵陈五苓，而育阴径取吴鞠通三甲复脉汤，用治于肝炎后肝硬化代偿期肝功能基本稳定或仅轻度异常者颇效，亦可用于一部分肝硬化失代偿存在轻度黄疸及轻度腹水的肝硬化患者。若血清乙肝病毒 DNA 阴性者单用此方中医治疗，若阳性者加用西药核苷类似物，已有数十例患者经治 8 年以上病情一直稳定，甚至个别患者多年来多次进行 B 超检查，肝脏影像学显示肝硬化改变渐趋好转，竟有完全正常者。

（李伟林）

第四节　慢性乙肝肝郁脾虚型的实质是邪发少阳

1991 年 12 月天津会议制定的《病毒性肝炎中医辨证标准（试行）》将慢性病毒性肝炎分为湿热中阻、肝郁脾虚、肝肾阴虚、瘀血阻络、脾肾阳虚等型，目前广泛采用的 2017 年版中华中医药学会肝胆病分会修订的标准（T/CACM 004—2017）中医分型仍为该五型，但是，临床上大家对于慢性乙型肝炎病因病机和中医辨证分型的认识仍不一致，多年沿用的中医分型标准尚有不足，不能满足临床实际工作的需要。中医治疗慢性乙肝应重视理论研究，只有方向正确，立法制方才能有的放矢。笔者在临床中发现，表现为肝郁脾虚证的患者比例甚高，但将其命名为肝郁脾虚证，还不如命名为邪发少阳证或邪犯少阳、邪困少阳证更接近临床，祛邪的治疗效果也以和解少阳法为优。笔者不禁思考以下几个问题：肝郁脾虚型是否就是少阳证？可否按仲景小柴胡汤证“但见一证便是，不必悉具”的精神来施治？和法祖剂小柴胡汤的实质到底是什么？和解少阳法和疏肝健脾法有何本质区别？

慢性乙肝在发病初期应归属于外感病，外感病有外感病的规律性，如伤寒病按六经辨，温热病按营卫气血辨，湿温病按三焦辨，若将外感病按脏腑辨证则显得缺乏系统性和整体性。从慢性乙肝病机分析，乙肝病毒在人体婴幼期感染人体，此时稚阳未生，稚阴未长，人体正气尚不足，病邪直入，伏于机体内脏（足厥阴肝），正气亦不与其相争，患者处于相对稳定的一种乙肝病毒持续感染的低反应状态，即现代医学之免疫耐受期，这时无肝炎症状，肝功能检查也未见异常，查血清乙型肝炎病毒脱氧核糖核酸（HBV-DNA）示病毒高负荷，乙型肝炎病毒 e 抗原（HBeAg）阳性。随着稚阴渐充，稚阳渐长，人体正气渐增，达到一定程度后则脏邪还腑、阴病出阳，从而出现肝炎的一系列表现而进入肝炎活动期，从《伤寒论》中看，伤寒少阳证除病邪从外而入外，亦有从厥阴而出的脏邪还腑、阴病出阳的传变途径（第379条）。由于外邪感人，受本难知，因发知受，发则可辨。邪先伏于厥阴，厥阴正弱，正气难以发挥正常的祛邪功能，故伏于厥阴而浑然不知，发于少阳或阳明经时才可辨识。邪发少阳与邪发阳明主要是由体质决定的，正气旺盛者表现为阳明太阳之证（多为阳明证），其中偏重的一部分为黄疸型，偏轻的一部分为无黄疸型；正气尚有所不足者则表现为少阳之证（正气更虚者为三阴证，但慢性肝病之初发，患者多为青壮年，故三阴证较少）。阳明证表现虽较少阳证为重，但少阳证自有少阳证之治，不可以阳明之治代替少阳之治，否则仲景亦不会另辟蹊径治少阳。

发于少阳者，是由于少阳为弱阳、为小阳、为稚阳、为幼阳、为嫩阳，其抗邪力弱，是由于其正气既无太阳、阳明之旺盛，亦未至三阴病之虚衰，故病邪陷于半表半里。《伤寒论》曰："血弱气尽，腠理开，邪气因入。"说明人体阳气不足处于少阳状态，是少阳经直接受邪的一个重要因素。"邪气因入，与正气相搏，结于胁下"，胁下乃厥阴与少阳之地，一表一里，入则厥阴，出则少阳，伤寒发为少阳证则"正邪分争，往来寒热，休作有时"，对于伤寒来说，邪胜正退、阳被郁遏则寒，阳气蓄极而通、正胜邪退则热，正邪交争互有进退，故往来寒热，交替而作。对于慢性乙肝来说，少阳不足之阳气不能正常发挥祛邪的功能，而陷在半表半里之邪结于胁下，与正气相搏而互有进退，则有各式各样的少阳证症状反复波动与肝功能异常，但少见属于阳明证之黄疸。

从症状看，慢性乙型肝炎肝郁脾虚证症状与少阳证表现多有相同或重叠，归纳《伤寒论》少阳病有呕或不呕、胁痛、胁下满、腹部满、腹中痛、一身尽重、口苦、咽干、目眩、苔白、心烦、手足冷、手足温、小便自可、小便不利、渴或不渴、头汗出、身热、潮热、大便溏、大便硬、不大便等诸多症状，而慢性乙型肝炎肝郁脾虚证的常见表现有胁肋胀满疼痛，胸闷太息，精神抑郁，性情急躁，纳食减少，口淡乏味，脘痞腹胀，午后为甚，少气懒言，四肢倦怠，面色萎黄，大便溏泄或食谷不化，每因进食生冷油腻及不易消化的食物而加重，舌质淡有齿痕，苔白等。根据有是证用是方的处方原则，再加上仲景所训：用此方"但见一证便是，不必悉具"，用和解少阳方小柴胡汤治疗无疑是对证的。

少阳病病机主要特点是机体阳气不盛，处于少阳状态，汗吐下皆易损之，故禁汗、禁吐、禁下（包括利小便），和解法就是指当在清泄降浊的同时，大力升发少阳本气，运行少阳枢机，引邪外出，所谓“和”法只是针对少阳病阳气不足，邪气困于半表半里枢机为病的特殊情况而设的一种治法。纵观小柴胡汤中药味，将升发透达（柴胡、生姜）、清泄降浊（黄芩、半夏）、健脾益气（人参、大枣、炙甘草）三组药配伍成方，并独重用柴胡一味而达到和解之功，以上三组药中若独清泄降浊则治在阳明，若独健脾益气则治在太阴，若独升散透表则治在太阳，均不得祛半表半里之邪气，小柴胡汤妙就妙在清泄降浊的同时，唯恐损及机体尚不旺盛之阳气，而升发培植少阳，以大剂柴胡升举少阳之气，并主要以通过转运少阳之枢引邪外出，故柯韵伯称小柴胡汤为“少阳枢机之剂，和解表里之总方”。和解少阳法与疏肝健脾法可谓有着本质的不同，设以小柴胡汤治疗慢性乙肝肝郁脾虚证，若将其归为疏肝健脾法，那么小柴胡汤中用柴胡，主要是取其疏肝理气之功用，将柴胡变化使用时，就应当用玫瑰花、绿梅花、青皮、制香附、郁金、佛手、川楝子等；若归为和解少阳法，那么用柴胡主要是取其升散透达之功用，将柴胡变化使用时，就应当用升麻、柴胡、葛根、秦艽等升散药。仲景小柴胡汤独重用柴胡正是以其升发引邪外出，而非为疏肝理气而设也，《伤寒论》中方后加减法中他药尽可去，唯柴胡不可去也，小柴胡汤本意以和解祛邪为主，又保少阳不灭，若患者以虚为主，当“虚人伤寒建其中”，故小柴胡汤不治三阴证而治少阳证。总之，在小柴胡汤中，柴胡以助少阳之枢转而引邪外出，也符合《素问·脏气法时论》所说的“肝欲散，急食辛以散之”的治疗法则。

后世东垣既重补土，亦重视保护少阳之气，言“少阳行春令，生万物之根蒂也”（《脾胃论·长夏湿热胃困尤甚用清暑益气汤论》），喜用“风药”，云“味薄风药，升发以伸阳气”（《脾胃论·脾胃胜衰论》）。东垣不少方虽不能言从仲景和解方小柴胡汤化裁而来，但处方遣药与小柴胡汤甚似，将清泄药与升发、益气药配伍。东垣的许多方与仲景小柴胡汤有异曲同工之妙，并用升发透达、清泄降浊、健脾益气者甚多，或偏于祛邪，或偏于扶正，偏于扶正者如清暑益气汤、升阳益胃汤、人参益胃汤、黄芪人参汤；偏于祛邪者如肾疸汤、当归拈痛汤、补脾胃泻阴火升阳汤。升发透达药中不乏柴胡、葛根、防风、羌活、升麻等。应用葛根、升麻、柴胡、秦艽等数味风药至少有一个理由，就是起到和剂小柴胡汤中大剂柴胡升发少阳，助少阳之枢转以引邪外出的作用，由此可见，李东垣对和解法可谓发挥到了极致。金元时期，张元素依据药物性能，将中药归纳为“风升生、热浮长、湿化成、燥降收、寒沉藏”五类，并将升麻、柴胡、葛根、藁本、荆芥等药味归为“风升生”一类（《医学启源 · 药类法象》），李东垣师从张元素，并形成了东垣独特的运用风药的理论，言“诸风药，升发阳气以滋肝胆之用”（《脾胃论 · 脾胃胜衰论》），所谓肝胆之用，即少阳升发之功也，可谓得仲景之真谛，真正从本质上理解了仲景和解少阳重用柴胡的意义，从根本上发展了仲景的和解法。

1992 年笔者曾对和解达邪法治疗 HBeAg 反跳作了初步观察和理论探讨，对 5 例用干扰素治疗后 HBeAg 已转阴，复又转阳的乙肝患者，用以小柴胡汤与丹栀逍遥散为主方的和解达邪法治疗 3 个月，发现 3 例 HBeAg 转阴，1 例乙型肝炎病毒表面抗原（HBsAg）转阴，3 例 HBeAg 转阴者治疗后，作病理组织比较有明显改善，且随访半年 HBeAg 仍保持阴性。但以后较大标本的临床研究发现，单以和法代表方小柴胡汤治疗，可能因药轻病重不足以达到疗效的期望值。

1997 年 3 月至 2000 年 2 月，笔者将葛根、升麻、柴胡、秦艽等升散透达药用于治疗慢性乙肝 HBeAg 阳性结果令人满意，观察发现：治疗组 40 例用辛散透达药加化湿清热方，对照组 30 例仅用化湿清热方而未用辛散透达药，治疗 1.5 年结束，治疗组 HBeAg 转阴 27 例（67.5%），对照组 HBeAg 转阴 12 例（40%），两组 HBeAg 转阴率差异有统计学意义（$P<0.05$）。

2000 年 2 月至 2001 年 8 月，以应用中药联合拉米夫定治疗为治疗组，以单用拉米夫定为对照，以 9 个月为 1 个疗程短程治疗，治疗组中药处方：葛根、升麻、秦艽、柴胡、防己、焦栀子、麦冬、苦参、茵陈、土茯苓、金钱草、墨旱莲、丹参、麦芽、虎杖、女贞子、薏苡仁、五味子、甘草。结果疗程结束后治疗组 HBeAg 32 例转阴 20 例（62.5%），对照组 HBeAg 28 例转阴 8 例（28.6%），两组 HBeAg 转阴率差异有统计学意义（$P<0.05$），但由于标本量少，仅作了初步的观察。

2001 年 9 月至 2006 年 8 月，应用中药和解少阳法联合拉米夫定与疏肝健脾法联合拉米夫定比较，治疗慢性乙肝肝郁脾虚证 1 年，以观察中药和解少阳法对慢性乙肝病毒标志物的影响。笔者将 132 例慢性乙肝 HBsAg 与 HBeAg 同时阳性，中医辨为肝郁脾虚证的患者，随机分为中药和解少阳法联合拉米夫定治疗组（70 例）和中药疏肝健脾法联合拉米夫定对照组（62 例），治疗 1 年为 1 个疗程。和解少阳方由肾疸汤与当归拈痛汤化裁加减：茵陈、虎杖、鸡骨草各 30g，猪苓、泽泻、茯苓、苍术、白术、党参、当归、神曲、葛根、柴胡、升麻、秦艽各 10g，炙甘草 8g。疏肝健脾方由逍遥散化裁加减：茵陈、虎杖、鸡骨草各 30g，柴胡、郁金、制香附、佛手、白术、白芍、党参、当归、茯苓、神曲各 10g，谷、麦芽各 15g，炙甘草 8g。两组分别于治疗期间每隔 1 个月复查肝功能和 HBV-DNA（HBV-DNA 转阴后每隔 2 个月复查），每隔 2 个月查乙肝三系，对 HBV-DNA 或肝功能有波动者查 YMDD 变异，并作对比分析。结果两组间肝功能复常率、HBV-DNA 转阴时间差异无统计学意义（$P>0.05$）。治疗 1 年后 HBeAg 转阴率、HBeAg 转换率、YMDD 变异率治疗组分别为 44.3%（31 例）、40.0%（28 例）、4.3%（3 例）；对照组分别为 24.2%（15 例）、21.0%（13 例）、17.7%（11 例），两组差异有统计学意义（$P<0.05$）。显示出和解少阳法联合拉米夫定对 HBeAg 转阴、HBeAg 转换、减少 YMDD 变异有较好疗效，和解少阳中药对慢性乙肝病毒标志物有一定的影响。

总之，笔者以为慢性乙肝肝郁脾虚型的实质是邪发少阳，以和解少阳法取代疏肝健脾法治疗慢性乙肝肝郁脾虚型疗效更好，肝郁脾虚型改为邪发少阳证更切合临床，以上为抛砖引玉，请同道指正。

（李伟林）

第五节　肝硬化腹水运用实脾通隧除鼓法临证探析

肝硬化腹水，作为一种常见于慢性、进行性、弥漫性肝病终末期阶段的严重并发症，给患者的生命健康带来了极大威胁。在当前医疗领域，西医针对肝硬化腹水的治疗手段存在一定局限性。随着腹水程度逐步加重，临床往往不得不增加利尿剂剂量以缓解症状。然而，这一做法极易引发电解质紊乱、低血压休克等一系列严重并发症。长期如此，甚至会出现利尿剂无效的棘手情况，使得治疗陷入困境。与之不同，中医学虽无“肝硬化腹水”这一精准表述，但对类似病症早有研究，古称其为“鼓胀”“水蛊”等。早在《灵枢·水胀》中便有详细记载：“鼓胀何如？岐伯曰：腹胀，身皆大，大与肤胀等也，色苍黄，腹筋起，此其候也。”从现代医学角度来看，肝硬化腹水患者的临床表现主要为腹部胀满如鼓，腹壁青筋因压力增高而明显暴露，同时伴有乏力、纳差、尿少等症状。这些症状严重影响患者的生活质量，导致其日常活动能力下降。在临床治疗实践中，目前多采用以西医基础措施为依托，联合中医药辨证论治的综合疗法。西医的保肝、利尿等基础治疗能够快速缓解部分症状，而中医则在利水渗湿的同时，高度注重固护脾胃。通过这种方式，达到邪去而不伤正的目的，在改善患者远期预后方面，往往能取得显著疗效，有效提高患者的生存质量，延长生存期。

一、病机认识

关于鼓胀的病机，水为病之标，虚乃病之本，并且在病程中多兼夹气滞血瘀的病理变化。笔者经过长期临床实践与研究，认为脾虚是发病的根本，久病易导致血瘀，而水停于中、下焦则是主要致病因素。

1. 脾虚为根本　鼓胀大多是由肝脏疾病长期迁延不愈所致。在中医五行理论体系中，肝属木，脾属土，依据五行生克规律，木病日久必然会损伤脾土。正如《风劳鼓膈四大证治·水肿鼓胀》所指出："劳倦所伤，脾胃不能运化而胀。"《灵枢·经脉》亦云："足太阴之别，名曰公孙……虚则鼓胀。"脾位居人体中焦，承担着运化水谷和水液的重要职责，是水液输布至全身的关键枢纽。当脾的运化功能失常时，气机运行受阻，肝的疏泄功能也会受到影响，进而导致水液代谢紊乱，水液停聚于体内。所以，脾虚这一病理因素贯穿疾病发展的始终，是本病的根本病机。脾虚，水液运化功能严重失常，水液无法正常输布至全身各处，从而大量停留在中、下焦，最终导致腹胀症状的出现。例如，在临床观察中，常见肝硬化腹水患者在疾病进展过程中，逐渐出现食欲不振、四肢乏力等脾虚症状，且腹胀情况随病情加重而愈发明显。

2. 久病化血瘀　脾虚作为本病的根本病机，一旦脾的功能受损，必然会致使水液代谢紊乱，气血生化无源。又因为本病主要病位在肝，肝脏发生病变后，其自身功能失调，肝体失于濡养，进而出现土反侮木的病理变化，导致肝脏疏泄水液的能力显著下降。停留在腹腔内的浊液既无法得到脾的正常运化，也不能通过肝的疏泄排出体外，病情进一步恶化，病邪逐渐由气分深入血分。此时，患者可见明显的肝郁络瘀证候，如腹壁青筋暴露，这是由脉络瘀阻，血液回流不畅所致；面、颈、胸部出现红缕赤痕，这是气血瘀滞于体表脉络的表现；舌质紫暗或有瘀斑，脉象多细涩，这些都是血瘀之象。从西医角度来看，关于肝硬化腹水形成机制的“充盈不足学说”认为，内脏循环淤血会使系统循环阻力降低，进而导致肾脏的有效动脉血流量减少。同时，腹水形成后，有效循环血量进一步减少，肾小管对钠、水的重吸收增加，加重水钠潴留。从中医理论角度看，三焦隧道瘀滞，水液无法正常通过三焦通路排出体外，这是鼓胀形成的直接病机。三焦作为人体水液运行的通道，一旦发生瘀滞，水液代谢必然受阻，从而引发腹水等一系列症状。

3. 水停中、下焦　脾虚导致人体气机升降失调，肝气郁结，脉络瘀阻，水液无法随着肝脾之气机在周身顺畅运行，从而大量停聚于中、下焦。中焦大量水液积聚，使得气的运行受到湿邪阻滞，这不仅加重了水液在局部的停聚，还进一步导致人体阳气上下协调运动失常。由于浊液得不到阳气的温煦和运化，难以通过正常的小便途径排出体外，进而使鼓胀、腹壁青筋暴露的症状进一步加重。《素问·经脉别论》记载：“饮入于胃，游溢精气，上输于脾，脾气散精，上归于肺，通调水道，下输膀胱，水精四布，五经并行……”这清晰地阐述了人体正常的水液代谢过程。反之，当脾虚时，脾不能将水谷精微有效地输送至肺，肺失肃降，膀胱得不到足够的滋养，就会出现少尿症状。例如，在一些肝硬化腹水患者中，由于中焦水湿停滞，脾胃运化功能严重受损，清气不升，浊气不降，患者不仅腹胀明显，还伴有恶心、呕吐等症状，同时少尿情况也较为突出，进一步加重了体内水液潴留。

二、治疗原则

1. 健脾重剂固中土　脾虚是本病的根本病机，这在中医经典著作及历代医家的论述中均有体现。《金匮要略》提到：“见肝之病，知肝传脾，当先实脾。”丹溪也明确指出“单腹胀，此乃脾虚之甚也，必用大剂参术”。基于此，在治疗肝硬化腹水时，首先应着重健脾。临床上，常选用大剂量的麸白术、茯苓，以达到健脾补土、抑制水邪泛滥的目的。其中，白术作为补气健脾的要药，具有健脾益气、燥湿利水的功效。与茯苓合用，二者协同作用，可共同发挥强大的健脾利水功效。在临床观察中发现，核苷类似物抗病毒药物在病毒性肝炎治疗中应用广泛，这类药物近似苦寒之品，通过清泻肝胆湿热来抑制病毒活性。然而，多数慢性肝病患者长期服用抗病毒药物后，舌象从原本的舌红、苔黄腻，逐渐转变为舌淡胖、苔薄白，呈现出明显的脾虚之象。这充分说明在治疗过程中，健脾至关重要，只有通过健脾，恢复脾的运化功能，才能从根本上改善患者的病情，增强机体的抵抗力，减少水液停聚。

2. 理气通络化血瘀 三焦隧道瘀滞，浊液无法正常排泄，这是鼓胀的直接病机。清代医家傅山曾指出："久病不用活血化瘀，何除年深坚固之沉疾，破日久闭结之瘀滞？"因此，在治疗过程中，除了健脾这一根本措施外，还需注重活血理气。在临床上常选用泽兰、刘寄奴、路路通等药物活血通络，枳壳、大腹皮理气除胀。现代药理学研究表明，泽兰具有抗凝、肝保护及抗氧化等多种作用。其抗凝作用有助于改善血液高凝状态，防止血栓形成；肝保护作用能够减轻肝脏损伤，促进肝细胞修复；抗氧化作用则可减少自由基对机体的损害。同时，理气药物能够推动水液和血液的运行，使血行通畅，络脉与三焦隧道得以通畅，从而为浊液的排泄开辟通路。例如，在一些肝硬化腹水患者中，通过使用理气通络药物，患者的腹胀症状得到明显缓解，腹壁青筋暴露情况也有所减轻，这表明药物促进了气血运行，改善了局部血液循环，有利于腹水的消退。

3. 利浊渗湿除鼓胀 浊液停聚于中、下焦导致的腹部胀满如鼓是本病的主要症状。在临床实践中，针对这一症状，常选用大腹皮、泽泻、车前子等利水消肿药物。常加用楮实子，这是因为楮实子具有补肝肾而不恋邪、利水气而不伤正的独特优势。此外，还常用小剂量麻黄，取其宣肺利水之功，现代药理学研究表明，麻黄通过扩张肾血管，增加肾血流量，从而达到较好的利尿效果。麻黄具有"提壶揭盖"之力，可使机体下焦阳气上行；楮实子、车前子等利水渗湿药能引上焦阳气下行，通过这种升降并用的方式，使全身阳气畅通，浊液在阳气的温煦下得以运化。例如，在治疗一些腹水顽固不消的患者时，合理运用麻黄与其他利水渗湿药物，患者的尿量明显增加，腹水逐渐消退，这充分体现了这种治疗方法的有效性。

本病若单纯采用健脾之法，往往会出现"病重药轻"的情况，难以有效控制病情；若单纯采用利水之法，则会过度攻伐邪气，损伤正气，导致患者身体更加虚弱。因此，这两种方法均非治疗鼓胀的最佳选择。临床实践证明，将利水、宣肺等多种治法相结合，能够促进浊液排出，从而达到治标目的；同时，注重健脾扶助正气，将强化后天之本贯穿疾病治疗的始终。在治疗过程中，需特别注意补而不滞，利而不伐，只有做到标本兼治，才能取得满意的疗效，使患者的病情得到有效控制，身体逐渐恢复。

三、病案举隅

陶某，男性，65岁。2019年10月1日初诊。患者由家属搀扶前来就诊，精神状态极为萎靡，以腹胀、乏力2个月为主诉。追溯病史，患者2个月前无明显诱因出现腹胀、纳差症状，偶有咳嗽。其间曾住院治疗1个月，接受了保肝降酶、利尿、营养支持等常规对症治疗。但出院时，患者的CT报告显示仍存在少量胸腔积液，腹部彩超提示中量腹水，利尿剂效果不明显。出院诊断：①乙肝后肝硬化失代偿期；②腹水；③胸腔积液。患者既往有慢性乙肝病史30年，长期的肝病折磨使他的身体每况愈下。刻诊时，患者神志清楚，但精神萎靡不振，面色萎黄，这是脾虚气血不足的表现；纳差，口苦但无口干，提示脾胃功能受损且有肝郁化热之象；腹部稍膨隆，无身黄目黄，小便量少，偶有咳嗽，舌淡胖，有齿痕瘀斑，脉弦细，综合这些症状体征，辨证为脾虚气滞，血瘀水停。针对此证型，采用实脾通隧除鼓之法，拟方如下：麻黄3g，炒白术、茯苓各60g，猪苓、楮实子、车前子各30g，枳壳、泽兰、刘寄奴、路路通、大腹皮、泽泻、赤小豆各10g，7剂，水煎，每日分两次服用。10月8日二诊：患者独自步行前来就诊，自述食欲明显改善，尿量增多，心情也变得舒畅，这表明治疗初见成效，患者的正气有所恢复，水液代谢功能开始改善。但仍有咳嗽症状，舌象同前，脉弦滑，根据病情变化，在上方基础上加葶苈子15g、桑白皮10g，7剂，煎服方法同前。10月15日三诊：患者自述食欲、尿量已恢复正常，咳嗽症状基本消失。此后拟方无明显改动，继续服用1个多月。2019年12月12日腹部彩超显示：肝硬化改变、脾大、右肾囊肿，未见腹水。2019年12月24日胸部CT显示：胸腔内未见明显游离积液，附见肝硬化、脾大。

按语：此病例中患者肝硬化腹水合并胸腔积液，在辨证准确的基础上，先采用升提健脾活血之法，通过药物作用增加尿排出量，改善饮食状况，从而恢复正气；待正气稍有恢复后，加用葶苈子、桑白皮等泻肺利水药治疗胸腔积液，以缓解咳嗽症状。全方共奏健脾利水、化瘀除胀之效，整个治疗过程攻守兼施，先后有序，最终取得了满意的临床疗效，患者的腹水和胸腔积液症状均得到有效控制，生活质量显著提高。

四、体会

目前,西医治疗肝硬化腹水主要以保肝、利尿、补充白蛋白等对症支持治疗为主。抗病毒药物对病毒性肝炎肝硬化患者的病情进展有一定抑制作用,能够在一定程度上延缓疾病发展。然而,由于存在耐药性、依从性差等问题,使得其在远期疗效方面表现欠佳,复发率较高。例如,部分患者在长期服用抗病毒药物后,病毒容易产生耐药变异,导致药物疗效降低;还有一些患者由于各种原因不能按时按量服药,影响治疗效果。而中医药治疗肝硬化腹水具有显著优势,通过中医整体观、辨证论治等思维,从人体整体出发,综合考虑患者的症状、体征、舌象、脉象等多方面因素,制订个性化的治疗方案。在缓解肝硬化患者症状,改善远期预后方面取得了良好疗效。长期临床实践发现,本病病因多样,临床表现各异,但脾虚、血瘀、水停病机贯穿疾病始终。在治疗中运用上述实脾通隧除鼓法,能够针对疾病的核心病机进行治疗,疗效显著,且具有较强的可重复性。通过大量临床病例观察,采用该方法治疗的患者,在腹水消退、症状改善、生活质量提高等方面均取得了较好的效果,为肝硬化腹水的治疗提供了一种行之有效的中医治疗思路和方法。

（李文斌整理）

第六节　治疗胃痛经验

胃痛,中医又称胃脘部疼痛,最早追溯至《素问·至真要大论》“民病胃脘当心而痛”,是指以上腹胃脘近心窝处疼痛反复发作为主的病症,常伴有反酸、嗳气、腹胀等消化道症状,临床上多由慢性萎缩性胃炎、神经官能症、消化性溃疡、胃癌、胃肠息肉等疾病引起。现如今处于高焦虑、高紧张、高压力环境下,出现胃痛、反酸、嗳气等胃部不适症状的人群趋于年轻化。

针对久病胃痛者来说,西医治疗手段以抑酸护胃、促进胃肠动力、抗幽门螺杆菌(Hp)、内镜下治疗为主,停药后症状复发率高,长期服用药物,副作用较大、耐药率高且易产生多种药物交叉反应,而中医治疗慢性胃痛患者,可着眼于患者的个体化差异,做到一人一方,着重于分析其基本病机。

一、病因病机

《济生方·腹痛门》早就对胃痛的病因作了较全面的论述，提出了外感邪气、情志不遂、饮食生冷等病因都可使邪正交击，致中焦斡旋功能失常，气机闭塞，而成胃痛。笔者认为胃痛的病因不外乎久病体虚、脾胃虚弱、情志不遂、饮食不洁，又强调不同的体质对某些致病因素有着特殊的易感性，如平素情志不遂，胃镜下多提示慢性浅表性胃炎，多为肝胃不和，若疾病进一步进展致胃体损伤，多以气阴两虚为甚，而气机不畅始终贯穿疾病发展的始终，故疾病进展中无论是气虚、阴虚等虚证，还是气郁、瘀血等实证，最终其病机关键皆归结于胃气壅滞，久则络阻，不通则痛。该病的病变部位在胃，发病过程与肝脾密切相关，故将胃痛分为以下三种证型。

1. 脾虚气滞，不通则痛　脾胃位居中焦，为后天之本，五脏之核心，气机升降之枢纽，故中气衰则脏腑升降窒，百病丛生。胃腑为水谷之海，实而不能满，以通为降，将消化后的食物糟粕浊秽通过大肠排出体外，保持肠胃虚实更替的生理状态，这一过程依赖于脾气的运化升发，正如黄元御曰："中气旺则胃降而善纳，脾升而善磨，水谷腐熟，精气滋生，所以无病。"反之脾气虚则纳运失调、升降反常，饮食、痰饮等病理产物积聚于胃腑，胃则满，胃气壅滞，不通则痛。

2. 肝胃不和，不通则痛　肝主升发，居左，与肺之肃降共同调节人体的气机升降，唐容川《血证论》亦言"木之性主于疏泄，食气入胃，全赖肝木之气以疏泄之，而水谷乃化"，肝之疏泄功能正常是保持脾升胃降有条不紊的重要条件，肝之疏泄正常，可以助脾之清阳升发，胃之浊气下降，使水谷精微上归于肺，食糜下达小肠；若肝失疏泄，犯脾克胃，脾胃升降失常，胃浊气不降，壅滞于中焦，不通则痛，正如《杂病源流犀烛·胃病源流》谓"胃痛，邪干胃脘病也。……惟肝气相乘为尤甚，以木性暴，且正克也"。

3. 瘀阻胃络，不通则痛　清代叶天士认为"大凡经主气，络主血，久病血瘀""经几年宿病，病必在络"。笔者亦认为胃痛初期病轻，在气分，多属肝气犯胃，情志郁结日久，肝木必乘胃土，浊气上聚，胃痛不休；后期病久，在血分，多属血痹，初期久病不治或误治，肝之木横之，脾胃之土受克，浊饮凝，痰气交阻，积滞日久，气滞血痹，胃腑不宣，不通则痛，正如《临证指南医案·胃脘痛》中论述:“胃痛久而屡发,必有凝痰聚瘀。”

二、治法方药

1. 脾虚为本,补而和之　李东垣在《脾胃论·脾胃虚实传变论》云“人以胃土为本”“内伤脾胃,百病丛生”,因此内伤病追溯其本源在于脾胃内伤,中气不足,中焦运化无力,痰浊内生,发为胃痛,故笔者认为胃痛治疗过程中不离顾护脾胃,强调中气足则运化如常,遵循“补而和之”的原则。

验案:阮某,女,64岁,2024年1月8日初诊。主诉:胃脘部胀痛数年余。刻症见:患者多年来反复胃脘部胀痛,伴反酸,乏力,舌红苔薄白,脉沉细。胃镜提示反流性食管炎。西医诊断:反流性食管炎。中医诊断:胃痛-脾虚气滞证。治法:健脾固本,和胃止痛。方药:四君子汤加减。处方:党参、茯苓、旋覆花、煅赭石各20g,麸白术、炒紫苏子、炒苦杏仁、浙贝、玉竹、蒲黄、五灵脂各10g,炙甘草9g,黄连、干姜各5g,制吴茱萸6g,海螵蛸30g,陈皮、麸枳壳、大枣各15g,7剂,每日1剂,水煎服,分早晚2次温服。二诊:患者诉胃脘痛较前缓解,嘱原方再服7剂,忌食辛辣油腻之物。三诊:患者胃脘痛无发作,嘱患者保持心情愉快。

按语:该患者平素脾胃虚弱,中焦运化失司,清而不升,浊而不降,痰气交阻于胃脘部,则胃脘部疼痛;脾主四肢肌肉,荣卫不行,故见乏力,胃土亏虚,虚气上逆,故见反酸。治法当健脾固本,以四君子汤加减,方中党参为君,取其甘平平补脾胃之气;脾喜燥恶湿,脾虚不运,则易生湿,故用甘苦温的白术,健脾燥湿以助运化,茯苓渗湿健脾,干姜温中散寒共为臣药;以旋覆花、赭石、紫苏子、苦杏仁、陈皮、枳壳降胃之逆气,以海螵蛸、浙贝合为乌贝散,黄连、吴茱萸合为左金丸制酸止痛,共为佐药;患者久病必瘀,瘀留胃络,不通则痛,故加失笑散活血化瘀止痛;炙甘草、大枣、玉竹既可调和诸药,又可补益中气,均为使药,全方标本兼治,以补和之,补而不滞。

2. 气滞为标,行而和之　《素问·六微旨大论》中“非出入,则无以生长壮老已;非升降,则无以生长化收藏”“死生之机,升降而已”,阐述气机升降出入是人体生命活动的高度概括。《素问》中提到“肝生于左,肺藏于右”“左右者,阴阳之道路也”,人体精气血津液运行以肝、肺为枢纽,与脾胃共司气机之升降,肺之肃降有助于脾之升清,肝之升清有助于胃之肃降,因此笔者在治疗胃痛时,遵循“逸者行之”“行而和之”的原则,注重宣肺疏肝,使得中焦气机升降如常。

验案:姜某,女,46 岁,2024 年 1 月 19 日初诊。主诉:胃脘部胀痛 1 周。刻症见:胃脘部胀痛,易饥饿,食欲不振,便时不畅,寐差,舌淡苔黄腻,脉弦。西医诊断:慢性胃炎。中医诊断:胃痛 - 肝胃不和证。治法:宣肺疏肝,和胃止痛。方药:胃气痛丸加减。处方:川芎、陈皮、瓜蒌皮、炒麦芽、紫苏梗、麸枳壳、北柴胡、醋延胡索、醋香附、法半夏、佛手、蜜麸青皮、姜厚朴、黄芩各 10g,檀香 9g,炒九香虫 5g,甘草 6g,丹参 15g,豆蔻 6g。7 剂,每日 1 剂,水煎服,分早晚 2 次温服。二诊:胃脘胀痛较前缓解,大便未解,原方加紫苏子 10g、瓜蒌子 10g,7 剂继服。三诊:大便已解,胃脘胀痛明显缓解,上述原方 7 剂继服加以巩固。

按语:此病病性属实,患者平素情志郁结,肝失疏泄,横逆犯胃,故胃脘胀痛;肝失升发,肺失肃降,大肠传导失司,故大便不畅;痰气交阻,瘀结胃脘,胃不和则卧不安,故夜间寐不安。治法当宣肺疏肝,和胃止痛,治疗以胃气痛丸加减。以紫苏叶、香附为君,紫苏叶理气宽中,而紫苏梗较紫苏叶疏通之力更甚,通可去滞,能使郁滞上下宣行,本方中紫苏叶易为紫苏梗,开胸膈,醒脾胃,香附行气化滞,同为君药;柴胡、川芎、佛手、延胡索入肝经,助香附行气化滞,瓜蒌皮甘苦微凉,入肺、胃经,一降肺气,助香附等药疏肝气,二宽胸痹,助紫苏梗消心下痰气互结之痞,共为臣药;以辛温之半夏、苦寒之黄芩寒热平调,辛开苦降,恢复中焦气机升降,青皮、厚朴既助香附、柴胡等药疏肝解郁,又助枳壳、陈皮、炒麦芽消气化积,九香虫可温通利膈、行气止痛;檀香、丹参、豆蔻取丹参饮之意理气活血,共为佐药;甘草调和诸药,为使药。全方疏利三焦之气机,辛开苦降,消积导滞。

3. 血瘀为甚,通而和之 叶氏指出"奇脉之结实者,古人必用苦辛和芳香以通脉络……务在气血调和,病必全愈",说明久病之瘀血者,非通无利。笔者临证多年,认为久病必瘀,借鉴叶天士以"通"立法,提出无论何种病因,经气之伤渐入血络,脉络失和,痰饮内生,瘀阻脉络,发为胃痛,治疗胃痛时,应遵循"通而和之"的原则,以活血化瘀为主,在此基础上辨别瘀血的致病因素,辅以燥湿行气等治法。

验案:王某,男,51 岁,2024 年 1 月 8 日初诊。主诉:胃脘部胀痛半年余。刻下症见:平素喜食肥甘厚腻,半年多来胃脘部反复胀痛,食后胃部稍感灼热,舌暗红苔厚腻,舌下有瘀斑,脉沉。胃镜提示慢性浅表性胃炎伴糜烂。西医诊断：慢性胃炎。中医诊断：胃痛 - 瘀血内阻证。治法：活血化瘀，和胃止痛。方药：自拟胃痞方加减。处方：炒苍术、姜厚朴、五灵脂、蒲黄、炒九香虫、法半夏各 10g，预知子 30g，丹参 30g，豆蔻 6g，檀香 9g，甘草 6g，蒲公英 20g。7 剂，每日 1 剂，水煎服，分早晚 2 次温服。二诊诉症状同前，原方 7 剂继服，如有不适及时随诊；三诊诉胃脘胀痛好转，原方继服 7 剂加以巩固，嘱患者保持心情愉悦。

按语：该患者平素喜食肥甘厚腻，复因南方气候潮湿，体内湿浊较盛，脾喜燥恶湿，病理产物进一步阻滞中焦气机升降，气机郁滞，气不行津，痰气互结日久，胃络瘀阻，故见胃脘疼痛。脾胃内湿浊较盛，日久化热，故胃部烧灼感明显。治法当活血化瘀，以自拟胃痞方加减祛瘀止痛。《苏沈良方》失笑散可治瘀血内停、血行不畅所致诸痛，五灵脂、蒲黄相须合用，通利血脉止瘀痛，配丹参逐瘀血、生新血，共为君药。檀香、豆蔻为臣药，一可行气温胃调中，助丹参、五灵脂、蒲黄活血化瘀，檀香、豆蔻、丹参合而取丹参饮意；二可化湿醒脾；苍术、厚朴、半夏以其辛苦芳香温燥，入中焦燥湿健脾，使湿去则脾运有权，共为臣药。预知子、炒九香虫活血温中止痛，蒲公英化湿清热，胃部烧灼感明显者尤宜，共为佐药。甘草调和诸药，为使药。全方气血并治，刚柔相济，药简力专，活血祛瘀为主，辅以祛湿行气，谓之止痛良方。

三、加减运用

笔者认为，胃痛虚证以脾阴虚及胃阴虚多见，若单纯便溏者，为脾阴虚，加山药、炒白扁豆健脾益气；若口干便秘者，为胃阴虚，加太子参、沙参、石斛等药轻养胃阴；若胀痛甚者，多为气滞血瘀之疼痛，加莪术活血化瘀止痛；若腹胀便溏者，为湿邪困阻脾胃，加焦山楂、乌梅、木瓜和胃化湿、收敛固涩；热重嘈杂者，为肝火犯胃，加左金丸、煅瓦楞子、海螵蛸制酸；若口热，易发口腔溃疡者，为胃火炽盛，轻者加芦根清热除烦生津，重者加蒲公英清热利尿；若反胃恶心者，为胃热内扰，胃失和降，加竹茹清热降逆止呕；若胃脘闷塞不适者，为中焦气机失调，加杏仁、桔梗开肺气，或郁金、莪术行气解郁；若胃脘痞满兼胸闷不适者，为中、上焦气机不通，加菖蒲、莪术、郁金醒脾解郁，瓜蒌皮、杏仁、桔梗、莪术开肺气；若痛胀不甚、纳差者，为脾虚湿阻，加佩兰、藿香、芦根清透脾湿。

四、小结

经过多年临证，笔者在论治胃痛方面初步形成了系统的诊疗体系，强调以舌象为中心，紧抓根本体质，辨清主要症状和兼症，讲究虚实变换、在气在血、随证加减，认为脾虚气滞、肝气犯胃、瘀阻胃络均可影响中焦气机运化，治疗时以恢复脾胃升降为基本准则，通过健脾、疏肝、宣肺，达到宣畅中焦气机目的。同时，胃痛患者大多伴胃糜烂或胃体损伤，用药方面既要兼顾胃以通为降的特点，又要顾护正气，因此用药强调轻清法，即“平剂通补，轻养胃阴；芳香清透，宣畅气机；甘淡轻补，淡渗利湿；甘苦通降，轻下胃实”，做到通而不伤正。

（成丹整理）

第七节　肠易激综合征辨治

肠易激综合征在现代临床实践中已成为极为常见的病症。其临床表现呈现多样化，腹泻与便秘均可作为主要症状出现，但是在众多患者当中，腹泻型肠易激综合征更为普遍。该病症具有鲜明的自身特征，往往存在特定的诱发因素。例如，当患者处于精神高度紧张状态时，或是在进食较为油腻的食物之后，又或是在每日特定的时间段内，均有可能触发相应的不适症状。现将肠易激综合征分为阳虚湿困、湿热壅结、肝木乘土、寒凝厥阴四个类型，并针对各型开展辨证论治。

一、阳虚湿困型

《素问·生气通天论》有云：“阳气者，若天与日，失其所则折寿而不彰。”这形象地阐述了阳气在人体生命活动中的关键地位。当人体阳气出现虚损时，抵御外邪的能力便会大幅下降，此时湿邪便极易乘虚而入。阳虚湿困型肠易激综合征患者，最为突出的症状是腹部冷痛，这种疼痛在使用温热之物热敷后，往往能够得到较为明显的缓解。同时，患者的大便常呈现溏薄状态，质地稀软不成形。此外，还会伴有四肢发凉，即便在温暖的环境中，手脚也难以回暖，神疲乏力，仿佛身体被沉重的负担所累，缺乏活力。舌淡胖，苔白腻，而脉象则多为沉细。正如《伤寒论》中所指出的："自利不渴者，属太阴，以其脏有寒故也，当温之。"

针对此型的治疗方法，以温阳化湿、健脾益肾为核心原则，在健脾的同时注重温肾，以取补火生土之意。在方剂的选择上，曾用真人养脏汤，疗效尚不够理想，为此自拟肠易激泄泻方：沙苑子、绵萆薢、菟丝子、炒苍术、炒九香虫、补骨脂、胡芦巴、杜仲、防风、益智仁、牛膝、刺猬皮、土茯苓。其中沙苑子、菟丝子、炒九香虫、补骨脂、胡芦巴、杜仲、益智仁、牛膝、刺猬皮大队药温补脾肾。炒九香虫是蝽科昆虫九香虫的干燥全体，性温，温中助阳，常用于治疗脾胃虚寒导致的消化不良、呕吐泄泻，肾阳虚衰引起的腰膝冷痛、阳痿早泄；刺猬皮是刺猬的干燥外皮，具有化瘀止痛、收敛止血、固精之功效，常用于胃脘疼痛、功能失调性子宫出血、便血、肠风下血、脱肛、痔疮、遗精、遗尿。而苍术、绵萆薢、土茯苓能够化湿运脾、温中止泻，防风为风药，擅长祛风胜湿。以上诸药协同作用，共奏温阳化湿、止泻之良效。若还不效，可酌加附子、干姜、肉桂、荜茇、椒目、荜澄茄、甘松、高良姜等温热药。

二、湿热蕴结型

湿热下利多与脾胃相关，湿邪困脾，热邪下迫大肠，导致下利。此型肠易激综合征患者，在临床表现上，多表现为腹部隐痛，疼痛程度相对缓和，但却持续存在，同时伴有腹胀不适之感。大便时而溏薄，时而泄泻，常常夹杂黏液。此外，患者还会出现肛门灼热，或伴口苦口臭，舌红，苔黄腻，脉濡数。

针对湿热蕴结型肠易激综合征的治疗，治法宜采用清热化湿、止泻和中。在方剂的选用上，采用葛根芩连汤加味。组成：葛根、黄芩、黄连、甘草、防风、木香、槟榔、陈皮、滑石、川楝子、盐车前子、山楂炭、凤尾草、石榴皮、干姜、山药、木瓜、乌梅、薤白。方剂中的药物各自发挥着独特的作用，黄连、黄芩、凤尾草苦寒，具有清热燥湿的强大功效，能够有效清除体内的湿热之邪。葛根、防风、石榴皮则具有升阳止泻的特殊作用，能够提升脾胃阳气，恢复脾胃正常的运化与升清功能。甘草、干姜、山药、木瓜、乌梅健脾益胃，增强脾胃的运化能力，从根本上改善脾胃虚的状态。木香、槟榔、陈皮、川楝子、山楂炭、薤白能够行气导滞，使中焦气机通畅，缓解腹胀等不适症状。车前子、滑石则擅长利湿止泻，能够促进体内多余水湿的排出，改善大便溏泄的情况。《伤寒论》中对葛根芩连汤的主治病症有明确记载："太阳病，桂枝证，医反下之，利遂不止，脉促者，表未解也；喘而汗出者。"治疗此型腹泻时常酌加地锦草、马齿苋、秦皮、铁苋等。

三、肝木侮土型

《金匮要略》中提到："见肝之病，知肝传脾，当先实脾。"清晰地阐述了肝脏与脾脏之间在病理状态下的相互影响关系。当肝脏出现疏泄功能失常时，肝气便会横逆侵犯脾土，导致脾胃功能失调。肝木侮土型肠易激综合征患者，最为典型的症状表现是腹痛即泻，也就是在腹痛发作的同时，便会立即出现泄泻的症状，而在泄泻之后，腹痛往往能够得到一定程度的缓解。此外，患者还常伴有胸胁胀闷不适之感，仿佛胸部与胁肋部被一股无形的力量束缚，同时嗳气食少，食欲明显下降，尤其是在情绪出现较大波动时，上述症状会进一步加重。舌淡红，舌苔薄白，脉弦，这是典型的肝郁脾虚之象。

针对此型的治疗，治法应着重于抑肝扶脾、调和肝脾。在方剂的选择上，采用痛泻要方进行加减。方剂中的白术具有健脾祛湿的功效，能够增强脾脏的运化功能，改善脾虚的状态。白芍则养血柔肝，能够滋养肝血，缓解肝气的横逆。陈皮理气燥湿，有助于调节中焦气机，消除胀满。防风具有散肝舒脾的作用，能够疏散肝气，恢复脾脏的正常功能。白术、白芍、防风三者协同作用，共同发挥疏肝理气的功效，使肝气得以舒畅，不再横逆犯脾。《景岳全书》中提到："凡遇怒气便作泄泻者，必先以怒时挟食，致伤脾胃。"这进一步说明了情绪因素与脾胃功能之间的紧密联系。

四、寒凝厥阴型

《伤寒论》中记载："干呕，吐涎沫，头痛者，吴茱萸汤主之。"这为寒凝厥阴型病症的治疗提供了重要的理论依据。当寒邪凝滞在厥阴经脉时，人体会出现一系列典型的症状。其中，少腹冷痛是最为突出的症状之一，患者常感觉下腹部寒冷疼痛，且疼痛呈现拘急不舒的状态，仿佛腹部的肌肉被紧紧束缚。这种疼痛在遇到温暖的环境或采取温热的措施后，能够得到一定程度的缓解，而一旦遇到寒冷的刺激，疼痛则会明显加重。同时，患者的大便常呈现溏薄状态，部分患者还会伴有干呕以及头痛的症状。从舌象来看，舌淡，舌苔白，脉象沉弦，这是寒凝经脉的典型表现。

针对寒凝厥阴型肠易激综合征的治疗，治法宜采用暖肝散寒、理气止痛。在方剂的选用上，选用乌梅丸进行加减：乌梅、炮附子、干姜、川椒、桂枝、细辛、当归、党参、黄连、苍术、茯苓。乌梅丸虽寒热并用，实则以郁热为标，以厥阴脏寒为本。全方重在温阳，辛温之药味多而重。《伤寒贯珠集》将乌梅丸纳入《厥阴温法十条》中，秦伯未亦在《谦斋医学讲稿》中提到“本方治肝脏正气虚弱而寒热错杂之证……但性质毕竟偏温，以寒重者为宜”。以干姜、附子、桂枝温在下在内之寒，桂枝、川椒、细辛、附子温补肝阳。

综上所述，中医在治疗肠易激综合征方面，严格依据经典理论，同时紧密结合复杂多变的临床实际情况，进行精准的辨证分型论治。然而，临床病症千变万化，每位患者的具体情况都存在差异，因此在实际治疗过程中，需要医生详细观察患者的病情变化，根据患者的具体症状、体征以及体质等因素，灵活地进行药物的加减运用，只有这样，才能够真正做到药到病除，达到理想的治疗效果。与此同时，患者自己在日常生活中也应当高度重视饮食起居的合理调整，保持规律的作息时间，避免食用辛辣、油腻、生冷等刺激性食物，同时注重调节自身的情志，保持积极乐观的心态，减少精神压力，以此来辅助治疗，促进身体的康复。

（李伟林）

第八节　便秘辨治经验

便秘是消化系统常见病，便秘的主要症状包括排便次数减少、粪便干硬和排便困难，经常会伴有腹部胀痛、食欲减退、疲乏无力等。今将便秘的临床常见中医证型及诊疗思路简述如下。

一、津亏肠燥型

人体的津液对各脏腑组织起着至关重要的滋养作用。机体年老体衰，津液生成能力下降；或久病缠绵，津液亏耗；又或失血过多，阴血亏损，累及津液；再或过食辛辣香燥之品，灼伤津液，致阴液不足，乃成便秘。《温病条辨》中提到“水不足以行舟，而结粪不下者”，即指此型便秘。此类便秘者，最为典型症状是大便干结，状如羊屎，排出困难，亦常伴口干舌燥，饮水而不能解，甚者皮肤干燥、毛发干枯，舌红少津，苔黄燥，脉细数。

针对津亏肠燥型便秘，笔者认为应以滋阴润肠通便为治疗原则。在临证中治疗此型便秘，常采用程焕章先生之润肠方化裁。我曾于1986—1987年在上海中医学院附属龙华医院进修，其间曾随程焕章先生出门诊，程焕章先生乃上海中医学院首任院长程门雪哲嗣和学术继承人，师从黄文东先生，处方遣药非常严谨。处方组成：火麻仁20g，瓜蒌子30g，生地黄、紫菀、当归各15g，桃仁、苦杏仁、麦冬、玄参、枳壳、枇杷叶、桔梗、赤芍、牡丹皮、白芷各10g。全方既清燥热，又补阴津，因果互补，标本兼治，从而达到热清便畅、津调便利之效。方中采用增液汤，生地清热凉血、养阴生津，可渐加量至50g；麦冬养阴生津、润肺清心，可加量至60g；玄参滋阴降火、润燥滑肠，可用到60g。以上三药合用，养阴增液，增水行舟，以补药之体为泻药之用，使肠燥得润、大便得下。方中火麻仁、桃仁、苦杏仁、瓜蒌子，诸多仁类药，取其质润多脂，以润肠通便。“肺与大肠相表里”，肺主宣发肃降，大肠传导的功能有赖于肺气的肃降，若肺气失降、气机不畅，大肠传导功能失常，因此治疗便秘时常配伍枇杷叶、紫菀、白芷、桔梗宣肺之药，宣利肺气，助肺肃降，宣导大肠，“提壶揭盖”即指于此。

二、燥热内结型

《素问·阴阳应象大论》曰：“阳胜则热。”人体过食辛辣厚味、醇酒炙煿等燥热之品，致热邪内生；又或外感温热之邪，热邪积聚胃肠，灼伤津液，致肠道干涩，糟粕难出。《金匮要略·五脏风寒积聚病脉证并治》曰：“趺阳脉浮而涩，浮则胃气强，涩则小便数，浮涩相搏，大便则坚，其脾为约，麻子仁丸主之。”趺阳脉主候阳明胃肠之气，趺阳脉浮主胃气强，即胃热；趺阳脉涩主津液亏，即肠燥。胃热逼迫津液直驱膀胱，故小便数，津液亏。大肠因津亏而化燥，故趺阳脉涩，大便硬。燥热内结型便秘者，大便干结，坚硬如石，腹胀腹痛，常伴口干口臭，呼气灼热，面赤心烦，小便短赤，色如浓茶，舌红苔黄燥，脉滑数。所谓“脾约”为脾气转输津液的功能被胃热约束，故强调“脾约”的根本在胃热，胃热不除，肠燥难愈，胃热得泄，肠燥自润。

笔者治疗此型便秘，以清热泻火、润肠通便为法，常以麻子仁丸加减，其组方为熟大黄、黄芩、金银花、桑白皮、枳壳、火麻仁、桃仁、瓜蒌子、生地黄、皂角刺、炒芥子等。方中大黄苦寒，泻热通便，迅速清除体内的热邪与积滞，熟用力缓，加黄芩、金银花、桑白皮等清热泻火之药，佐增清热之效。枳壳行气破结，加强肠道蠕动，促进糟粕排出。火麻仁、桃仁、瓜蒌子质地柔润且富含油脂，生地黄滋阴，润肠通便。皂角刺入肺、大肠二经，功能走窜，活血通络，力锐善行入肠络，既有攻散之力，复兼开导之能。炒芥子归肺、胃经，理气散结，通络止痛。全方具有下不伤正、润而不腻、攻润结合的特点，诸药合用，有泻热润肠、行气通便之效，使热去阴复燥除。近年来，笔者对此型便秘还常加白头翁 15~30g，取得很好的疗效，部分患者可加牛蒡子 10~20g。

三、气虚不运型

《素问·灵兰秘典论》云："脾胃者，仓廪之官，五味出焉。"脾胃为后天之本、气血生化之源。人体的气机升降、食物的消化吸收、糟粕的排泄等生理活动，皆有赖脾胃运化。若久病不愈，正气虚弱；或长期劳作，元气损耗；又或年老体弱，脾胃衰退，皆可致脾胃气虚。脾胃气虚，推动乏力，糟粕停滞不前，引发便秘。此型便秘，虽有便意，努挣难下，便后常感乏力，肢体倦怠，少气懒言，伴食欲不振、腹胀不适、面色少华，舌淡苔白，脉虚弱。

笔者针对此型便秘，治疗重在益气健脾、润肠通便，常以黄芪汤为基本方加减，其组方为黄芪、肉苁蓉、陈皮、火麻仁、桃仁、当归、桔梗等。方中黄芪大补元气、健脾益肺。肉苁蓉补肾益精、润燥滑肠。陈皮理气和中，使君药补而不滞。火麻仁、桃仁润肠通便。桃仁与当归配伍，桃仁得当归，活血之力加强，当归配桃仁，润肠之功倍增，两药相得益彰。桔梗宣肺通便。诸药合用，补、润、通三法呼应，补脾肺亏虚之气，润肠道津亏之燥，通糟粕存积之实，通下不伤正，护肠不留邪，共奏健脾益气、润肠通便之效。若气虚之症较重，可加用人参、白术等，生白术可用至 60~100g，大剂量白术治便秘突破了传统用药思维，体现了中医"补中寓通"的智慧。临床运用需严格遵循辨证论治原则，在准确识别脾虚证型的基础上，通过合理配伍与剂量调控，可显著改善顽固性便秘症状。这不仅丰富了白术的临床应用范畴，也为中药量效关系研究提供了经典范例。大剂量白术可引起腹胀，可加陈皮、木香等理气药拮抗。服用本方后患者便质变软，但不会产生刺激性泻剂引起的腹痛、水泻等不良反应；治疗后排便间隔时间缩短，费力程度减轻，同时腹胀减轻，便意增强。

四、肾阳虚衰型

《素问·六节藏象论》指出："肾者，主蛰，封藏之本，精之处也。"肾阳为一身阳气之根，具有温煦脏腑、蒸腾气化的功能。肾阳虚衰型便秘的核心病机在于命门火衰，不能蒸化津液，温煦失职，肠道失润；肾司二便，阳气虚则推动无力，大肠传导迟缓；阳虚生内寒，寒凝则气机涩滞，气血不畅，传导失常，引发便秘。此型便秘者，大便艰涩，数日一行，便质不干或先干后溏，腹中冷，喜温，常伴腰膝酸冷、四肢不温、夜尿频多、舌淡、苔白滑、脉沉迟等肾阳虚衰之象。

笔者治疗此型便秘，温肾助阳，补命门之火以助蒸腾气化；润肠通便，滋肾精以增液行舟；佐以理气，防温补壅滞之弊。方用《景岳全书》济川煎加减：肉苁蓉15g，当归15g，牛膝、枳壳各10g，泽泻、升麻各5g。肉苁蓉补肾阳、益精血、润肠燥；当归养血润肠；牛膝引药下行；泽泻、升麻，升清降浊；枳壳行气宽中，与升麻配合调节气机升降。常加熟地黄30g、枳实10g，补而不滞。

兼有阴寒内盛者，学习上海中医药大学附属岳阳中西医结合医院周光英前辈经验方治疗。周光英先生以善治各种疑难杂症著称，其治老年性便秘处方常用附子、干姜各9g，升麻、白芷各6g。意在温下，重用辛热之附子，温里散寒，干姜驱寒散结，二者共消积寒。清阳不升则浊阴不降，升麻升提脾胃清阳之气，在便秘治疗中，其升提作用反佐沉降通下药（如配伍牛膝），形成"欲降先升"之势，增强通便效果。白芷辛散温通，善入阳明经（胃与大肠），其辛温之性可散寒化湿、行气导滞，解除肠道气机壅塞，促进传导（常配伍肉苁蓉、当归）。

中医治疗便秘，需辨证论治，精准用药，同时应注重整体调理，兼顾患者的生活习惯与情志因素，因人制宜，方能效如桴鼓。笔者极少使用生大黄、牵牛子、芦荟等急下通便之药，此类药虽能快速通便，但对慢性便秘患者而言，肠道津液更损，燥结更甚。此外，常嘱患者"一定要养成习惯，服药起效，稳定一段时间后，可间断停一天，停药当天也去如厕排便，若能解出，可渐缩短停药间歇，如从 5 天一停改为 4 天一停、3 天一停……”自身应养成良好的饮食与生活习惯，适量运动，保持心情舒畅，这些对于预防与缓解便秘同样具有重要意义。

（蒋梦霞整理）

第四章

肺　病

第一节　风邪稽留肺络是感染后咳嗽的重要病机

感染后咳嗽（post-infectious cough，PIC），指的是急性呼吸道感染症状得到控制或完全消失后，咳嗽症状却依旧迁延不愈。其主要临床表现为阵发性的刺激性咳嗽，或伴有少量白色黏痰，患者常自觉咽痒不适，而胸部X线检查结果无异常。在临床上，PIC已成为引发亚急性咳嗽的首要病因。大部分PIC患者病程漫长，咳嗽症状反复且频繁发作，严重影响了患者的正常生活质量。目前，西医针对PIC多采用抗生素、糖皮质激素、抗组胺药、止咳化痰药以及镇咳药等进行治疗。这些药物虽在一定程度上能够缓解病情，但长期使用后，毒副作用较为明显，且疾病易于反复发作。笔者在感染后咳嗽的论治方面积累了一定的经验，现将其介绍如下。

对于感染后咳嗽的中医论治，笔者认为风邪稽留肺络是感染后咳嗽的重要病机，总体可概括为以下三点：风邪稽留，伤津耗气；久病入络，肺络瘀滞；正虚邪恋，久久不愈。

一、风邪稽留，伤津耗气

风邪具有轻扬开泄、易袭阳位的致病特点。正如《素问·太阴阳明论》所言："伤于风者，上先受之。"肺位居上焦，为五脏六腑之华盖，当风邪来袭时，肺首当其冲受到侵袭。风邪长期留滞于肺络，在肺络中走窜或横逆，一旦遇到诱因便会引发咳嗽，导致咳嗽频繁发作。《素问·风论》云："风者，善行而数变。"风性挛急、善行数变的特性，与临床上感染后咳嗽所表现出的阵发性、刺激性呛咳相契合，而常伴有的咽痒不适症状，正是风盛挛急的外在表现。《诸病源候论·产后咳嗽候》亦指出:“风邪伤于肺,故令咳嗽也。”

风邪轻扬开泄,会使人体腠理不固,进而出现汗出症状,津液也随之受损。风邪郁积日久还会化热,结合肺喜润恶燥的生理特性,因此感染后咳嗽患者常伴有口干症状,咳嗽时伴有少量白色黏痰,且痰液不易咳出。《灵枢·决气》曰:“腠理发泄,汗出溱溱,是谓津。”长期的肺津亏虚,还可进一步化燥生风,内风引动外风,使得肺之气机反复升降失常,从而导致咳嗽症状更加严重,病情迁延难愈。《素问·阴阳应象大论》有云:“燥胜则干。”肺燥津亏,更易引发咳嗽。

二、久病入络,肺络瘀滞

《素问·脉要精微论》记载:“当病坠若搏,因血在胁下,令人喘逆。”此说明气血瘀滞可影响呼吸功能。《诸病源候论》提到:“诸痰者,此由血脉壅塞,饮水积聚而不消散,故成痰也。”这表明痰的形成与血脉壅塞、瘀血阻滞密切相关。肺络瘀滞不畅,久而久之,痰与瘀相互搏结,致使气道受阻,进而引发咳嗽。在治疗过程中,适当加入活血通络药物,能够使血气冲和,运行流畅,从而使肺气机升降恢复正常,这也正是“久病必瘀”理论的体现。《医学心悟·咳嗽》指出:“肺体属金,譬若钟然,钟非叩不鸣,风寒暑湿燥火六淫之邪,自外击之则鸣,劳欲情志,饮食炙煿之火,自内攻之则亦鸣。”久病咳嗽,气血不畅,亦为致咳之因。

三、正虚邪恋,久久不愈

病程日久,会耗损肺气,损伤肺阴,导致肺气阴两虚,肺气失于宣畅。患者素体本就虚弱,外邪容易入侵,而正气又无力将邪气驱逐外出,因此邪气侵入后便长期留滞于肺络,形成正虚邪恋的局面,致使病情往往迁延难愈。所以在治疗时,必须补益肺气,肺气充足则有助于祛邪固表;滋养肺阴,肺阴恢复则肺脏得以濡润,宣发肃降功能恢复正常。《医宗必读·咳嗽》中提到:“大抵治表者,药不宜静,静则留连不解,变生他病,故忌寒凉收敛……治内者,药不宜动,动则虚火不宁,燥痒愈甚,故忌辛香燥热。”这种治疗上扶正以祛邪、标本兼顾的方法,也是“久病必虚”理论的体现。临床上,肺脾两虚的情况较为常见。脾虚则运化失常,水液聚集成痰,痰气壅滞于肺,此时应当肺脾同治，采用培土生金之法，健脾化痰，使脾气健旺，则人体四季不易受外邪侵袭。《金匮要略·脏腑经络先后病脉证》云："见肝之病，知肝传脾，当先实脾。" 此虽言肝病传脾，但对于肺脾关系亦有启示，通过健脾可增强机体抵御外邪之力。

基于上述三点重要病因病机，结合临床经验，笔者拟定了一张自拟方——搜风润肺止咳方。其方组成为蝉蜕、僵蚕、全蝎、南沙参、北沙参、麦冬、桑白皮、枇杷叶、苦杏仁、乌梅、白及、甘草等。方中蝉蜕疏散风热，僵蚕配伍全蝎祛风化痰散结，搜风通络，三者共为君药；南沙参、北沙参益气养阴兼清肺热，麦冬润肺生津止渴，乌梅、白及敛肺止咳，作为臣药；桑白皮、苦杏仁清肺降气，止咳平喘，枇杷叶清肺降逆止咳，起到佐药的作用；甘草调和诸药、止咳解毒，为使药。全方合用，共同发挥搜风宁络、润肺止咳的功效，使风邪得以驱散，肺阴得以恢复，肺之升降枢机得以顺畅。

病例：患者王某，男性，48 岁，于 2019 年 12 月 5 日前来就诊。患者自述 1 个月前因汗出后沐浴受凉，出现恶寒怕风、头痛、流清涕、咳嗽等症状。在家自行服用克拉霉素分散片、止咳糖浆等药物后，头痛、流涕症状基本消失，但咳嗽却持续不愈，遂前来我院门诊就诊。就诊时症见咳嗽，咳少量白黏痰，伴有咽痒，痒感剧烈时引发咳嗽，闻及刺激性异味及受到冷空气刺激后咳嗽加重，咳嗽剧烈时自觉胸闷，口渴，无咽痛，纳差，二便正常。舌淡红，苔薄白，脉细数。血常规白细胞计数、C 反应蛋白（CRP）和胸部 CT 检查未见异常。治法采用搜风宁络、润肺止咳。拟方如下：全蝎 3g，南沙参、北沙参、白及各 15g，僵蚕、麦冬、桑白皮、枇杷叶、苦杏仁、蜜紫菀、前胡、乌梅各 10g，鸡内金、神曲各 12g，蝉蜕、甘草各 5g。二诊时，患者自述服药后，咳嗽、咳痰症状明显好转，咽痒症状已不明显，食欲有所增加，但近日容易出汗，活动后感到乏力。舌淡红，苔薄白，脉细。在原方基础上去掉蜜紫菀、前胡、枇杷叶，加浮小麦 20g、仙鹤草 20g，继续服用 1 周，以巩固疗效。

搜风润肺止咳方紧扣感染后咳嗽风邪稽留、肺阴耗伤这两个主要病因，结合肺的生理特性，以搜风宁络、润肺止咳为主线，使伏于肺络深处的风邪得以祛除，肺阴得以恢复，从而使肺的宣发肃降功能恢复正常，咳嗽自然停止。方中蝉蜕、僵蚕疏风宣肺散邪，乌梅、白及敛肺止咳，一散一收，既能够驱邪外出，又可防止久病导致的肺气涣散，配伍精妙。南沙参、北沙参、鸡内金、神曲等药物合用，实现肺脾同治，培土生金。全蝎搜风化痰，活血通络止痉，虽用量较小，但一药多用，在方中起到了画龙点睛的作用。笔者认为，此类病症乃因有“顽风”潜藏于肺络深处，成为疾病的宿根，遇到外邪、内伤等诱因便会急性发作，反复发作，一般的祛风药物如荆芥、防风、紫苏叶等难以将其驱逐，必须使用蝉蜕、僵蚕、全蝎等药物，使其直入肺络，搜风剔邪。临床上以搜风润肺止咳方为基础方，结合患者的体质，通过四诊合参，辨证加减用药，治疗感染后咳嗽往往能取得显著疗效。

（吴罗金整理）

第二节 支气管扩张从肺痈论治

支气管扩张是呼吸系统中一类较为棘手且常见的慢性疾病，在全球范围内，其发病率呈逐年上升趋势，给患者的生活质量和身体健康带来了严重的负面影响。根据其临床表现的显著特征，医学上清晰地将其分为咯血型和咳痰型。在临床实践过程中，笔者发现对于那些反复大量咳痰的患者而言，从治疗“肺痈”的独特思路切入，往往能够为支气管扩张的治疗开辟新的路径，取得更为理想的治疗效果。

在中医内科学的理论体系里，肺痈这一病名传统意义上主要是指肺脓肿一类疾病。然而，在实际的临床诊疗工作中，会发现肺脓肿患者在整个呼吸系统疾病患者群体中所占的比例相对较小。肺痈最为典型的临床表现就是患者会咳吐大量腥臭浊痰，这与支气管扩张患者的症状存在一定的相似性。虽然支气管扩张患者咳出的痰液大多没有明显的腥臭味，但其咳吐大量浊痰的症状，从中医的辨证论治角度来看，与肺痈有着内在的联系。从影像学的专业角度深入分析，当患者进行胸部 CT 检查时，结果多会提示周围支气管出现扩张现象，相邻的肺纹理也会呈现增粗的状态。而且支气管扩张的影像学表现形式丰富多样，其中较为常见的有柱状、囊状、曲张状等，这些特殊的形态在影像学上还被形象地比喻为“轨道征”“卷发征”等。一旦患者被确诊为支气管扩张，由于其病理改变的不可逆性，即便采用目前最为积极有效的治疗手段，也很难让已经扩张变形的支气管恢复到原本的正常形态和结构。

支气管扩张作为一种慢性疾病，其病程漫长，病情容易反复。由于支气管的结构和功能遭到破坏，呼吸道的防御机制受损，这使得患者极易受到各种病原体的侵袭，从而引发反反复复的感染。一旦感染发生，患者就会出现咳嗽、大量咳痰等症状，病情严重时甚至会出现咯血的情况。在治疗支气管扩张所引起的咳嗽、咳痰症状时，笔者需要清楚地认识到，这与日常治疗慢性咳嗽、感冒后咳嗽综合征、慢性阻塞性肺疾病（简称慢阻肺）患者的咳嗽、咳痰有着本质的区别。以慢阻肺患者为例，这类患者由于年龄普遍较大，身体机能衰退，体质较为虚弱，在疾病的发展过程中，多会夹杂着虚证，整体呈现出虚实夹杂的证候特点。因此，在治疗慢阻肺时，医生不仅要运用化痰降气的方法来缓解患者的症状，还需要时刻兼顾扶助患者的正气，以增强患者自身的抵抗力，从而达到更好的治疗效果。而支气管扩张患者则不同，他们的身体更容易受到外来邪气的侵犯，一旦感邪，咳痰的症状就会变得尤为严重，且咳出的痰液多为颜色较深的黄痰、绿痰。深入分析其发病机制，可以发现痰、热、毒、痈是导致支气管扩张发生发展的核心矛盾。综合这些因素，根据临床大量的病例观察和总结，可以判断支气管扩张引起的咳嗽、咳痰症状，大多属于痰热壅肺型，主要以实证为主，这也为从肺痈的角度进行论治提供了有力的依据。此外，支气管扩张患者时常会出现恶寒的症状，虽然在大多数疾病的诊疗过程中，遵循"有一分恶寒便有一分表证"的经典理论，但就支气管扩张患者而言，这种恶寒并非由太阳证外感风寒所导致的，而应该从肺痈的发病机制角度去理解，它是肺痈形成初期，人体正气与邪气相互激烈抗争所引发的外在表现。

既然将支气管扩张明确诊断为肺痈——痰热壅肺型，那么在治疗上，清热化痰解毒自然而然地就成为了主要的治疗方法。基于这一治法，在选择药物时，会优先考虑那些具有清热、化痰、排脓、消痈功效的中药。在临床实践中，千金苇茎汤、犀角地黄汤、桃仁承气汤等经典方剂，在加入大血藤、败酱草、皂角刺等活血消痈的药物后，对于治疗痰热壅肺型支气管扩张，都能够取得令人满意的临床疗效。之所以选用这些方剂，是因为在支气管扩张中期，患者体内会出现瘀热互结于肺的复杂病理状态。此时，如果不及时采用凉血化瘀的方法来清除体内的瘀热，就很容易导致肺络受损，进而引发咯血的严重症状。当患者出现热毒偏盛的明显症状时，通常会表现为高热不退，此时在用药方面，首先要考虑以清肺解毒为主，如选用黄连解毒汤合桔梗汤，两方相互配伍，能够有效地清除体内的热毒，缓解患者的高热症状。

在整个支气管扩张的治疗过程中，始终将清除患者体内大量的痰液作为首要目标。这是因为痰液不仅是病理产物，还会进一步滋生细菌，加重感染，而在痰液排出体外的同时，体内的毒邪也会随之排出，从而减轻患者的病情。因此，清热化痰这一治疗原则必须贯穿于整个治疗过程的始终。在实际的治疗过程中，有多种途径可以帮助患者排出痰液。首先，可以通过使用一些具有稀释痰液作用的药物，使痰液变得稀薄，易于咳出，从而从口吐出；其次，可以运用通利二便的方法，使痰液通过下焦排出体外，这是一种从整体调节人体水液代谢和排泄功能的方法；此外，还可以采用微微发汗的方式，使痰液从人体的毛孔排出，这种方法能够通过调节人体的体表气血运行和汗腺分泌，达到排出痰液的目的。在众多排痰药物中，桔梗、贝母、瓜蒌、蛤壳因其显著的排痰功效，成了首选药物。在方剂的选择上，千金苇茎汤、桔梗杏仁煎、清气化痰汤、桑白皮汤、葶苈大枣泻肺汤、涤痰汤等都具有良好的清热化痰效果，医生可以根据患者的具体病情进行合理选用。笔者常采用《金匮要略》千金苇茎汤和《伤寒温疫条辨》治疗肺痈将成之桔梗杏仁煎加减。千金苇茎汤为《金匮要略》肺痿肺痈咳嗽上气病脉证治篇之附方，云："治咳有微热，烦满，胸中甲错，是为肺痈。"魏念庭《金匮要略方论本义》："肺痈欲成未成之际，图治当早者也。苇大芦小，一物也。苇茎，与芦根同性，清热利水，解渴除烦，佐以薏苡仁下气宽中；桃仁润肺滑肠；瓜瓣亦润燥清热之品。一服再服，注云当吐如脓，可见为痈虽结而脓未成，所以可治也。较之葶苈大枣汤、皂荚丸，皆得预治之治，仲景所谓始萌可救者。"《伤寒温疫条辨》桔梗杏仁煎原方"桔梗、杏仁、甘草各一钱，枳壳一钱五分，麦冬、百合、阿胶、夏枯草、金银花各二钱，连翘二钱五分，川贝母、红藤各三钱，火胜兼渴者，加天花粉二钱"。今化裁后处方：芦根 45g，桔梗、苦杏仁、枳壳、桃仁、瓜蒌皮各 10g，麦冬、百合、夏枯草、金银花、肺形草、冬瓜子、浙贝母各 20g，连翘、大血藤、薏苡仁各 30g，甘草 6g。

在支气管扩张患者群体中，除了上述以咳痰为主要表现的患者外，还有一部分患者不仅咳痰，还伴有咯血的症状。在肺系疾病中，当出现瘀热互结的病理状态时，很容易导致血行不畅，进而损伤肺络，最终造成咯血。对于咯血的患者，如果经过辨证，确定为血热出血型，可以在犀角地黄汤的基础上，加用白茅根、紫草、茜草等具有凉血止血功效的药物。因为动血容易引动肝火，所以可以适当加用黛蛤散、夏枯草、栀子等药物，以清肝泻火，辅助止血。同时，为了增强清热解毒的效果，还可以佐以金银花、鱼腥草、大血藤等药物。在治疗以咯血为主的患者时，首先要对患者的病情进行全面、准确地评估，这包括详细了解患者的咯血量、精神状态等重要信息。切不可盲目自信，掉以轻心，在必要的时候，必须优先对患者进行抢救，以保障患者的生命安全。对于那些咯血量为中少量且精神状态尚可的患者，可以采用上述凉血止血的方法，快速有效地止血。这样做一来可以尽快赢得患者的信任，让患者积极配合后续的治疗；二来能够减轻患者的心理负担，避免因咯血而产生的恐惧、焦虑等不良情绪对病情的影响。

上海中医药大学的黄吉赓教授在治疗支气管扩张方面有着丰富的经验和独特的见解。当遇到那些经过清热化痰、抗生素治疗后仍然无效的支气管扩张患者时，黄吉赓教授喜用大剂量的柴胡、黄芩、连翘，其剂量多在15~30g。经过临床实践的验证，这种用药方法能够取得显著的疗效。在治疗支气管扩张时，使用大剂量的柴胡、黄芩，可能是因为它们能够透散处于半表半里之处的热邪和痰邪，从而达到治疗疾病的目的。连翘这味药不仅具有解表清热的功效，还能够消散痰浊。从解剖学的角度深入分析，支气管扩张的病位其实也符合中医的半表半里理论。在人体的呼吸系统中，在表有较大的支气管，它直接与外界相通，负责气体的进出；在里有极小的肺泡，它是气体交换的主要场所；而支气管扩张发生的部位——细支气管，则恰好处于这两者之间，这也从侧面解释了为什么使用柴胡、黄芩等药物能够对支气管扩张起到治疗作用。

在支气管扩张的急性发作期，控制患者的症状显得至关重要。因为部分患者本身身体素质较差，素体虚弱，再加上如果症状得不到有效控制，很容易引发各种危象，严重威胁患者的生命健康。笔者曾经收治过一位女性患者，她患有支气管扩张，病情反复感染，主要症状为咳吐大量白痰。在前期的治疗过程中，虽然应用了大量的抗生素，高热症状得到了缓解，但患者却出现了精神极差、嗜睡的情况，而且进食后痰量明显增加，由于身体极度虚弱，无力咳痰，只能依靠辅助吸痰来维持呼吸道的通畅。会诊时观察到患者极度消瘦，精神萎靡不振，食欲不振，舌红无苔，脉象细弱。根据患者的这些症状和体征，拟方生脉饮加味：生晒参15g、麦冬20g、五味子6g、法半夏 5g、莱菔子 10g、炙甘草 6g，该方用药精简，药力集中，且味道不苦，利于患者恢复。患者第二天精神状态明显改善，痰量减少，随后能够自行有力咳痰。对于各类杂病，在正虚无力抗邪之时，不可一味强攻祛邪，应当先固护正气。

稳定期的调护对于支气管扩张患者来说同样不可或缺，它对于减少患者的感染次数以及住院次数有着显著的帮助。在稳定期，要高度重视健脾这一环节，因为中医理论认为“脾为生痰之源”，通过增强脾的运化功能，不仅能够从根源上减少痰液的产生，还有助于提高患者自身的正气，增强患者的抵抗力。除了健脾之外，养阴也是稳定期治疗的关键环节。由于肺阴容易亏虚，而支气管扩张又多为久病，患者在长期咳吐大量痰液的过程中，会在一定程度上损伤肺阴。因此，在稳定期，要注重滋养肺阴，以维持肺的正常功能。在治疗策略上，要根据患者的不同时期，制订精准的治疗方案。在急性发作期，以清热化痰消痈为主，迅速控制病情的发展；在稳定期，以健脾养阴为主，从根本上改善患者的体质，减少疾病的复发。只有抓住不同时期的治疗时机，精准用药，才能在支气管扩张的治疗过程中达到事半功倍的效果。

（李文斌整理）

第三节　治疗慢性阻塞性肺疾病急性加重期经验

慢性阻塞性肺疾病（COPD）作为一种具有气流受限特征的常见慢性呼吸系统疾病，其发病率和病死率在全球范围内均呈上升趋势，严重威胁着人类的健康。而慢性阻塞性肺疾病急性加重期（AECOPD），更是对患者的生命质量和健康状况造成了极大的冲击。AECOPD 通常由季节交替、病毒或细菌感染、环境污染物暴露等多种因素诱发。患者除了会出现咳嗽、咳痰、胸闷气喘这些典型症状外，严重时甚至伴有发热、呼吸困难加剧等表现，严重影响患者的日常生活与活动能力。在中医理论体系中，可将其归属于“肺胀”“咳喘”等范畴，其病因病机复杂，涉及肺、脾、肾等多个脏腑的功能失调。

一、表里有别，分而治之

1. 表证以表虚为主 笔者经过多年临床观察发现，慢阻肺患者在遭受外邪侵袭、疾病急性发作的初期，表证较为常见，且其中表虚证的出现比例颇高。究其根源，慢阻肺患者往往久病缠身，正气内虚，后天之本脾胃功能受损严重。脾胃作为气血生化之源，一旦功能失常，气血生成便会匮乏，营卫之气也难以得到充足的滋养。风邪在诸多外邪中居首位，其性善行而数变，侵袭人体时，首当其冲伤害卫阳，致使患者出现恶风的症状。风邪径直侵入肌腠，使得肤表营卫气血分布不均，趋于衰弱，体表孔窍开张，卫气无法正常发挥固摄营气的作用，营阴外泄，最终表现为汗出。

基于此，在治疗这一阶段的病症时，调和阴阳显得尤为关键。笔者认为选用桂枝汤进行加减最为适宜。桂枝汤出自《伤寒论》，被历代医家视为调和营卫的经典方剂。方中桂枝辛温，解肌发表，助卫阳，通经络；芍药酸苦微寒，益阴敛营。桂芍等量合用，于本方寓意有三：一为针对卫强营弱，体现营卫同治，邪正兼顾；二为相辅相成，桂枝得芍药，使汗而有源，芍药得桂枝，则滋而能化；三为相制相成，散中有收，汗中寓补。生姜既助桂枝解肌，又能暖胃止呕；大枣既能益气补中，又能滋脾生津。姜、枣相合，还可以升腾脾胃生发之气而调和营卫。炙甘草调和药性，合桂枝辛甘化阳以实卫，合芍药酸甘化阴以和营，功兼佐使之用。

当然，临床情况并非千篇一律，少数患者在起病之初会呈现出恶风寒且无汗的表实证。对于这类患者，常选用麻黄汤、越婢汤、小青龙汤等方剂进行化裁。如越婢汤以麻黄为君，取其辛散之性，发越水气，兼解表邪；石膏辛甘大寒，清泄里热，兼解肌透表，为臣药；生姜、大枣调和营卫，健脾和中，共为佐药；甘草调和诸药，为使药。不过，这类发表的方药虽能迅速解表，但发汗之力较强，容易损伤正气，尤其是营阴，所以只能短期使用。一旦患者汗出后症状仍未缓解，切不可盲目继续使用发汗之剂，而应及时改用桂枝汤加减，以避免正气进一步受损。桂枝汤的精妙之处在于散中有收，既能调和营卫，又能滋阴和阳，发汗而不损伤正气，滋补而不遗留邪气，在肺胀之表证阶段，可根据患者的具体症状灵活加减，长期应用，以达到调和阴阳、扶正祛邪的目的。

2. 急发多易入里 慢阻肺患者由于长期患病，身体正气虚弱，抵御外邪的能力较弱。每当季节更迭、天气变化之时，外邪便极易乘虚而入，深入体内，引发一系列里证，如气喘、乏力、腹胀、便秘等。临床可从“虚实”两个维度对这类里证进行细致辨治。

（1）实证属阳明痰热：慢阻肺患者体内长期存在伏痰，肺主气司呼吸，为贮痰之器。手太阴肺经与手阳明大肠经通过经别和络脉相互络属，形成了表里关系，这种密切的关系使得慢阻肺与阳明经的关联更为紧密。当外邪侵入阳明经后，极易化热、化燥。《伤寒论》有云：“始虽恶寒，二日自止，此为阳明病也。”明确指出阳明之表证存在的时间较为短暂，病邪很快就会入里化热。足阳明胃经的循行路线从头面经过胸腹，《素问·太阴阳明论》记载“故犯贼风虚邪者，阳受之”“阳受之，则入六腑……入六腑，则身热不时卧，上为喘呼”。阳明热邪充斥内外，逼迫津液外泄，患者会出现蒸蒸汗出的症状；热邪壅滞阳明气机，导致腹中气机不畅，进而出现腹胀满、大便不畅；虽然热邪炽盛，但由于体内痰饮内蕴，津伤的表现并不十分显著，所以患者常口不渴或虽口干但饮水不多；体内伏痰随着热邪而化为痰热，痰热蕴结于肺，肺气失于宣降，引发咳黄痰、喘息气粗、发热、舌红、苔黄腻或黄滑、脉滑数等典型的实证表现。在临床实践中，常见的慢阻肺急性加重伴有下呼吸道感染者，表现为发热、咳黄痰、气喘、胸部听诊呼吸音粗、可闻及痰鸣音等，均符合此类阳明痰热实证的范畴。

在治疗此类患者时，应以清阳明热邪为主要方向，同时佐以化痰之法，以达到标本兼治的目的。“阳明之为病，胃家实”，常仿照白虎汤、承气汤等经典类方进行化裁。在临床应用时，根据患者的具体症状，灵活选用合适的方剂进行加减。若患者出现腹满而喘的症状，多是因为热邪壅滞于里，阳明气机不畅，进而导致肺气失于肃降。此时，常用黄芩、天竺黄、鱼腥草清热泻火解毒；大腹皮、槟榔、厚朴、枳壳行气导滞，消除胀满；瓜蒌皮清热化痰，宽胸理气；苏子、杏仁降气止咳平喘，通过这些药物的协同作用，使气机通畅，热邪得清，痰浊得化。

（2）虚证为太阴、少阴里虚：肺胀患者由于久病不愈，正气日渐亏虚，中焦脾胃首当其冲受到损伤。脾胃为后天之本，脾胃受损后，运化功能失常，导致太阴脾阳虚衰，阴寒内生。太阴经与少阴经在胸中相交，二者在生理功能上相互关联，病理变化上相互影响。太阴寒盛日久，必然会伤及少阴心肾之阳。《医理真传》中提到“凡阳虚之人，阴气自然必盛”，这一理论在慢阻肺患者中体现得尤为明显。此类慢阻肺患者多在冬季急性发作，冬季外界寒气凛冽，邪气乘虚而入，与体内已有的阴寒之气相互呼应，内外合邪，共同为患。体内伏痰随着寒邪而化为寒痰，患者出现咳嗽、咳白痰的症状；脾阳不足，无法正常运化水谷，气血生化无源，表现为身体乏力，懒于言语，大便多日一行；心肾阴精阳气虚衰，精神萎靡不振，嗜睡；阴寒内盛，胸阳被遏，不能正常温煦周身，腠理疏松不固，水湿运化失常，泛溢于体表，出现面青唇紫、胸闷、自汗、肢冷等症状，舌象表现为舌紫暗苔白厚，或舌体水滑而少苔。

在治疗此类患者时，特别重视温阳去寒，常以四逆辈方剂进行化裁。笔者在临床应用时，会根据患者的具体情况，适当加入一些温阳散寒、健脾补肾的药物，如肉桂、吴茱萸、白术、山药等，以增强温阳祛寒的效果，达到扶正祛邪的目的。

二、审慎治因，双管齐下

1. 涤痰与润燥并行 痰浊是慢阻肺发病过程中产生的重要病理产物，同时也是诱发病情加重的关键因素。慢阻肺患者肺气本就受损，肺的宣发肃降功能失常，导致水液代谢障碍，聚湿成痰。痰浊在体内日久，会逐渐化热、化燥，进一步损伤肺津，使肺的功能更加难以恢复。肺主宣发，将脾转输至肺的水谷精微布散于全身，外达皮毛；肺主肃降，将吸入的清气和由脾转输至肺的津液和水谷精微向下布散，并将代谢后的水液下输于肾和膀胱，成为尿液生成之源。而痰浊的存在，阻碍了肺的宣发肃降，使得水液代谢紊乱，加重了病情。

笔者深刻认识到这一点，在治疗AECOPD时，必须重视涤痰润肺，提出涤痰润燥是治疗痰浊为患的重要方法。涤痰，并非简单地将痰液排出体外，而是通过各种药物和方法，将痰浊之物化为津液，使体内的浊邪得以清除，恢复津液的正常输布。涤痰与润燥同时进行，能够使肺阴得到滋养，恢复肺的濡润功能，从而增强清痰的效果，使肺的宣发肃降功能恢复正常。

基于这一理论，笔者创涤痰泻肺定喘汤：北沙参、南沙参、麦冬、生地、黄芩、海浮石、海蛤壳、葶苈子，用于治疗慢阻肺急性加重期痰浊壅盛的患者，临床应用效果显著。方中北沙参、南沙参、麦冬、生地均为滋阴润燥之品，北沙参甘润而偏苦寒，能补肺阴，兼能清肺热，适用于阴虚肺燥有热之证；南沙参甘润而微寒，功善养肺阴，清肺热，祛痰止咳；麦冬甘寒清润，善养肺阴，清肺热，常用于肺阴不足，燥热内生，干咳少痰、咯血、咽痛音哑等症；生地甘寒质润，既能清热凉血，又能养阴生津，对肺肾阴虚有热者尤为适宜。这四味药合用，可生津润燥，如同清水洗涤污垢一般，将体内的痰浊逐渐化解。黄芩苦寒，能清热燥湿，泻火解毒，尤其善于清上焦之热，对痰热蕴肺有良好的疗效；海浮石咸寒，能清肺化痰，软坚散结，可使黏稠之痰易于咳出；海蛤壳咸寒，能清热化痰，软坚散结，利水消肿，常用于肺热咳嗽、痰稠难咳等症。这三味药共同发挥祛痰化浊的作用，使痰浊从体内排出。葶苈子苦辛大寒，能泻肺平喘，利水消肿，其力峻猛，善于泻肺中水饮及痰火而平喘咳，在方中重用葶苈子，以达到泻肺消壅的目的。若患者痰黄，说明痰热较重，可根据症状加用天竺黄、胆南星、鱼腥草、肺形草等药物，以增强清化痰热的效果。天竺黄清热化痰，清心定惊；胆南星苦凉，清热化痰，息风定惊；鱼腥草辛微寒，能清热解毒，消痈排脓，利尿通淋，对肺热咳嗽、肺痈吐脓等症有特效；肺形草甘寒，能清肺止咳，凉血止血，常用于肺热咳嗽、咯血等症。

2. 化瘀不忘通阳 中医理论认为，肺朝百脉，全身的血液都要通过经脉而聚会于肺，通过肺的呼吸，进行气体的交换，然后再输布全身。慢阻肺患者肺脏长期亏虚，百脉气机不畅，痰浊在体内日久不化，逐渐侵入经络，阻碍气血的运行，导致心血瘀阻。心主血脉，肺助心行血，心血瘀阻进一步影响肺的功能，形成肺心同病的局面。肺心同病又会进一步损伤胸阳，胸阳与肾阳相互资助，胸阳受损后，肾阳也会受到影响，导致肾阳亏虚，水湿运化失常，水湿泛滥于肌表、四肢。瘀血内阻，新血无法正常生成，肌肤得不到充足的血液滋养，就会出现皮肤粗糙干燥、肌肤甲错、眼眶周围色暗等症状。

针对此类患者，笔者在治疗时注重温通上焦，提倡在化瘀的同时温通胸阳，将加味桂枝茯苓丸用于治疗慢阻肺阳虚水泛、水停血瘀之证。加味桂枝茯苓丸是在桂枝茯苓丸（桂枝、茯苓、牡丹皮、桃仁、芍药）的基础上进行加味，加入猪苓、泽泻、川芎、丹参、红花、苦杏仁、益母草、葶苈子、槟榔、麦冬、甘草等药物。方中桂枝辛甘温，温通血脉，以行瘀滞；茯苓、猪苓、泽泻甘淡平，渗湿健脾，利水渗湿，使泛滥于肌表、四肢的水湿从小便而去；牡丹皮、芍药、川芎、丹参、桃仁、红花活血散瘀，又能凉血，以清退瘀久所化之热，芍药并能养血和血，使祛瘀不伤正；葶苈子泻肺平喘，利水消肿；苦杏仁降气止咳平喘，润肠通便，可助肺气之肃降；益母草活血调经，利尿消肿；槟榔行气，利水；麦冬养阴生津，润肺清心，可防止温燥药物伤阴；甘草调和诸药。诸药合用，共奏温通胸阳、活血化瘀、利水消肿之功，使胸阳得通，瘀血得化，水湿得利，从而有效改善患者的症状。

三、验案举隅

患者郑某某，男性，89 岁，因“反复咳嗽、咳痰 12 年，气促 5 年，加重伴双下肢水肿 3 天”于 2021 年 9 月前来就诊。其症状为咳嗽、咳痰，痰色白，质地黏稠，不易咳出，量多，伴有胸闷、喘息，夜间不能平卧，身体乏力，食欲减退，小便量少，大便稀薄。查体结果为神志清醒，精神状态不佳，呼吸急促，口唇和面色发绀，呈桶状胸，双肺可闻及干湿啰音，双下肢重度水肿，舌淡红，苔薄腻，脉沉细。中医诊断：肺胀——肺肾不足，阳虚水停证；西医诊断：①慢性阻塞性肺疾病急性加重期；②慢性肺源性心脏病；③心功能Ⅲ级。治疗原则为标本兼治，治法为温阳利水、止咳平喘。选用加味桂枝茯苓丸加减：茯苓 30g，葶苈子、紫菀、麦冬、白芍各 15g，制附子（先煎）、猪苓、泽泻、苦杏仁、川芎、桃仁、槟榔各 10g，红花 8g，桂枝、甘草各 5g。患者服药 1 周后，各种症状均有所缓解，但食欲仍然不佳，且时常感到乏力。考虑到脾胃受损，运化功能失职，在原方基础上加党参、白术各 20g，继续服用 7 剂。三诊时，患者表示食欲增加，没有明显的乏力感，其他症状也已消失。

按：该证型多在其他证型如痰浊阻肺、痰热郁肺、肺肾气虚等基础上，由于病情长期迁延不愈而形成。脾肾阳虚，不能化气行水，所以出现小便不利、双下肢水肿；脾胃受损，运化功能失职，导致食欲减退、乏力；水饮上凌心肺，引发咳喘、胸闷、心悸；阳虚使血脉得不到温煦而瘀滞，出现面唇发绀。因此，治疗时应温脾肾以助阳化瘀，利小便以祛除水饮邪气。方中制附子为君药，其性辛热，可温壮心肾之阳；茯苓、猪苓、槟榔理气利水，泽泻、葶苈子泻肺平喘、利水消肿，共同作为臣药；佐以桂枝温通心阳，紫菀、苦杏仁止咳化痰，川芎、桃仁、红花活血化瘀，麦冬、白芍敛阴以制约附子的燥热之性，甘草调和诸药。诸药合用，共同发挥温阳利水、止咳平喘的功效，从而取得良好的治疗效果。

（盛钢程整理）

第四节 从肝论治咳嗽经验

咳嗽，作为中医临床极为常见的病症，其发病机制复杂且多变。在中医经典理论中，咳嗽的根源与脏腑关联紧密，《内经》曾明确指出五脏六腑之咳，“皆聚于胃，关于肺”，这一经典论述深刻揭示了咳嗽与肺、胃之间千丝万缕的联系，也因此，多数医家在临床诊疗咳嗽时，多将肺视为核心治疗靶点，遵循从肺论治的传统思路。

中医理论认为，咳嗽的根本病机在于肺的宣发肃降功能出现紊乱，致使肺气上逆，无法顺畅下行，进而引发咳嗽。在常规的临床实践中，医生们常采用祛邪止咳、调节肺的宣发肃降功能等常规手段来治疗咳嗽。对于大多数普通咳嗽病例，这种常规治疗策略确实能够收获较为理想的疗效，帮助患者缓解症状，恢复健康。

然而，临床实践中咳嗽的变证层出不穷，情况复杂棘手。倘若仅仅墨守从肺论治，一味地使用常规方药进行治疗，往往会出现部分患者疗效不佳的情况。例如，当人体出现肺热过盛引发咳嗽时，热邪不仅会在肺脏内肆虐，还会乘虚传至肝脏，引动肝火，灼伤肺络，从而导致咳嗽的发生。这类由热邪传变引发的咳嗽，常伴有咽干口燥、咳声高亢、痰黄黏稠等症状，其治疗难度相较于单纯的肺系咳嗽更大，需要医生更精准地把握病机，制订个性化的治疗方案。

此外，还有一些咳嗽患者，病情迁延不愈，病程漫长。这类患者的咳嗽，可能是由于病邪在长期的发展过程中，逐渐侵入肺络，进而累及肝脏；也可能是因为肺气长期上逆，引动肝风，使得肝脏的疏泄功能严重失常，最终导致咳嗽缠绵难愈。这些复杂的咳嗽变证，给临床治疗带来了极大的挑战，也促使医者不断探索新的治疗思路和方法。

笔者在咳嗽的治疗方面有着一定的临床经验。笔者认为，在治疗咳嗽时，不能仅仅局限于传统的从肺论治思路。除了常规的祛邪止咳、调节肺的宣发肃降功能外，还必须深入细致地审查患者的具体病机，根据不同的病机，灵活采用透邪柔肝、息风平肝、清肝凉血等针对性的治法，然后再精心选用合适的方剂进行精准治疗。

一、邪入肺络，久羁伤肝

肺在人体脏腑中被称为娇脏，其生理特性决定了它对外感邪气的抵抗力相对较弱，极易受到邪气的侵袭。当外感邪气来袭时，邪气会迅速引动肺气上逆，使得肺无法正常发挥其宣发肃降的生理功能，从而引发咳嗽。正如古代经典医籍所云："治肺中风，多因嗽而始，但服嗽药，不能散其风邪，入于肺脏之络。"这表明，如果在咳嗽初期，仅仅采用常规的止咳药物进行治疗，而不能有效地驱散风邪，风邪就会逐渐深入，侵入肺脏的经络之中。

若咳嗽得不到及时有效的治疗，或者治疗方法不当，病情就会迁延不愈，逐渐加重。随着病程的延长，病邪会不断深入，损伤肺络，导致肺络壅滞不畅。在中医五行理论中，肺属金，肝属木，存在着金克木的关系。当肺络壅滞，肺金的功能失常时，就会过度克制肝木，使得病邪传至肝脏。此时，病邪留滞在半表半里之间，导致肝木不能正常地进行疏泄，进一步影响肺的宣发肃降功能，使得病情进一步恶化。

在治疗这类因邪入肺络、久羁伤肝导致的咳嗽时，治疗原则不能仅仅局限于调畅肺的气机。笔者强调，还需要透散肝脏之邪，柔润肝脏之体，使肝肺两脏的功能重新恢复协调，从而消除表邪入里的趋势，达到治愈咳嗽的目的。在用药方面，常使用柴胡。柴胡这味中药，气味俱薄，具有清轻升散的独特特性，善于解除肝胆部位的邪气，能够有效地升发清阳，疏散郁结之气，因此在透邪外出、疏利肝气方面有着显著的功效。

同时，邪入肺络，长期滞留，肝脏受到损伤，肝体失于柔润，其疏泄功能出现严重失常，进而影响到肺脏，导致咳嗽症状加剧。此时，需要选用一些能够柔肝养血、通利气机的药物来进行调理。常用当归和白芍来实现这一目的。当归具有柔肝养血的功效，能够帮助肝脏恢复其正常的生理功能；白芍则擅长柔肝通利气机，通过滋养肝脏，平息逆乱的气机。柴胡、当归、白芍这三味药相互配伍，协同作用，能够使邪气尽除，肝脏得到充分的柔润滋养，邪气得以顺利透散，气机得以有效疏利，肝肺两脏的功能恢复协调，邪气消散，气机顺畅，咳嗽自然而然就会停止。

二、肺气迫肝，风动咳盛

咳嗽在临床上大多是由外感邪气所引发的，如果咳嗽经久不愈，肺就会逐渐失去其治理调节的正常功能，肺气上逆，进而导致全身气机失调。在这种情况下，很容易引动肝气上逆，使得咳嗽症状进一步加剧。

笔者通过深入的研究和临床实践，对咳嗽与风、肝之间的关系有了深刻的认识。认为风在中医理论中本质上是气的一种运动表现形式，而咳嗽则是气体流动失常所导致的结果。通过取象比类的方法可以发现，咳嗽与风在某种程度上具有相通之处。同时，《素问》中也有记载："诸风掉眩，皆属于肝。"这表明肝与风之间存在着密切的联系。当肺咳日久不愈时，肺气持续上逆，导致气机失调，肝脏的疏泄功能也会随之失常，必然会引动肝风。

此时，虽然肝风尚未强盛到上达清窍导致眩晕，也未遍及全身导致震颤，但已经足以影响到肺脏，使得患者表现为阵发性的剧烈咳嗽，且咳嗽难以立刻停止。针对这种肺气迫肝、风动咳盛的证型，治疗方法应当以祛风除邪、调气宁肺为核心。

在治疗这种证型的咳嗽时，常运用升降浮沉、搜风剔邪的理论。在药物选用上，常用蜈蚣、全蝎这两味药来平息上逆的肝风。蜈蚣和全蝎都具有较强的息风止痉作用，能够有效地抑制肝风的上逆。同时，还会选用僵蚕、蝉蜕来升举阳中的清阳，并且透散邪气。僵蚕善于搜刮人体头面之风，与全蝎、蜈蚣同用，能够显著增强祛风的力量。而蝉蜕不仅具有透热祛风的作用，还能够滋养肝脏，舒缓肺脏。这四味药有升有降，相互配合，使上下气机通畅调和，从而达到祛风除邪、调气宁肺的治疗效果。还常用钩藤15~30g，平肝降气。《本草新编》曰："钩藤去风甚速，有风症者必宜用之。"

此外，考虑到肝为阳脏，容易产生火邪，在使用上述祛风药物时，为了防止药物过于燥烈，损伤阴液，还会在方中加入少许养阴润燥的药物，以达到平衡阴阳、防止阴亏的目的。

三、肺热久蕴，木火刑金

在临床上，有一部分患者由于素体阳盛，体内阳气过旺，容易内生火热。

再加上患有慢性咳嗽，病情迁延不愈，肺中热邪长期积聚，日益强盛。在中医五行生克理论中，肺属金，肝属木，存在着木生火、金克木的关系。当肺中热邪过盛时，会乘虚传至肝脏，引动肝火。肝火一旦被引动，就会反过来侵犯肺脏，灼伤肺络，从而导致患者出现咳嗽阵发，咳嗽时面红目赤、咽干口苦等一系列症状。

对于这类肺热久蕴、木火刑金导致的久病咳嗽患者，仅仅采用常规的清肺止咳方法往往难以取得理想的疗效。根据笔者多年的临床经验，此时的治疗应当着重清肺凉肝，同时兼顾敛肺止咳，采用标本兼治的方法。

在遣方用药时，笔者常常会选用一些性寒的药物，其中紫草和茜草是常用的两味药。紫草和茜草都入肝经，具有清肝凉血的功效。它们能够有效地清除肝热，恢复肝脏的正常功能，使肝脏的疏泄功能恢复正常，气机升降有序，从而使肺的宣发肃降功能得以恢复，咳嗽症状自然停止。

同时，现代医学研究也表明，紫草和茜草的药效不仅作用于肝脏，还能够作用于肺脏。这两味药不仅能够对抗肺部肿瘤，还可以治疗肺部炎症，对肺脏具有良好的保护和治疗作用。紫草和茜草入肝、肺两脏，对于这种肺热久蕴、木火刑金证型的慢性咳嗽治疗十分有益，既能清除肝旺引发的新病，又能治疗肺咳的旧疾，起到一举两得的治疗效果。

对于肝热旺盛较为明显的患者，笔者常常会在方中加用“凉肝之猛将”龙胆。龙胆具有极强的清热泻火功效，能够显著增强方剂的清热作用，从而更好地治疗肝热旺盛导致的咳嗽症状。

四、验案举隅

蒋某，男性，54 岁。2020 年 2 月 18 日初诊。患者主诉反复咳嗽 3 年，再发伴加重 1 周。回顾患者的病史，3 年前受寒后出现了咳嗽咳痰、发热等症状，当时胸部 CT 提示“肺部感染”，随后在我院住院进行治疗。经过一段时间的治疗，患者的病情得到了控制，感染症状消失，但咳嗽却反复发作，迁延不愈。1 周前，患者外出时不慎受风，再次引发了咳嗽。此次在我院复查胸部 CT 显示：左肺门钙化结节。

目前患者的症状表现为咳嗽剧烈，呈阵发性发作，难以停止。尤其是在与人交谈时，咳嗽症状会明显加剧。同时，患者还伴有食欲不振、睡眠欠佳、大便难解等症状。通过中医的望闻问切诊断方法，观察到患者舌淡苔薄白，脉象弦。综合分析患者的症状、病史，西医诊断为慢性咳嗽；中医诊断为咳嗽，属肺气迫肝证。

针对患者的病情，治疗原则确定为息风平肝，敛肺止咳。根据这一治疗原则，拟方如下：苦杏仁、白前、白及、百部、乌梅、蝉蜕、全蝎、蜈蚣、僵蚕、南沙参、北沙参、酸枣仁、甘草等，共 5 剂。方中苦杏仁、白前、白及、百部、乌梅这五味药共同发挥敛肺止咳的功效，能够有效地缓解患者的咳嗽症状；蝉蜕、全蝎、蜈蚣、僵蚕这四味药具有祛风平肝的作用，共同调节气机升降，平息上逆的肝风；南、北沙参具有养阴生津的功效，既可以润肺，又能防止祛风药物过于燥烈，损伤阴液；酸枣仁能够养血安神，改善患者睡眠欠佳的症状；甘草则起到调和诸药药效的作用。

二诊时，患者自述咳嗽症状明显缓解，大便也变得通畅。近期只是偶尔在夜间出现咳嗽，食欲和睡眠均较之前有了明显的改善，舌象和脉象同前。根据患者的病情变化，处方调整为原方去酸枣仁，加当归、芍药，继续服用 5 剂。这是因为患者半夜咳嗽，考虑是本身木气不调，子时阳气初生，阳气生发带动木气变动，木气上冲导致咳嗽。所以加用当归、芍药调节肝气，收敛木气的变动。

三诊时，患者表示无明显咳嗽，身体也无明显不适，便不再继续服药。通过这个案例可以看出，从肝论治咳嗽的方法在临床实践中取得了较好的疗效，为慢性咳嗽的治疗提供了新的思路和方法。

（项紫艳整理）

第五节　从少阳论治外感咳嗽

咳嗽既是独立性的病证，又是肺系多种疾病的一个症状，西医多见于普通感冒、流行性感冒和急性气管 - 支气管炎、肺炎、咽喉炎、过敏性咳嗽、感染后咳嗽、咳嗽变异性哮喘、胃食管反流等疾病，大体分为急性咳嗽、亚急性咳嗽、慢性咳嗽。频繁的咳嗽会给患者的社会生活带来严重的负面影响，中医治疗咳嗽有独特优势，相关辨证论治已经被列入中华医学会的《咳嗽的诊断与治疗指南（2015）》。

一、外感咳嗽与少阳病的关系

早在《内经》中对咳嗽已有论述,《素问·宣明五气》说:“五气所病……肺为咳。”指出咳嗽病位在肺。《素问·咳论》云:“五脏六腑皆令人咳,非独肺也。”指出其他脏腑受邪均可影响肺导致咳嗽,明确提出临证治咳,不能见咳止咳、见咳治肺。隋唐巢元方在《诸病源候论》中提出十咳论(风、寒、支、肺、肝、心、脾、肾、胆、厥阴咳),对咳嗽的病因病机及辨证论述更趋完善。《河间六书·咳嗽论》言:“寒、暑、燥、湿、风、火六气,皆令人咳。”《咳嗽中医诊疗专家共识意见(2021)》指出,外感咳嗽包括急性咳嗽、亚急性咳嗽,初期肺卫表证者,宜祛邪为要,与此同时,外感咳嗽多是风寒、风热、风湿等相合为病,还应根据患者病情分别采取清热、疏风、散寒、润燥等治疗方法。《咳嗽中医诊疗专家共识意见(2021)》突出了风咳的辨证,其认为风咳大多是外感症状消失、咳嗽仍持续不愈之咳嗽,又称为“顽咳”“久咳”。清朝程钟龄《医学心悟》指出“肺体属金,譬若钟然,钟非叩不鸣。风寒暑湿燥火六淫之邪,自外击之则鸣,劳欲情志,饮食炙煿之火,自内攻之则亦鸣”。风邪扰肺所致之咳,临床上可使用止嗽散加减治疗。风咳以风盛挛急、气道失畅为病机,临床表现常呈刺激性干咳,时发时止,发作迅速,咽痒,易反复发作,具有“风性善动不居”的特点。治疗上以宣肺、疏风、利咽为重,兼顾敛肺止咳。临床上仍有部分患者使用上述治疗方法效果欠佳。笔者在临证过程中发现,此类咳嗽可从六经辨证入手,以邪犯少阳居多,基本病机为少阳枢机不利,郁火犯肺,在治疗上注重疏解少阳邪气,清解少阳郁火,使用小柴胡汤为基础方疗效颇显,往往一两剂见效。细究其因,笔者认为今人平素嗜食肥甘厚味、劳倦过度、情志失调等易耗伤正气,正气不足无法顾护在表,外邪易入少阳之地,留恋不去,少阳火气主之,木火刑金,上逆于肺,肺宣降功能失司而作咳嗽。

二、少阳咳嗽特点

《素问·阴阳离合论》:“太阳为开,阳明为阖,少阳为枢……”少阳为枢,主半表半里,其部位外邻太阳之表,内近阳明之里,为交通要地。外感六淫失治误治导致邪气不解,继续传入少阳,或外邪直中少阳,邪恋少阳不去。少阳内藏相火,少阳为一阳、小阳,它所藏的阳气虽然不亢不烈,但是蒸蒸日上，一旦受邪易成少阳郁火。少阳包括足少阳胆经、手少阳三焦经及其络属之腑，正如《灵枢·经脉》云“胆足少阳之脉，起于目锐眦……下颈，合缺盆，以下胸中，贯膈，络肝属胆，循胁里，出气街”“三焦手少阳之脉……而交出足少阳之后，入缺盆，布膻中，散落心包，下膈，循属三焦”，少阳经行于人体头身两侧，络肝属胆，经别入季肋，布胸腔，在经络循行上与肺联络，少阳郁火犯肺，发为咳嗽。《伤寒论》第 97 条“血弱气尽，腠理开，邪气因入，与正气相搏……正邪分争，往来寒热，休作有时……小柴胡汤主之”，“血弱气尽，腠理开”，说明患少阳病的人气血亏虚在先，营卫失和，卫气不固，腠理疏松，邪气乘虚而入少阳，此时邪气无法继续入里，正气亦无法祛邪于外，机体处于正邪交争状态，故咳嗽迁延不愈，可转变为难治性咳嗽。“邪气因入，与正气相搏”，说明少阳病可以由邪气直接伤人，不一定需要太阳传变。少阳咳嗽在临床上多表现为刺激性干咳，夜间、晨起咳嗽可能加重，一般多为干咳，或咳少许白色黏液痰，痰不易咳出，伴有咽喉部不适，多表现为咽痒咽干。其所主咳嗽也多有或迁延不愈，或反复发作，或发病与情志有关，或与月经有关，或夜间发作，或呈阵发性的特点。

三、少阳咳嗽治疗原则

少阳咳嗽之病邪处于半表半里，正气不足，无法祛邪于外，正邪交争，相持不下，缠绵难愈。张仲景明确提出少阳病禁汗、吐、下，《伤寒论》第 264 条曰：“少阳中风，两耳无所闻，目赤，胸中满而烦者，不可吐下，吐下则悸而惊。”紧接的第 265 条谓：“伤寒，脉弦细，头痛发热者，属少阳。少阳不可发汗，发汗则谵语。”阐明少阳病汗、吐、下后必成“坏病”。笔者根据少阳咳嗽特点，提出疏解少阳之邪为先，兼以清解少阳郁火，使得邪气外透，郁火得解，咳嗽乃消。

1. 疏解少阳之邪为先　小柴胡汤出自东汉时期张仲景的《伤寒杂病论》，该方为和解少阳的代表方剂，清代医家柯琴在《伤寒来苏集》中谓此方为少阳枢机之剂，和解表里之总方。《伤寒论》第 96 条：“伤寒五六日，中风，往来寒热，胸胁苦满，嘿嘿不欲饮食，心烦喜呕，或胸中烦而不呕，或渴，或腹中痛，或胁下痞硬，或心下悸，小便不利，或不渴，身有微热，或咳者，小柴胡汤主之。”《伤寒论》第 101 条：“但见一证便是，不必悉具。”指出虽然只有一部分症候，但是四诊合参考虑病机为少阳病，便可应用小柴胡汤。然而咳嗽作为小柴胡汤证的一个或兼症，易被医家忽略。笔者认为少阳咳嗽为正虚邪犯少阳，扰肺致咳，小柴胡汤能和枢机、解郁热，攻补并施，虚实并用，温而不燥，寒而不凝，男女老幼皆可使用。小柴胡汤原文提到了治咳时宜去人参、大枣、生姜，加干姜、五味子，对此大多数医家认为人参、大枣甘壅，生姜辛散不利于敛肺止咳，不符合“肺苦气上逆”“急食酸以收之”的性味原则，不利于治咳。笔者认为此时邪在半表半里，少阳为小阳、弱阳，其抗邪能力不如太阳和阳明，此时正不能祛邪达表，邪亦不能遽入里，使用参、枣、姜扶助正气，俾正气旺盛，则邪无内向之机，方可直从外解，故主张保留参、姜、枣。对于原文中治咳加干姜、五味子，笔者认为《伤寒论》成书年代寒邪偏重，且战乱纷飞，绝大多数人无法解决温饱问题，发病多兼寒饮束肺，故加干姜可以温肺散寒，五味子酸收可敛肺气而止咳；今人肥甘厚味、劳倦内伤、情志抑郁，容易化火伤阴，故不主张加用干姜、五味子温肺化饮止咳。小柴胡汤由辛开、苦降、甘温三组药组成，方中以柴胡为君，味苦微寒，《本草经解》曰：“柴胡轻清，升达胆气，胆气调达，则十一从之宣，故心腹肠胃中有结气，皆能效也。”柴胡可使滞留在少阳之地的邪气透达而出，常规剂量为10~15g，如发热明显，可加大柴胡量至20~30g；黄芩为臣，性味苦寒，善清无形之气郁、热郁、火郁所致的郁热，于柴胡合剂中，能清解少阳郁火，使半里之邪从内而清，君臣相伍，一透一清，和解少阳；佐以半夏，性味辛温，燥湿化痰，降上逆之气，若痰多，常换竹沥半夏，加强清化热痰之力，或加用瓜蒌皮、天竺黄、胆南星、煅蛤壳等化痰；人参可用党参代替，功在益气健脾，以助生发之气，如患者阴伤偏重，可换成太子参、北沙参等，补气同时滋阴；炙甘草、大枣、生姜共佐人参补益内虚，使邪不传里而从外解，笔者认为对于糖尿病患者也可不用去之，旨在顾护于里。

2. 兼以清解少阳郁火　笔者认为少阳之火非气郁化火，乃少阳本气有火，故治疗中重在直清郁火，而非疏肝理气以利火消。小柴胡汤中黄芩味苦性寒，为清郁火要药，常规用量 10g 清火力度不足，加量恐其燥湿伤阴，故联合使用夏枯草、焦栀子等，如郁火旺盛者，亦可加用龙胆以增强其清热之功，无需加用香附、郁金之类行气解郁。少阳咳嗽痰或白或黄，笔者认为痰黄固然有热，痰白亦可主热，痰白如单为寒、湿等阴邪所犯，多为清稀痰，少阳咳嗽痰虽白但质偏黏，可见热郁其间。因少阳主火，即使痰白无明显热象仍需清泄郁火以复少阳调达。少阳咳嗽可呈阵发性、刺激性、连续性呛咳痉咳，咳难顿止，或咳甚面红目赤，或干呕，应考虑合并风邪，风性“善行而数变”，即为突然发生或突然改变，笔者认为祛风以轻宣透达为主，故常用钩藤平肝息风，《本草新编》载：“钩藤去风甚速，有风症者必宜用之。”加之钩藤性凉，尤其适用于热象明显的咳嗽，例如有痰，痰多黏稠，色黄，咳吐不爽，钩藤常用量为3~12g，笔者常使用钩藤30g以祛风清热。并且根据搜风剔邪理论，常用僵蚕、蝉蜕升阳中之清阳，兼以透邪。僵蚕，咸辛微寒，归肺、肝经，可祛肝、肺二经之风；蝉蜕，性凉，味甘、咸，归肺、肝经，药性轻扬透达，可调气宁肺。邪侵少阳可表现为咽喉不利，《伤寒论》少阳病总纲曰：“少阳之为病，口苦、咽干、目眩也。”足少阳胆经脉起于“目锐眦……上肝贯心，以上挟咽”，《素问·阴阳别论》曰：“一阴一阳结，谓之喉痹。”其一阳即指少阳，咽喉乃少阳之门户，少阳郁火熏蒸咽喉，咽喉局部气机不得条达，临床多表现为咽痒，或咽中有痰难咳，或有异物感，可用金荞麦清热解毒、利咽祛痰，木蝴蝶清肺利咽、疏肝和胃。少阳郁火灼伤肺金化燥，辅以清肺热可抑相火燎原之势，多合用泻白散清肺滋阴，以复肺气宣肃，方中桑白皮、地骨皮清肺热以复肺阴，同时佐以开达沉降之品以畅肺中气机，多用苦杏仁、枇杷叶、紫苏子等肃降肺气。有学者指出咳嗽日久可加用当归、川芎或赤芍、丹参等温通活血或清热化瘀之品通肺络、化肺瘀、畅肺气，叶天士《临证指南医案》也说：“大凡经主气，络主血，久病血瘀。”笔者认为该类咳嗽虽病程日久，但仍在卫分、气分，未入营分、血分，无需加入当归、川芎或赤芍、丹参等温通活血或清热化瘀之品。

四、验案举隅

陈某，女，33岁，2023年12月11日因“反复咳嗽2个月，加重1周”就诊。患者2个月前因受凉后出现发热、咳嗽、鼻塞流涕，曾口服阿奇霉素片、蜜炼川贝枇杷膏后热退，病程中咳嗽反复发作。1周前出现咳嗽加重，呈剧烈阵发性连声咳嗽，晨起及夜间尤甚，咳嗽时觉咽部不适，喉间有痰，为白痰，质黏，咳甚面红目赤、呕吐，曾口服头孢类、复方甲氧那明胶囊等药物效果欠佳，胃纳可，二便无殊，无发热、畏寒、寒战，无肌肉酸痛，无胸闷气促，舌质红，苔白腻，脉弦细。西医诊断：感染后咳嗽；中医诊断：咳嗽-少阳证。治则：疏解少阳、清解郁火。方药：柴胡15g、黄芩10g、竹沥半夏10g、党参10g、大枣10g、炙甘草9g、地骨皮15g、焦栀子10g、夏枯草15g、炒紫苏子 10g、苦杏仁 10g、蜜枇杷叶 10g、蜜青皮 10g、枳壳 10g、木蝴蝶 5g、射干 5g、金荞麦 30g、蝉蜕 10g、僵蚕 10g，共 5 剂。患者服用 2 剂后症状大减。

按：患者无发热恶寒，无项背疼痛，无汗大出、口大渴，此时无太阳证、阳明证。患者咳嗽 2 个月，加重 1 周，阵发性咳嗽，咳难顿止，晨起及夜间尤甚，笔者认为患者正气不足，邪在半表半里，少阳郁火，上逆犯肺，影响肺气肃降，发为咳嗽；兼有风邪，然此风不足上干清窍致眩，亦不能遍及全身致颤，故见阵发性剧烈咳嗽、咳甚面红目赤；少阳三焦气机运化失常，输布运化水液功能失常，少阳郁火伤津灼液，循经上扰咽喉，故喉间之痰色白质黏、咽部不适；患者咳嗽晨起及夜间尤甚，考虑与少阳主令之时有关，《伤寒论·辨少阳病脉证并治》中指出“少阳病，欲解时，从寅至辰上”，寅至辰为凌晨 3 点至早上 9 点，此时正虽得时助，但仍不敌邪，出现“欲解时”症状反而加重。治以疏解少阳，清解郁火。本方以小柴胡汤为基础方，加用清火降肺利咽之品。方中栀子、夏枯草为清热药，均入肝经，《本草思辨录·栀子》记载：“凡肝郁则火生，胆火外扬，肝火内伏，栀子解郁火。”《本草新编·夏枯草》记载：“气寒味苦辛，禀金水之气独全。水制火，金平木，故专主少阳相火。风木胆经之症……夏枯草禀金水之气味，所以专入少阳，解风热之毒也。”僵蚕降浊消滞，蝉蜕疏风清热，两药相配，共奏疏风消滞之功。紫苏子降逆祛痰、宽胸理气；枇杷叶，苦平，入肺、胃经，有化痰止咳、和胃降逆之效；苦杏仁降气止咳平喘；枳壳消积化痰、理气宽中；青皮疏肝破气、消积化滞，《药性会元》记载其“引诸药至厥阴之分……嗽而胁痛，同众药以疏肝气……是乃肝胆二经之药，能泄滞气以止其痛”，与枳壳相配，起到疏肝理气和胃的功效。少阳郁火循经上犯，咽喉不利，宜用气味轻薄、药质轻浮的药物，方中木蝴蝶，气味淡薄质轻，入肺、肝、胃经，《中药大辞典》指出其可“润肺、舒肝、和胃、生肌。治咳嗽，喉痹，音哑，肝胃气痛，疮口不敛。治干咳不止常配夏枯草”。射干味苦性寒，入肺、肝、脾三经，射干利咽同时消痰，作用强于连翘、牛蒡子之类。此例少阳咳嗽正虚邪恋，迁延反复，笔者以小柴胡汤为基础方，加强清解郁火力度，辅以清肺肃肺利咽，全方服用 2 天，药到病除，效如桴鼓。

（陈丽康整理）

第六节 透邪法治疗肺小结节的思路探讨

肺结节是指肺部内直径小于或等于3cm的类圆形或不规则形状的病灶，影像学表现为密度增高的阴影，可单发或多发，边界清晰或不清晰，多数由胸部CT检查发现。部分肺结节为良性病变，如肺结核球等；而少数肺结节则可能是肺癌或癌前病变。本节就透邪法治疗肺小结节的思路进行探讨。

一、中医对肺小结节的认识

在中医典籍中，肺小结节并无记载，大部分借鉴肺癌的中医病名，如“积聚”“肺积”“肺痹”“肺岩”“痰核”“息贲”。

1. 从肺络谈肺小结节 肺络即散布于肺内的络脉，有在气在血之分。气络类似于西医学解剖中的各级气管、支气管；血络类似于肺内的血管及微循环。与西医学发生肺小结节的解剖部位相符合，故肺络为论治肺小结节的生理、病理基础。肺络的解剖特点，决定了肺络病具有容易郁滞、容易瘀阻、容易积聚、难以排出的病机特性。《灵枢·百病始生》云：“留而不去，传舍于肠胃之外，募原之间，留著于脉，稽留而不去，息而成积。”邪气内犯募原、脉络，稽留不去，局部气血流通不畅，病理产物停聚则形成积聚。何为募原之间？《外经微言·小络篇》曰：“小络在膜原之间也。”何为小络？王冰注曰：“孙络，小络也，谓络之支别者。”

2. 从伏邪谈肺小结节 伏邪理论源于《内经》。《灵枢·贼风》云：“此亦有故邪留而未发。”伏邪有隐匿潜藏和伺机而发的特性。大多数肺小结节多在患者体检时被发现，这与伏邪的特点相吻合。王汉皋曰：“伏匿诸病，六淫、诸郁、饮食、瘀血、结痰、积气、蓄水、诸虫皆有之。”有部分专家认为因雾霾频发，有形之邪经口鼻入肺，逐渐隐袭肺部，损耗肺气，在肺络停聚并诱发肺小结节。《素问·调经论》中提出了经隧行血行气，气血阻滞经隧，则百病乃生的观点。无论是现代环境毒邪（雾霾、烟草等）抑或中医传统的六淫邪气伤人，均经口鼻、皮毛首先侵袭肺脏，肺为清虚娇嫩之脏，不耐邪扰，外邪留而不去，入里传变，客于络脉，注于经脉，舍于腑脏，郁积不化，酿生伏毒而发为肺小结节。

二、透邪法的源流

透邪法是选用轻清、芳香的药物，配以辛凉、甘润、苦燥、化湿、凉血之品等以透达肌表、募原、空窍，从而祛邪外出的一种治法。透邪法最早可追溯至《素问·六元正纪大论》的“火郁发之”。透邪法体现在汗法。随着对火郁研究的深入，后代医家采取“因势利导以发之”的治疗思路，顺火热之势的不同投以宣、散、降、泄等治法，因势利导，透邪外出。此后透邪法被历代医家不断继承与发展。张仲景在少阳病中用小柴胡汤“汗出而解”就是透法的体现。刘完素创制防风通圣散，《医宗金鉴》曰：“此方治一切风火之邪，郁于三焦表里经络，气血不得宣通。”用防风、荆芥、麻黄、薄荷、生姜等辛药透解三焦邪气。明清时期温病学家进一步扩大了透法的临床应用，演变出辛凉透汗、芳香宣透、泄热透邪、战汗透解、透热转气、凉血透斑、宣闭透窍、养正透邪等治法。

三、透邪法治疗肺小结节

笔者认为肺小结节盖因邪气侵袭肺脏，正气受损，邪气潜伏入里，或治疗不当，余邪留而不去，入里传变，客于肺络，肺气失宣，久郁生痰，痰留成瘀，酿生伏毒，痰、瘀、毒三者胶着，渐生积聚，耗伤正气，肺络空虚，形成恶性循环，正愈虚而邪愈恋，以“虚、毒、痰、瘀”为主要病理特点。邪伏肺络，骤清之反易伏，透达之反渐开，欲清之则先应透之。透邪法的根本目的是予邪出路、祛邪外出，凡开解郁闭之剂均可随证选用。

透邪法治疗肺小结节，处方用药时着重轻巧宣散、灵动剔透、扶正祛邪。吴鞠通提出“治上焦如羽，非轻不举”“非轻不透”。《汤液本草》曰：“轻，可以去实，麻黄、葛根之属是也。”用气味轻薄，药质轻浮的药物，可以解除外感表实证。麻黄乃太阳经药，兼入肺经，肺主皮毛；葛根乃阳明经药，兼入脾经，脾主肌肉。二味药皆轻扬发散，而所入迥然不同，亦为表药。再者，“络以辛为泄”，透邪法贵在辛散通络，表药其他如浮萍、紫苏叶、薄荷、柴胡等品多属此类，性本灵动，轻、灵兼备。笔者认为透邪法并不拘泥于表药，灵动剔透之品亦发挥重要作用。灵者，通灵剔透，辛窜启闭；动者，散而不滞。例如用藿香、豆蔻、佩兰等芳香宣通之品，疏化湿邪。更有甚者如檀香、冰片、麝香等品，辛窜透邪开窍，其质虽非轻浮，然其特点辛开、灵动，用量极轻，属里药中轻灵之品。此外，吴鞠通认为“食血之虫，飞者走络中气分，走者走络中血分，可谓无微不入，无坚不破”。虫蚁之辈，窜动通灵，剔邪透络；性动之品，散邪去滞，透达其伏邪。蝉蜕、蜂房走气分，土鳖虫、僵蚕、地龙行血分，常被应用于肺小结节的治疗中。肺小结节之为病，痰、瘀、毒相互胶着，治疗中除用直达病位之品，引药入络，还应辨明病性，分别祛之，使邪气分消，易于透散。气郁痰凝则用半夏、陈皮、瓜蒌行气化痰，清热解毒用猫爪草、猫人参、藤梨根等，破血剔络用地龙、僵蚕、蝉蜕、蜂房、土鳖虫等。另外，肺小结节患者，虽有“虚”的病理特色，结合临床表现，大多正虚不显，以“络虚”为主，且“酸苦甘腻不能入络”，故扶正宜轻补，润肺养阴，助阳益气，旺正气以祛伏邪，不能过用补益滋腻之品。

四、验案举隅

叶某，男，40岁。2022年2月23日初诊。患者于2021年8月3日体检查胸部CT提示肺多发结节，其中最大者在右肺上叶后段，见实性结节，大小约10mm×6mm。并于2021年11月3日复查，对比2021年8月3日老片，小结节大小密度基本相似。西医诊断为肺小结节。就诊时患者无咳嗽咳痰，无咯血胸痛，无胸闷气促，纳可，二便无殊，夜寐欠佳。舌质淡红，苔薄腻，脉弦滑。四诊合参，盖邪气犯肺，正气受损，邪气潜伏入里，客于肺络，痰、瘀、毒互结，渐生积聚。证属肺积-肺络瘀阻证。治当宣肺透邪，化瘀通络。药用：桂枝、酒白芍、浮萍、柴胡、酒地龙、乌梅、枸杞子、党参、茯苓、薏苡仁、石韦、女贞子各10g，紫草、葶苈子、炒土鳖虫、射干、地骨皮各5g，甘草3g，猫爪草30g，芦根15g。共7剂，每日1剂，水煎服，早晚分服。二诊时诉服药后无明显不适，睡眠改善。在后续诊治中逐步加入山慈菇、猫人参、藤梨根、土贝母，并加入大枣、砂仁等保护脾胃。中医治疗4个月后，患者于2022年6月29日复查胸部CT，显示右肺上叶后段10mm×6mm实性结节完全吸收。

按：本病虚实夹杂，痰、瘀、毒互结积于肺络。桂枝、白芍调和营卫，疏通腠理；浮萍入肺经，轻浮升散，善开毛窍；柴胡药性轻浮，透表外出，和解表里，为祛除伏邪要药，且疏肝解郁，缓解患者焦虑情绪；以上取柴胡桂枝汤意，巧妙地融合了小柴胡汤和解少阳的核心功效以及桂枝汤调和营卫的独特优势，在小柴胡汤和解少阳枢机基础上，桂枝汤调和营卫，共同御邪。葶苈子利水消痰，味辛散结，破坚逐邪力强。芦根清泻肺热而不伤津。石韦，清金泄热。射干降逆开结，善利肺气。枸杞子、女贞子、地骨皮、猫人参、藤梨根清热解毒。猫爪草、山慈菇、土贝母解毒，化痰，散结。《神农本草经》："紫草……主心腹邪气，五疸，补中益气，利九窍，通水道。"既能清血分热毒，且通利力强。用酒地龙、炒土鳖虫破血剔络；党参、茯苓、薏苡仁、大枣、砂仁、甘草等补脾益气，培土生金。乌梅、枸杞子、女贞子、地骨皮敛肺生津，以防宣肺辛散太过，损失阴液。本方化痰、祛瘀、解毒并行，宣肺通络，透邪外出，辅以健脾补肺，故能获良效。

（徐凯丽整理）

第五章

肿　瘤

第一节　从少阳论治早期肺积的理论探讨和应用

随着低剂量螺旋CT作为肺癌筛查公认的标准工具的广泛应用,我国肺部肿瘤的确诊时间不断提前。《灵枢·卫气》曰:“积不痛,难已也。”《金匮要略·五脏风寒积聚病脉证并治》曰:“积者,脏病也,终不移。”从中医学角度来看,多将肿瘤归于“积”,肺部之肿瘤乃属“肺积”。

一、关于积与肺积

积聚,教科书上的定义是以腹内结块或胀或痛为主要特征的一类病证。关于积,《素问·举痛论》曰:“寒气客于小肠膜原之间,络血之中,血泣不得注于大经,血气稽留不得行,故宿昔而成积矣。”《灵枢·百病始生》曰:“卒然多食饮则肠满,起居不节,用力过度,则络脉伤……阴络伤则血内溢,血内溢则后血。肠胃之络伤,则血溢于肠外,肠外有寒,汁沫与血相抟,则并合凝聚不得散,而积成矣。”《灵枢·百病始生》曰:“留而不去,传舍于肠胃之外,募原之间,留著于脉,稽留而不去,息而成积。”阐明积位于腹部,舍于肠胃之外,募原之间。

那么肺积位于肺之何处?依腹部之积推论,当位于胸腔之内、肺管之外、募原之间。故肺积早期症状隐匿,并不影响肺气之宣降,故无咳嗽上气等肺系症状。

《诸病源候论》云:“积聚者,由阴阳不和,腑脏虚弱,受于风邪,搏于腑脏之气所为也,……诸脏受邪,初未能为积聚,留滞不去,乃成积聚。”示积聚乃外邪留而不去,与腑脏之气相搏,内外之邪所结而成。周禄荣等从《内经》认识到，邪气与脏腑经络气血共同作用的“结”病机，是积聚类疾病发生发展的枢机。

从外邪论，《灵枢·百病始生》：“积之始生，得寒乃生，厥乃成积也。”《诸病源候论·寒疝积聚候》曰：“积聚者，由寒气在内所生也。”示诸积与寒邪最切。肺居身之高位，《灵枢·邪气脏腑病形》曰：“邪气之中人高也。”黄元御云：“身半以上，风邪中之，故曰邪中人高。”肺之积除与寒邪相关之外，与风邪关系密切。

从内邪论，《灵枢·百病始生》曰：“温气不行，凝血蕴里而不散，津液涩渗，著而不去，而积皆成矣。”《〈伤寒论〉考证》曰：“凡云结者，谓邪气与物相结聚也。物者何？水血是也。”人体各组织器官，既赖经脉运行气血，又赖三焦腠理输送津液，气血津液无论生理、病理，都是生命整体的重要中介，外邪入里，必依水血痰食以为渊薮；而脏腑失调，又是水血痰食滋生的内在原因。病邪久稽，三焦气机不畅，津随气行，津不行则为痰饮；血随气运，血不行则为瘀衃；外内合邪，缠绵难解，水血相依，胶着不化，著而成积。

积证初期可在很长一段时期无症状，《伤寒论》曰：“血弱气尽，腠理开，邪气因入。”少阳阶段人体正气已虚但又非大虚，尚可与邪气相争，时有进退，出入不定。这种正邪相争的状态不若太阳病正邪在肌表激烈抗争，亦不若阳明病里热亢盛，故症状并不激烈明显。《伤寒贯珠集》云：“少阳之邪，在半表半里之间，欲出表而不遽出，欲入里而未遽入。”正是这种徘徊不定的隐匿状态，导致少阳病可能会在相对长的一段时间内相对稳定但又迁延不愈。

二、关于肺积的治疗原则

积证的中医治疗有两个原则，一是《素问·至真要大论》提出的“坚者削之”“结者散之”“留者攻之”，积属有形实邪，当用化痰消瘀、软坚散结之法。二是《医宗必读·积聚》提出的“初者，病邪初起，正气尚强，邪气尚浅，则任受攻；中者，受病渐久，邪气较深，正气较弱，任受且攻且补；末者，病魔经久，邪气侵凌，正气消残，则任受补”，根据积的分期或攻或补或攻补兼施。

国医大师刘嘉湘于 20 世纪 80 年代提出肺癌是一种全身属虚、局部属实的疾病，肺癌的虚以阴虚、气阴两虚为多见。抓住“因虚致瘤”这一根本病因，提出“扶正为主，祛邪为辅”的肿瘤治疗大法，认为肿瘤治疗的关键问题是如何在不伤正气的前提下消灭癌肿。由于当时诊断条件所限，故刘氏所治患者多为肺癌晚期。

那么早期肺积的治疗方法是否与晚期肺积类同？是否仅是药力峻缓之别？《景岳全书》曰："积以寒留，留久则寒多为热。"《杂病广要·积聚》曰："大抵积之初固为寒，而积之久则为热矣。"《证治汇补·积聚》曰："初起为寒，宜辛温消导，久则郁热，宜辛寒推荡。"可见积聚初成与日久，寒热竟异，治疗早期肺积与晚期肺积的方法必大相径庭。或曰《素问·阴阳应象大论》云"阳化气，阴成形"，是否当以附桂等大热之品以治？《杂病广要·积聚》云："人有积块疝气心腹等证者，虽多服久服附子、姜、桂等热药，而不发药毒，不生他病，然本病日深者，何也？曰：诸积诸痛，喜温而恶寒，热药与病情相合，积久成郁而大邪深矣。郁热既深，则见寒愈逆，见热愈喜，两热相从，故不生他病，所谓亢则害，承乃制，火极而似水者也。然真气被食，阴血干枯，病日深痼而不可为矣。世人不识，但见投热不热，误认为沉寒痼冷而益投之，至死不悟。"由此可见，大积已成，辛热药物的使用反不适合，由于阴血干枯，病日深痼，此时更宜大补元气、阴精以扶正，这也部分解释了刘嘉湘前辈应用培补气阴法治疗晚期肺癌获效之机理。

三、早期肺积从少阳论治的理论探讨

位于膈上之肺积与位于膈下之腹部癥积的治疗方法是否有别？《本经疏证》："皮有分部，脉有经纪，焉得上下无别乎。胸中者，阳之府，天气主之，腹中者，阴之府，地气主之。"又云："结于上者多属阳，结于下者多属阴。"胸部属于高位，《素问·阴阳应象大论》云："其高者，因而越之。"故当向上、向外通过外解的方法由内达表，因势利导而治。

肺积早期初成阶段，内外合邪不久，水血痰食结合尚松，治当厘清内外，并达邪外出，譬若芒刺在肤，亟当拔之而后快。《素问·阴阳应象大论》云"因其轻而扬之""其有邪者，渍形以为汗"，可否通过解表法发汗，化有形为无形？《景岳全书》曰："风以致积，积成则证已非风。"肺积之成，外邪必与体内水血痰食相胶结，若单升散解表，则表虽松解，积聚亦将留着而不去。肺积舍于上焦，位于胸内肺外募原，属少阳三焦经，少阳病位在半表半里，而太阳法作用于肌表，难以深入病位，用太阳法治少阳病犹如隔靴搔痒。故治疗早期肺积一方面要治积，如化痰消瘀、软坚散结等，另一方面以和解少阳法运转枢机。和解少阳即是将位于半表半里之积聚通过宣展枢机、往外透达的方法达表外出。小柴胡汤以大剂柴胡升举少阳之气，通过转运少阳之枢引邪外出，故柯韵伯称小柴胡汤为“少阳枢机之剂，和解表里之总方”。《伤寒论》中方后加减法中，他药尽可去，唯柴胡不可去也，小柴胡汤本意以和解祛邪为主，又保少阳不灭，且对于位于上焦之肺积来说，柴胡剂的通上焦功效更发挥着至关重要的作用，《伤寒论》云：“阳明病，胁下鞕满，不大便而呕，舌上白胎者，可与小柴胡汤。上焦得通，津液得下，胃气因和，身濈然汗出而解。”言明小柴胡汤正是通过“通上焦”而起作用。

柴胡桂枝汤出于《伤寒论》第 146 条：“伤寒六七日，发热，微恶寒，肢节烦疼，微呕，心下支结，外证未去者，柴胡桂枝汤主之。”该方原治外感表证未能及时治疗，入于半表半里少阳经之分野，表证还没完全消退，少阳证已具者。《本经疏证》曰：“盖太阳者，诸阳之长也；少阳者，阴阳之轴也。虚劳癥癖，病深在内，虽无与于诸阳，然病气深伏，不使从阳分消以杀其势，欲专精毕力，群萃攻之，旷日持久，未见其成，猝为他气所乘，以致败者，盖亦多矣。太阳实统营卫，营卫行于身，日夜共五十周，无间不入，无微不至。太阳既治，营卫经由病所，病必避而让之，此其时岂不能稍稍带去病根，积微成著，未见其必无功也。何况少阳能转阴阳之枢机，使升降各得其所，不更能带去病邪耶？”且肺结节可为多发性，正如《本经疏证》所言：“坚去而枢机不转，则病邪与气血相溷，必复结于他所为患”，故云“欲攻坚者，转枢机为要”。

再言芍药，芍药除《神农本草经》直言“破坚积”外，《本经疏证》云具“破阴凝”之功。陆渊雷《伤寒论今释》云：“桂枝汤之主药，易知为桂枝、芍药二味。论中太阳正方，无不用桂枝，而不必皆用芍药，是知桂枝为发表解肌所必需。”“顾芍药无发表之效，其配伍桂枝而为本方之主药，果何所取耶？”陆氏曰：“邹氏《本经疏证》云，能破阴凝，布阳和，阴气结则阳不能入，阴结破则阳气布焉，是布阳和之功，又因破阴凝而成也。”陆渊雷认为，据邹氏之说，芍药破阴凝，即指能分解已经抟结之内外之邪，水血皆属阴，凝即结合。诚如《本经疏证》所云：“盖用阳药以破阴结，则有便厥、咽干、脚挛急之患。徒通阳气，不破阴结，则有汗多亡阳之祸。兹则芍药之功能，非他所克代矣。”此正陆氏经“苦思力索而得”“太阳方用芍药之理”：“凡不需要芍药之太阳病，如麻黄汤证、大青龙汤证，病状虽似来势汹汹，然一经发汗，可以霍然径愈。独至桂枝汤、葛根汤、小青龙汤诸证，病势似乎并不重，反而比较淹滞，不能药到病除，今知乃内外之邪结与不结之故耳。”

治疗早期肺积，当重视和解少阳法，以运转枢机外解，在化痰消瘀散结等常规治积的基础上，加用柴胡桂枝汤，以柴胡剂将半表半里之病气转枢至肌腠，以桂枝汤之解肌，助柴胡剂达邪外出，并借卫阳之力以攻邪，使从阳分消以杀其势，为早期肺积的治疗控制，或逆转肺积进展，以及术后预防新发肺积等方面提供新的思路。

四、临床应用

肺部肿瘤作为一种复杂的全身性疾病，其发生发展与气机失调、痰瘀互结、正气亏虚等中医病机密切相关。中医认为肺癌的形成是多种因素长期相互作用的结果。正气亏虚使人体的防御能力下降，容易受到外邪的侵袭；邪气乘虚而入，在体内积聚，扰乱人体正常的生理功能；气机失调，影响三焦的调畅，气滞痰凝；气血失调导致气血运行不畅，瘀血阻滞，为肿瘤的滋生提供了土壤；痰瘀凝滞则进一步加重了体内的病理状态，使病情愈发复杂。而在这一系列复杂的病理变化中，少阳枢机不利、气机不畅往往成为了推动病情发展与变化的关键环节。

在临床实践过程中，还需要根据患者的具体临床表现进行灵活的辨证加减。初病气结在经，久病血伤入络，痰瘀互结与脉络相搏，结聚成块，聚而不散，脉络不通。在肺癌病程中，因气机失调，气行不畅，则致血行不畅，气血瘀结，形成瘀积，长久以往，形成毒结，遣方用药时，治气药常配伍治血药，注重气血同调。常用的活血化瘀药有牡丹皮、丹参、赤芍、桃仁、鬼箭羽等。且肺络狭小迂曲，外邪入络易伏难除，叶天士曾云：“病久则邪风混处其间……当以虫蚁疏络逐邪。”如水蛭、虻虫、土鳖虫、鳖甲等。由于病位于肺胸膈上，必有痰浊，故常加用葶苈子、半夏、山慈菇等化痰散结。若患者咳痰症状较为明显，可加入苦杏仁、桔梗、贝母等药物；若胸痛症状严重，可添加延胡索、郁金、丹参等药物；若患者表现出气阴两虚的症状，可选用麦冬、五味子、太子参等益气养阴之药；若热毒较为旺盛，则可加入金银花、连翘、重楼、肺形草等清热解毒之品。

综上所述，从少阳学说出发，运用小柴胡汤或柴胡桂枝汤加味治疗肺部肿瘤，具有一定的中医理论基础。在临床实践中，通过灵活运用辨证论治的方法，根据患者的具体情况进行精准的辨证加减，能够取得一定的治疗效果，有效改善患者的症状，提高患者的生活质量。同时笔者也应清醒地认识到，肺部肿瘤是一种复杂的疾病，中医治疗肺部肿瘤不能孤立地进行，应全面综合地考虑患者的整体情况，积极与西医学的治疗方法相结合，如手术、化疗、放疗、靶向治疗等，实现中西医优势互补。通过这种综合治疗模式，能够进一步提高治疗效果，延长患者的生存期。同时，为了更好地发挥中医在肺部肿瘤治疗中的作用，还需要进一步开展深入系统的研究，从基础理论、临床实践、作用机制等多个层面进行探索，为中医治疗肺部肿瘤提供更为坚实可靠的科学依据，推动中医在肿瘤治疗领域的不断发展创新，为更多的肺部肿瘤患者带来康复的希望。

（李伟林）

第二节　以肠癌为例谈“标本中气”学说及应用

对“标本中气”学说的论述，首见于《素问·六微旨大论》《素问·天元纪大论》及《素问·至真要大论》，为后世医家不断探究与挖掘其内涵提供了理论基础，深度融合了传统哲学理念与临床实践智慧。深入钻研这些经典，或许能为肠癌的中医药治疗开辟一条独具特色的路径。

一、“标本中气”学说的理论内涵

“标本中气”学说构建起了一套独特的自然与人体生理病理关联的体系。自然界的六气，即风、寒、热、湿、燥、火，是谓本气，作为六气最本质的固有属性，是其特性的根源所在。例如，火（热）本气具有温热、向上、炎上的特性，这是其区别于其他气的根本特质。标气，则是与本气相对应的三阴三阳之气，生动展现了阴阳之间相互依存、相互制约的微妙关系。中气，乃是与标气互为表里的三阳三阴之气，反映出脏腑之间在生理功能与病理变化上的紧密内在联系。以阳明经为例，阳明之上，燥气为本，太阴为中气，阳明经以燥气为本，与燥气相对应的阳明经气则为标，太阴经气作为与阳明标气互为表里的经气，是谓中气。

二、从“标本中气”学说看肠癌的病因病机

《素问·至真要大论》:“是故百病之起,有生于本者,有生于标者,有生于中气者。”肠癌的发病机制极为复杂,从“标本中气”学说的独特视角深入剖析,其病因病机涵盖了标气、本气、中气的多重失调,是多种因素相互作用的结果。

1. 标本失衡 大肠腑为大肠经所属,位于大腹与小腹之内,根据经络分布主要与手阳明大肠经、足太阴脾经、足厥阴肝经三经有关,此三经患病都会影响到大肠。《素问·天元纪大论》:“厥阴之上,风气主之;少阴之上,热气主之;太阴之上,湿气主之;少阳之上,火气主之;阳明之上,燥气主之;太阳之上,寒气主之。”《灵枢·经脉》:“大肠手阳明之脉……下入缺盆,络肺,下膈,属大肠。”阳明经气病,则肠道燥热,津液被大量灼伤,肠道因缺乏津液的滋润而变得干涩,大肠长期处于这种阳明燥热的状态下,糟粕无法顺利排出体外,肠道内的废物和毒素不断积聚,对肠道黏膜产生强烈刺激,导致肠道黏膜细胞发生病变,进而引发肠癌。而肠癌形成之后,由于肿块的阻塞,大肠传导功能受到严重影响,腑气不通,阳明经气为病,阳明之上,燥气主之,进一步加重了肠道的燥热征象,出现不同程度的便秘。

脾主大腹,右半大肠居于大腹之内。《素问·天元纪大论》:“太阴之上,湿气主之。”太阴湿气内蕴,会严重影响脾胃的运化功能。脾胃无法正常运化水谷和水湿,使得大量水湿停滞在肠道内,阻碍了肠道的正常传导功能,导致大便溏稀、黏滞不爽等症状出现,肠道阴湿日久会进一步损伤肠道的阳气,使肠道阳气虚损,在这种阳气不足的状态下,严重影响了肠道的消化和排泄功能,使肠道内的环境变得异常,为肠癌的发生提供了适宜的土壤。右半大肠患上肠癌后,常有便溏泄泻、畏寒肢冷、困倦乏力、舌淡、苔白、脉弱等脾阳虚弱的表现。

《灵枢·经脉》:“肝足厥阴之脉……循股阴,入毛中,环阴器,抵小腹,挟胃属肝络胆。”阴器、小腹是大肠下段所居范围。《素问·天元纪大论》:“厥阴之上,风气主之。”结肠下段和直肠居于小腹内,为厥阴经所行处,厥阴经为阴尽阳生的特殊阶段,厥阴经气直接影响着阴阳之气的顺接。一旦厥阴经气不畅,阴阳的交接就会受到阻碍,从而导致人体出现寒热错杂、虚实夹杂、风气内动的复杂证候。在肠癌患者身上,这些病理变化往往表现得

十分明显。例如，患者常常会出现腹部疼痛的症状，疼痛性质多样，可为胀痛、刺痛或隐痛，且疼痛发作无规律，时而加剧，时而缓解，如风气之变化多端，难以消散。疼痛发作时，喜温喜按，得寒或受凉风则痛增，得温疼减，似为寒象；又伴有口干口苦、心烦失眠等阳热表现。这种寒热并存的症状表明患者处于厥阴寒热错杂的病理状态。同时，还伴风气在腹中的积聚走窜，正是厥阴气机逆乱动风的典型表现。《素问·风论》载："久风入中，则为肠风飧泄。"结直肠癌发为肠风下血亦甚多见，盖厥阴肝木生风，风气煽动而血下。

2. 中气失常 《素问·六微旨大论》提到"阳明之上，燥气治之，中见太阴""太阴之上，湿气治之，中见阳明"。太阴是燥气阳明之中气，阳明是湿气太阴之中气。若阳明经燥气太过，会灼伤太阴经的津液，导致脾胃阴虚、运化失常；太阴经湿气内盛，又会阻碍阳明经的正常传导。阳明燥气与太阴湿气失调时，肠道内的燥湿平衡被彻底打破，这种肠道燥湿平衡的紊乱，会诱发肠癌的发生。而肠癌患者，或腹泻，或便秘，或腹泻便秘交替的现象也十分普遍。

《素问·六微旨大论》又云："厥阴之上，风气治之，中见少阳。"左半结肠和直肠位于厥阴经所过之处，除了腹中窜痛、大便急迫、脉弦等风气的表现外，还可影响少阳经病，可见火气表现，火热之气过盛，不仅向上熏蒸，出现口干、口苦、咽痛等症，还会向下波及肠道，火气迫于下，导致热毒在肠道内蕴结，损伤肠道组织，进而引发病变，引发肠癌的风险相对较高。灼伤肠道脉络，使脉络破损，血液溢出，可见纯血痢而急迫下重，或下痢脓血而下重，常伴腹中阵作急痛，或少腹拘急而尿血。

三、基于"标本中气"学说的肠癌治疗策略

在肠癌的治疗过程中，依据"标本中气"学说，精准把握本气、标气和中气的失衡状态，并针对性地调整其平衡，是恢复肠道正常功能、治疗肠癌的关键所在。

1. 针对湿犯太阴的治疗 湿气为本者，治疗宜采用化湿运脾之法，方可选平胃散或胃苓汤。胃苓汤出自《丹溪心法》，由平胃散（苍术、厚朴、陈皮、甘草）合五苓散（茯苓、猪苓、泽泻、白术、桂枝）组成，具有健脾燥湿、利水渗湿的双重功效，适用于湿浊中阻、脾失健运之泄泻。《医宗必读》提出治

泻九法，其中“淡渗”“燥脾”二法正合胃苓汤组方思路。苍术苦温燥湿，健脾运脾，为祛湿要药，《本草纲目》言其“除湿发汗，健胃安脾”。厚朴行气化湿，消胀除满，与苍术相配，增强燥湿之力。茯苓、猪苓、泽泻三药协同，利水渗湿，使湿邪从小便而去，体现“利小便以实大便”之法。白术健脾益气，与茯苓配伍，增强补脾祛湿之效。桂枝通阳化气，助膀胱气化以利水湿。陈皮理气和胃，甘草调和诸药，防温燥伤阴。全方以“燥湿利水”为主，兼顾健脾理气，适用于湿邪困脾、气机阻滞之泄泻，尤其对便溏腹胀、舌苔白腻者效果显著。

若太阴病，阳气不足，阴无所化，寒从中生，直中脾胃，脾阳受损，脾虚阳气下陷，不能统血，而致下血、脘腹冷痛、呕吐、腹泻等症。太阴之治，“宜四逆辈”，治疗应以温阳散寒为基本原则。附子理中汤等方剂在临床应用中效果显著。附子理中汤中，附子大辛大热，温肾助阳，散寒止痛，为温阳散寒之要药；干姜辛热，温中散寒，助附子温阳之力；人参、白术、甘草健脾益气，补后天之本，以助阳气生长。还可与吴茱萸汤合用，附子、干姜、吴茱萸等药物的强大温阳散寒作用，能够迅速振奋阳气，驱散肠道内的寒邪，使肠道气血恢复正常运行。

2. 针对燥犯阳明的治疗 《伤寒论》言：“阳明之为病，胃家实是也。”肠癌患者常见便秘、腹胀痛拒按，此因癌肿阻塞肠道，气滞血瘀与燥屎互结，形成“阳明腑实证”，对于肠燥的患者，治疗重点在于滋阴润燥、润肠通便。麻子仁丸、增液汤等方剂在临床应用中疗效显著。麻子仁丸中，麻子仁味甘性平，质润多脂，润肠通便，为君药；苦杏仁苦温润降，既能降肺气以助大肠传导，又能润肠通便，与麻子仁相须为用；白芍养血敛阴，缓急止痛，可防止大便干结对肠道的损伤，方中大黄、枳实、厚朴为小承气轻泻热结、行气除满。增液汤中，生地黄甘寒质润，滋阴清热，壮水制火；玄参咸寒，滋阴降火，润燥软坚；麦冬甘寒，养阴生津润燥。两方合用，既补阴液之不足，又通肠道之燥结。

3. 针对风犯厥阴的治疗 厥阴之治较为复杂，厥阴为阴之初尽，即为阳之初生，与少阳同为相火游行之部，即为风木主化之经。厥阴经属阴而脏不寒，每多阴阳错杂、寒热互形之证。而尤重在厥、利两端。其下利亦属热者多，故其于热利下重，便脓血，必用白头翁汤之连、柏。三阴中少阴多内真寒外假热，其间阴盛格阳；厥阴多内真热外假寒，其间阳盛格阴。寒热错杂者,往往见气分有风寒,血分有风热,或为阴阳毒者。乌梅丸出自张仲景《伤寒论》厥阴病篇,原为蛔厥、久利而设,清代柯琴将其称为厥阴主方。由乌梅、细辛、干姜、黄连、当归、附子、川椒、桂枝、人参、黄柏共计十味药组成,辅以苦酒、米饭、蜜,辛甘合法,寒热共投,补泻兼施。

4. 针对中气的调理 燥(本)犯阳明(标),太阴湿气为中气;湿(本)犯太阴(标),阳明燥气为中气。阳明燥气与太阴湿气前已详述。亦有阳明燥气与太阴湿气不和者,治疗当以润燥相济、健脾和胃为原则,如平胃散合麦门冬汤加减较为合适。平胃散中,苍术辛苦温,燥湿运脾,为君药;厚朴苦辛温,行气除满,助苍术燥湿运脾之力;陈皮辛苦温,理气和胃,燥湿化痰;甘草甘平,调和诸药。麦门冬汤中,麦冬甘寒质润,养阴生津,润肺益胃;半夏辛温,降逆下气,化痰散结,虽性温,但与大量麦冬配伍,去性存用,且能制约麦冬之滋腻;人参、甘草、大枣益气健脾,粳米养胃和中。两方合用,平胃散燥湿运脾,麦门冬汤滋阴润燥,使肠道内的燥湿平衡得以恢复,脾胃功能调和,肠道的消化和排泄功能恢复正常。例如,对于大便干结与泄泻交替出现,伴有胃脘胀满、食欲不振等症状的患者,通过平胃散合麦门冬汤加减治疗,可有效改善症状。

厥阴风木之中气为少阳。《素问·天元纪大论》:"少阳之上,火气主之。"少阳火动,可表现出高热、口渴、大便干结、便血鲜红、胸胁胀满、口苦、舌红苔黄、脉数等火热之症;治疗应以清热泻火、解毒凉血为主要原则。可选用黄连解毒汤等方剂进行加减。黄连解毒汤中黄连、黄芩、黄柏、栀子均为清火解毒的要药,能够迅速清除肠道内的热毒。同时,佐以赤芍、牡丹皮等凉血化瘀之药,以防止热毒灼伤血络,避免出现出血等并发症。

四、临床应用中的灵活运用与综合治疗

在肠癌的实际治疗过程中,患者的病情千变万化,需要医生根据具体情况灵活运用"标本中气"学说。如直肠癌初诊患者,开始是火热亢盛表现,治以清火为主,随着病情的发展,患者可能出现面色苍白、四肢冰凉、腹痛喜温喜按、大便溏稀等症状,此时本气已转为阳虚寒凝,标气变为太阴证,治疗方案应及时调整为温阳散寒,选用附子理中汤、吴茱萸汤等方剂扶阳抑阴,加入肉桂、淫羊藿等药物。这种动态调整治疗方案的方式,使治疗始终贴合患者的病情,提高治疗效果。

同时，中医药治疗肠癌绝不能孤立进行，应与西医学的治疗方法紧密结合。手术作为肠癌治疗的重要手段，能够直接切除肿瘤，快速缓解肿瘤对机体的压迫。放疗和化疗则可以通过放射线或化学药物杀死癌细胞，控制肿瘤的生长和扩散。然而，这些西医学治疗方法也不可避免地会给患者带来一系列副作用，如手术创伤导致患者身体虚弱，放疗引起放射性肠炎，化疗导致恶心呕吐、骨髓抑制等。

中医药在这一过程中能够发挥独特优势。在手术前后，通过中医药调理，增强患者的抵抗力，促进术后身体恢复。在放疗和化疗期间，中医药可以减轻患者的不良反应。例如，运用旋覆代赭汤、橘皮竹茹汤等方剂，可有效缓解化疗引起的恶心呕吐症状；使用八珍汤等方剂可提升患者的白细胞、血小板等血细胞水平，减轻骨髓抑制，提高患者的生活质量。通过中西医结合，充分发挥中医药与西医学各自的优势，能够显著提高肠癌的治疗效果，减轻患者的痛苦，提高患者的生活质量，延长患者的生存期。

中医学“标本中气”学说为肠癌的中医药治疗提供了丰富的理论依据和独特的治疗思路。在临床实践中，医生应准确辨证，根据患者本气、标气和中气的具体情况，合理选用药物，进行综合调理，以达到更好的治疗效果。

（李伟林）

第三节 “三辨”“三期”治疗肠癌经验

肠癌是指发生在结肠或直肠的恶性肿瘤，属于消化系统癌症，主要包括结肠癌和直肠癌。其发病与遗传、饮食习惯、肠道疾病等因素相关。现将我们分步分期中医辨结直肠癌的思路和临床经验作一简述，与同道分享。

一、结直肠癌临证三辨

结直肠癌隶属于中医学“肠覃”“五积”“癥瘕”“积聚”“肠风”“脏毒”“痢疾”“滞下”等范畴。《灵枢・水胀》说：“肠覃何如？岐伯曰：寒气客于肠外，与卫气相搏……瘜肉乃生。其始生也，大如鸡卵，稍以益大，至其成，如怀子之状，久者离岁，按之则坚，推之则移……”《诸病源候论・癥瘕病诸候》记述："癥者，由寒温失节，致腑脏之气虚弱，而食饮不消，聚结在内，染渐生长块叚，盘牢不移动者，是癥也。言其形状，可征验也。"《外科证治秘要》记载："肠风、脏毒大便下血，血色鲜者，谓之肠风。血色污黯，谓之脏毒。皆湿热而成。"上述中医病症不尽相同，病因却不外乎外邪、饮食不洁、情志不遂、脏腑亏虚等内外因，湿热之邪是病机发展的关键。内因、外因相互作用，无形湿热之气留连肠道，阻滞气机，湿热相搏凝于积，或伤于气，伤于血，此期以邪实为主，正气虽虚亦轻微，故以腹胀、便秘、脓血便，或腹部肿块固定不移，疼痛拒按为临床表现，属结直肠癌早期。笔者重视正气在肿瘤的发生、发展中起决定作用，中医认为"正气存内，邪不可干"，肿瘤的发生乃因正气不足，邪气踞之，若正邪相争剧烈，邪盛正虚，病情进一步发展，毒结蕴热，热伤肠络，正气亏虚愈明显，亦可表现为肛门重坠、便血、下利、癌毒扩散、少气虚弱、形瘦肉脱等，属结直肠癌中晚期。因此，笔者认为结直肠癌应首先进行虚实辨证，根据邪正盛衰、虚实强弱，分清病势走向，次辨在气在血以明病位，三辨标本中气以对因施治。

1. 首分虚实 《素问·通评虚实论》说："邪气盛则实，精气夺则虚。"虚实辨证属八纲辨证总纲领，分析疾病过程中邪正的虚实关系，是辨证的基本要求，贯穿于疾病发展始终，通过虚实辨证，可以了解病体的邪正盛衰，为治疗提供依据。肿瘤患者病变多端，单纯用气血、六经、脏腑等辨证无法将其准确概括。结直肠癌乃无形湿热之气蕴蓄肠胃，若下痢无度，误以大下，必亡津液，伤其气血；若初起之时始当推荡，误用温补收涩，则湿热愈深。笔者认为结直肠癌发病过程乃正邪相争过程，初期多表现以邪实为主，无形湿热之气壅塞肠道，气积难消。病变发展后期邪愈胜，正愈弱，下血日久，阴虚愈深，大肠津涸；若身冷脉沉，水泻脓血者，病必传至太阴少阴，为虚。首分虚实，邪气坠下者，圊后少减，未几复甚，里急不得便者，为实；虚努不收者，圊后不减，以得解愈虚故也，里急频见污衣者，腹不胀，缓痛喜按者，为虚；腹胀恶食，急痛拒按者，为实；小便清长、形色虚薄者，为虚；小便灼热，津液干涸，形色短赤者，为实；新病质强，脉强而实者，为实；久病质弱，脉弱而无力者，为虚。虚实细详之，而后不淆也。

2. 次辨在气在血 临床上结直肠癌通常以大便性状改变为首发症状，表现为大便干或稀，带或不带黏液脓血便，次数异常等，当归属"下痢白物、赤物或大便秘结"等。笔者认为结直肠癌下痢赤白之分，关键在于湿热之气积于气分、积于血分之别，若痢下白物，则积于气分；若痢下赤物，则为血分。笔者认为结直肠癌发病与脾胃、肺、肝等五脏功能盛衰密切相关，谓脏不受病，腑先受之。其一，大肠为中宫作传导之官，脾胃之化物入于大肠，湿热蕴结日久，足阳明清气受损，虚则不能升发透达于四肢腠理，下陷于大肠，大肠之血随气陷，湿热下注，气滞于肠络，初起清散白物、清阳不举为多，日久血虚生内热，肠络受损，则血先粪而至；其二，厥阴肝脉，绕后阴，肠与胞室并域而居，是以肝经与肠亦相干涉，肝气郁滞，肝经血热渗入大肠，热与血结，湿热蕴肠，伤于阴分，故厥而呕，胸胁胀满而后必便血；其三，手阳明大肠经络肺，大肠之所以传导者，全赖肺气之清降，肺气郁闭，肺热内生，热传大肠，伤及阴分，故肠道燥涩，秘结不通，中满喘嗽，甚则下血。

3. 三辨标本中气　“标本中气”学说源于《素问·六微旨大论》《素问·天元纪大论》《素问·至真要大论》中的三段，自然界的六气风、寒、热、湿、燥、火是谓本气，标气则是与本气相对应的三阴三阳之气，中气乃是与标气互为表里的三阳三阴之气。以阳明经为例，《素问·天元纪大论》：“厥阴之上，风气主之；少阴之上，热气主之；太阴之上，湿气主之；少阳之上，相火主之；阳明之上，燥气主之；太阳之上，寒气主之。”笔者认为大肠腑发生结直肠癌，根据经络分布主要与手阳明大肠经、足太阴脾经、足厥阴肝经三经有关，标病主要是此三经为病，外因主要为相对应的燥邪、湿邪、风邪等本气为病。根据此学说，会导致与阳明、太阴、厥阴相对应的太阴、阳明、少阳等三中气相须为病，“少阳之上，相火主之”，则又可见火热为患，所以结直肠癌病情较为复杂，外因当分燥、湿、风、火，内又当分虚实、脏腑、经络循行，或为阳明，或为太阴，或为厥阴，或传少阳。

二、结直肠癌临证有三期

明代李中梓在《医宗必读·积聚》中提出了积聚分期治疗的原则：“初者，病邪初起，正气尚强，邪气尚浅，则任受攻；中者，受病渐久，邪气较深，正气较弱，任受且攻且补；末者，病魔经久，邪气侵凌，正气消残，则任受补……屡攻屡补，以平为期。”基于此，笔者提倡根据结直肠癌不同时期的症状特点分期论治，合理使用攻补法，使补益和攻伐有机结合。

1. 病邪初起，正强邪浅　笔者认为湿热蕴于肠道乃结直肠癌发病之关键，为疾病发生发展的基本环节，此期人体正气尚足，邪正相争，气机闭塞，瘀血凝络，为结直肠癌发病的早期，若伤于气者，无形湿热之气尚未与血搏结，肿块尚未显形于外，故按之柔软，时有隐痛。若在血者，湿热之气滞于大肠，未有气不行血行者，瘀血渐生，包块初形，故触之质软，固定不移，胀痛不适。因病邪初起，正尚与邪相抗，故肿块多不扩散，局限于黏膜层及黏膜下层。故此期以湿热蕴结、湿热瘀结为主证。笔者以为此期邪实以湿热为重，丹溪谓《局方》例用热药为主，涩药为佐，用之于下痢清白者犹可。其里急后重，《经》所谓下重者，皆属于火，又加温热之药，非杀而何？故可得知，结直肠癌湿热之邪当分湿重热重，若湿重于热，小便清长，喜热畏冷；若热重于湿，小便黄赤，口渴喜饮，畏热喜寒，甚则热伤肠络或热凝血络；临床上还可兼见有太阳、阳明、少阳之证者。

治疗上，笔者认为早期结直肠癌湿热邪实为主，邪实正虚尚轻微，可伤及气分或血分，若用温补收涩，湿热愈炽；若误用承气汤大下后，正气损伤，而邪气不除；若分利小便，肠道津液枯涩，湿热滞涩愈深；若误认外感表证，发汗解表，耗其正气，邪气愈积。故始当推荡，强调急则治其标，在气者宜辛香行气，在血者宜活血辅以行气，若湿大于热，血为寒凝，漫入大肠而痢下白物，为病在气分，宜得辛通乃行，笔者常用胃苓汤酌加黄芩、土茯苓、地肤子、荆芥、薏苡仁、槟榔燥湿，以桔梗、枳壳、青皮、香附等行气开郁。若热重于湿，热凝肠络，瘀血内生，瘀热相搏，迫血下行，病在血分，轻者用四物汤加地榆、槐角、牡丹皮等滑利其血以活血；重者宜黄连解毒汤，酌加大黄、赤芍滑利其血，并以防风、枳壳疏理其气。祛湿活血亦不忘清热之源，若兼见太阳表证之邪热下利者，加羌活、紫苏、生姜轻清走表；表现为阳明邪热下利者，用葛根黄芩黄连汤透邪外达；表现为少阳郁热下利者，用小柴胡汤和解表里，合逍遥散疏肝健脾柔肝；厥阴热利者，用乌梅丸平肝息风，或龙胆泻肝汤清肝胆湿热，或白头翁汤清肠消风，取其风平火息血自宁之意。

2. 受病渐久，邪深正弱　病程愈久，滞气、瘀血、湿热、宿食等病理产物留结为积，癌毒渐生，克伐正气。癌毒既是致病因素，亦是病理产物，乃是结直肠癌发病过程的高度概括。湿热蕴结肠道，气血运行受阻，癌毒渐生，正不胜邪，故早期肿块由黏膜及黏膜下浸润至固有肌层。癌毒盘踞于肠道，必足阳明清气有所不足，正如《内经》曰“邪之所凑，其气必虚”，湿热之邪下陷于肠道，癌毒耗伤气血津液，脾虚血不固，故见肛门坠胀、便血、乏力等不适症状。故此期以湿热毒结与脾气亏虚证型为主，但脾之精气尚不及晚期之衰，仍以邪实为主。癌毒作为邪气，需分阴阳，《内经》曰“阳化气，阴成形”，张景岳言“阳动而散，故化气，阴静而凝，故成形”，根据“阳化气，阴成形”理论，笔者认为肿瘤的形成环境处于阳气亏虚的状态，阳气不足，无力行血、化津，成瘀生湿生痰，与癌毒互为胶结。此外，结直肠癌本就易迅速生长、侵袭扩散，《景岳全书》曰：“积以寒留，留久则寒多为热。”《杂病广要·积聚》曰：“大抵积之初固为寒，而积之久则为热矣。”指出癌积尚有炽热善行、易侵袭流注的阳性特征，故笔者强调中晚期结直肠癌病机之态势——迅速复制、恶性克隆为阴火，而非阴寒。

结直肠癌湿热毒结，清气不升，阴虚内热，肠道津液枯涸，若急以投之温补之物，即发鼓胀，为速死之道，因癌毒邪实未清，恐助邪之壅遏。《内经》所述“坚者削之，客者除之”“结者散之，留者攻之”，为早已确立之攻治大法，因此笔者治疗中期结直肠癌时提出“以毒攻毒”之法，当正弱邪强时，宜用潜行钻透、开窍通关之品，并引泻毒攻邪、破结化积之剂攻瘤气、破坚结、化沉积。钻透引发之剂宜选天龙、蜈蚣、全蝎等，削坚破积宜选鳖甲、穿山甲、牡蛎、山慈菇、急性子等。张从正于《儒门事亲》中谓“夫病之一物……或自外而入，或由内而生，皆邪气也，邪气加诸身，速攻之可也”，主张祛邪即扶正，治病善用汗、吐、下三法，笔者认为张从正之汗吐下三法，其意不止发汗、涌吐、泻下，而在于散邪、引邪、逐邪，故宜表里上下，纵横涤荡。张从正发汗善用防风通圣散、双解散，涌吐善用川芎茶调散、三圣散，泻下善用舟车丸、神芎丸，总以先攻后补，屡攻屡补，缓急应机，圆通活法，因时制宜，因势利导。对于癌毒属阴火者，笔者认为积之久则为热，中晚期结直肠癌有炽热善行、易侵袭流注的阳性特征，必以清热化湿解毒攻之，宜选用石见穿、半枝莲、半边莲、白花蛇舌草、龙葵、鸦胆子、白毛藤、山豆根、藤梨根等药清热降火解毒。因此期癌毒本伤正气，复因此期用药大多峻猛，易败胃气，在以毒攻毒同时，不忘顾护胃气。

3. 病魔经久，正气消残　结直肠癌迁延日久，癌毒愈深，西医治疗多选用放化疗手段，癌毒虽抑，然正气不复。脾为后天之本，肾为先天之本，脾主运化水谷，肾主紧固二便，大肠为传化之腑传送糟粕，故结直肠癌发病多与脾肾密切相关，且笔者以为正气亏损先累及脾，后迁及肾，正气亏虚乃结直肠癌发病的必然结果，正如夏子俊言“未有久痢而脾不虚者，未有久痢脾虚而肾阴不损、肾阳不亡者”，李士材云“在脾者病浅，在肾者病深”。故此期以气血亏虚、脾虚不摄、肾阴阳亏虚为主，起初因癌毒侵袭，正气消散，以脾胃亏虚及血虚为主，脾虚者，笔者善用四君子汤加升、柴或补中益气汤加减，使升降之道行，其痢不治自消矣，正如《医贯》中提到“东垣云：饮食有伤，起居不时，损其胃气，则上升清华之气，反从下降，是为飧泄……专用补中益气汤为主”。然未有气虚而血不虚者，盖因气能生血，血虚者用四物汤加人参、白术。若脾虚不摄，中宫不守，笔者常用黄土汤，方中白术、甘草健脾益气，附子温阳助气以恢复统摄之权，血虚生内火，使以黄芩清之。若肾阴阳亏虚者，以八味地黄丸加补骨脂、肉豆蔻。

笔者选取门诊的 134 例肠癌患者的 291 张处方，共 317 味中药，累计中药使用频次 6 475 次，在 291 张处方中，点击“医案统计”，选择“药物频次分析”，可得到该 317 味中药的使用频次统计。使用频次位于前 30 的药物，依次是甘草、半夏、党参、黄芩、蜂房、柴胡、黄连、白头翁、厚朴、秦皮、大血藤、黄柏、白术、茯苓、大枣、白芍、鳖甲、薏苡仁、木香、土茯苓、全蝎、陈皮、天龙、白花蛇舌草、牡丹皮、凤尾草、土鳖虫、地龙、桂枝、防风。数据挖掘整合出新方共 11 首，择前 5 方简述如下。新方 1：熟地黄、酸枣仁、枸杞子、黄芪、鹿角片、山茱萸，此方适用于结直肠癌晚期肝肾阴亏者。新方 2：火麻仁、枳实、紫苏子、山楂，此方适用于结直肠癌癌毒阻滞气血津液运行，病理产物积于大肠，肠燥津亏，因虚致秘便。新方 3：川芎、紫草、墨旱莲、胡黄连、楮实子，此方适用于结直肠癌患者热毒炽盛，伤及营阴，肝肾阴虚。新方 4：泽泻、秦艽、白薇、猪苓、防己，此方适用于结直肠癌早期湿浊蕴滞肠道者。新方 5：苦参、大血藤、败酱草、白毛藤根、半枝莲、瓜蒌子、丹参、预知子。此方适用于结直肠癌中晚期湿热酿毒蕴结肠道者。

（成丹整理）

第四节　虫类药治疗肿瘤的源流及临床应用体会

肿瘤，这一严重威胁人类生命健康的顽疾，长期以来都是医学领域的重点攻克对象。在漫长的医学发展历程中，中医药凭借其深厚的理论基础和丰富的实践经验，为肿瘤治疗开辟了独特的路径。

一、古代经典著作中的虫类药记载

我国药学开山之作《神农本草经》，早在千余年前就对众多虫类药进行了系统梳理。书中收录了斑蝥、蜈蚣、鳖甲、全蝎、水蛭等虫类药，详细记载了它们的性味、功效与主治，为后世在肿瘤治疗中应用虫类药奠定了理论根基。如"水蛭，味咸，平。主逐恶血、瘀血、月闭，破血瘕积聚，无子，利水道"，又如"鳖甲，味咸，平。主心腹癥瘕，坚积寒热，去痞、息肉、阴蚀、痔、恶肉"的记载，让后世医家明确了水蛭、鳖甲在破血逐瘀、消散积聚方面的独特功效。

东汉末年张仲景所著的《伤寒杂病论》，作为中医临床的经典典籍，为虫类药的应用提供了宝贵范例。在运用鳖甲煎丸治疗疟母时，张仲景巧妙地将鳖甲、蜣螂等虫类药纳入方剂之中。正如《金匮要略》所述："病疟，以月一日发，当以十五日愈，设不差，当月尽解。如其不差，当云何？师曰：此结为癥瘕，名曰疟母，急治之，宜鳖甲煎丸。"在这个方剂里，鳖甲滋阴潜阳、软坚散结，蜣螂破瘀消积，二者相辅相成，通过软坚散结、活血化瘀之效，有效应对疟母这种由疟疾日久不愈导致的气血瘀滞、癥瘕积聚之症，也为后世运用虫类药治疗肿瘤相关的积聚病症提供了重要的临床思路。

唐代孙思邈所著的《备急千金要方》是一部集唐代以前医学大成的著作。书中记载了用蜂房治疗恶疽、附骨疽等病症的经验。蜂房，味甘，平，有毒，具有攻毒杀虫、祛风止痛的功效。恶疽、附骨疽等病症多由热毒蕴结、气血凝滞所致，蜂房能够以毒攻毒，消散热毒，同时祛风通络，改善局部气血不畅的状况。这一记载，为虫类药治疗肿瘤相关的疮疡痈疽提供了极为重要的参考，也启发后世医家在治疗肿瘤合并感染、局部红肿热痛等症状时，合理运用蜂房进行治疗。

宋代的《太平圣惠方》是一部大型综合性方书，其中记载的"麝香丸"，以蜈蚣、全蝎等虫类药为主，用于治疗"风毒流注，骨髓疼痛，筋脉挛急"。疼痛是肿瘤患者常见且难以忍受的症状之一，而蜈蚣、全蝎等虫类药具有显著的通络止痛功效，它们能够深入经络，驱散风毒之邪，缓解经络的痉挛和疼痛，为后世运用虫类药治疗肿瘤疼痛提供了宝贵的思路。在临床实践中，医生们常常根据患者的具体病情，将蜈蚣、全蝎等虫类药与其他药物配伍，以达到更好的止痛效果。

明代医家李时珍倾其毕生精力著成的《本草纲目》,是一部具有世界影响力的药学巨著。在这部著作中,李时珍对多种虫类药进行了详细的考证和论述。例如,关于斑蝥,书中记载“以毒攻毒”。斑蝥性味辛,热,有大毒,具有攻毒蚀疮、逐瘀散结的功效。在肿瘤治疗中,斑蝥常用于消散坚硬如石的肿块,破散瘀血积聚。然而,由于其毒性较大,使用时必须严格控制剂量和炮制方法,以确保用药安全。李时珍的这些论述,不仅丰富了虫类药的药用知识,更为后世医家在肿瘤治疗中合理运用斑蝥等虫类药提供了科学依据。

清代的叶天士是温病学派的代表人物,他在临床实践中善于运用虫类药通络。在治疗积聚、癥瘕等病症时,叶天士常常选用地龙、土鳖虫等药物。他认为“久发频发之恙,必伤及络,络乃聚血之所,久病必瘀闭”。地龙具有清热定惊、通络、平喘、利尿的功效;土鳖虫则破血逐瘀、续筋接骨。叶天士巧妙地运用这些虫类药的特性,深入经络,搜剔瘀血,消散积聚,为治疗肿瘤相关的积聚病症提供了独特的治疗方法。他的这些经验被广泛记录在《临证指南医案》中,对后世医家的临床实践产生了深远的影响。

二、临床用虫类药治瘤经验分享

笔者治疗肿瘤常会用两类药,第一类为补益药,如龟甲胶、鹿角胶及阿胶等。对于肿瘤化疗后导致血小板以及红细胞、白细胞减少者,常用龟甲胶、鹿角胶、阿胶补血。但因为胶类药物多滋腻,影响脾胃运化功能,故可配伍砂仁、木香等使用。第二类为虫蚁药,如蟾皮、守宫、水蛭、地龙、土鳖虫、鳖甲、穿山甲、鼠妇、全蝎、蜈蚣等。

1. 借虫类药物毒性,以毒攻毒　中医学认为,肿瘤的发生主要是由于正气虚损,阴阳失调,六淫之邪乘虚而入,气滞血瘀,瘀阻络脉,痰气瘀毒胶结,日久形成肿块。治当遵《素问·至真要大论》“坚者削之,客者除之……结者散之,留者攻之”的原则。“毒”往往贯穿于疾病的始终。各个阶段的治疗均离不开攻毒。虫类毒药以攻病,借虫药血中搜逐,以通邪结、行滞气、破瘀消积,乃治疗积聚之要法。如斑蝥(斑猫),《神农本草经》谓其“主寒热,鬼疰蛊毒,鼠瘘,恶疮疽,蚀死肌,破石癃”。再如蟾(蛤蟆),《神农本草经》云“味辛,寒。主邪气,破癥坚血,痈肿,阴疮”。

2. 辨虫类药物特性，辨证施治 恶性肿瘤患者晚期多已出现脑、骨、肝等部位转移。笔者认为其乃因脏腑气血功能虚衰，痰、瘀、毒邪乘虚流窜，进犯肝、脑，侵筋蚀骨，致变证百出。病至此时，非虫类药之走窜搜剔所能除。然而，因疾病转归的不同阶段，痰、瘀、毒邪互结的病机及轻重程度等不尽相同，虫类药的具体运用也各有变化。当痰邪上犯于清窍，风、痰、毒邪阻滞脑府，治疗多从风痰论治，常以全蝎配僵蚕、蝉蜕。《本草纲目》载"蝎乃治风要药，俱宜加而用之"，凡惊风、抽搐，必不可少。而僵蚕、蝉蜕两药气味俱薄，引药上行，功能散风清热，化痰软坚，解毒镇痉，两者相须为用，散风定痉、化痰软坚之力尤著。

肿瘤病程长，迁延不愈，久病入络，周身疼痛，程度剧烈，入夜尤甚。选用咸温之蕲蛇（或乌梢蛇）祛风通络，配以制川乌头、桂枝治寒湿盛者；取咸寒之地龙泻热通络，配以黄柏、泽泻治湿热盛者；土鳖虫善于消瘀破结，配以桃仁、红花疗瘀阻经脉者。关节疼痛剧烈者，常用鼠妇，可增祛风定痛之功，多收通络起废之佳效；气滞凝阻背部，背部疼痛剧烈者，用九香虫温阳理气，配以葛根、羌活祛风除湿；病变在腰脊者，合用蜂房、土鳖虫温肾行瘀，配以补骨脂、独活补肾通脉；经脉拘挛活动不利者，用穿山甲通经舒挛，配以鸡血藤、伸筋草活血舒筋。病证合参，用之多获效，对癌痛患者尤为适合。

3. 固本培元，攻补兼施 肿瘤晚期，因病情发展，形成全身多发转移，其病变虽在局部，易侵犯其他脏器。笔者在治疗上尤为重视后天之本，《活法机要》云："壮人无积，虚人则有之，脾胃怯弱，气血两衰，四时有感，皆能成积。"故以培土法为扶正固本之要，临床多从中焦脾胃论治，"脾气宜升，胃气宜降"，常以九香虫、鸡内金等顾护脾胃，加柴胡、升麻、黄柏、泽泻以升清降浊，此为基本治法。

若体质状态尚可，耐受攻伐者，在扶正补虚基础上，结合辨病，取潜行钻透、开窍通关之品，并引泻毒攻邪、破结化积之剂攻瘤气、破坚结、化沉积。钻透引发之剂宜选天龙、蜈蚣、全蝎等，削坚破积宜选鳖甲、穿山甲、牡蛎、山慈菇、急性子等，常可起到顿挫病势之效。

若体质较差，难以耐受猛攻者，以缓攻为妥，常取蜂房、土鳖虫温肾行瘀，鳖甲、龟甲滋阴潜阳、软坚散结，蛤蚧温补肺肾，是以"祛邪不伤正""扶正不助邪"。动物药为血肉有情之品，适用于虚羸较甚者，除了攻冲走窜、驱邪外出的作用，还可以益肾固本，以生元气，具备攻补兼施的特点。冬虫夏草，味甘性温，入肺肾二经，功能补肾益肺、止血化痰，《药性考》言其“秘精益气，专补命门”，《重庆堂随笔》谓“为虚痞、虚胀、虚痛之圣药，功胜九香虫”。

阿胶，始载于《神农本草经》，列为上品。“阿胶，味甘，平。主心腹内崩，劳极洒洒如疟状，腰腹痛，四肢酸疼，女子下血，安胎。久服轻身益气。一名傅致胶。”宋代《本草图经》云：“煮牛皮作之，出东阿，故名阿胶。”可见，上古时代的阿胶是用牛皮熬制成的，其又云：“今郓州皆能作之，以阿县城北井水作煮为真，造之，用阿井水煎乌驴皮。”可见，除牛皮外，阿胶也有用驴皮制作的。《本草纲目拾遗》曰：“强力伸筋，添精固肾。”功能为补血止血、滋阴润燥，用于治疗血虚萎黄、眩晕心悸、便血崩漏、心烦不眠等，为冬令滋补良品。

三、识虫类药物本质，合理配伍

尽管虫类药在肿瘤治疗中展现出了独特的疗效，但不可忽视的是，它们中不少药具有一定的毒性。《诸病源候论》中提到：“凡药物云有毒及有大毒者，皆能变乱，于人为害，亦能杀人。”故笔者在使用虫类药时必须格外谨慎。在临床应用中，笔者重视把控虫类药的剂量和用法，根据患者的年龄、体质、病情等因素进行个体化的调整。同时，必须始终遵循辨证论治的原则，准确判断患者的病因病机，合理选用虫类药，并与其他药物进行科学配伍。如斑蝥有大毒，笔者就用“复方斑蝥胶囊”，组成为斑蝥、人参、黄芪、刺五加、三棱、半枝莲、莪术、山茱萸、女贞子、熊胆粉和甘草等。穿山甲、鳖甲、生牡蛎等介类药物，有软坚散结、活血破瘀之功，走窜通络力度强，但极容易耗散正气，故常辨证配伍黄芪、党参、白术等以益气扶正。有些虫类药物辛温燥烈而易耗损阴血，故常配伍生地黄、麦冬、玉竹、沙参等养阴生津润燥之品，以制其燥伤营血之弊。此外，在用药过程中，还需密切关注患者的不良反应，如出现过敏、中毒等症状，应及时采取相应的措施进行处理。

虫类药物在中医药领域有着举足轻重的地位，早在《内经》《伤寒杂病论》《血证论》等中医典籍中就将动物药用于癥瘕、积聚等肿瘤及其相关疾病的治疗。从药物本身讲，“草木无情，生气并不相应”，唐容川《本草问答》中言:“动物之攻利,尤甚于植物,以其动之性本能行,而又具攻性”。相较于植物药、矿物药,动物药长于攻毒散结,同气相求,更易于被人体吸收利用。

（李明爽整理）

第五节　癌因性疲乏中医药治疗经验

癌因性疲乏(cancer-related fatigue, CRF)作为肿瘤患者最为常见且严重影响生活质量的并发症之一,其病机错综复杂,广泛涵盖了气血阴阳失调、脏腑功能虚损以及病理产物阻滞等多方面因素。西医学对于癌因性疲乏的发病机制尚未完全明晰,而中医理论在这一领域却有着深厚的底蕴与独特的见解。《内经》曰“精气夺则虚”,根据笔者的临床体会,癌因性疲乏常表现为以下几种类型。

一、中气虚陷型

《脾胃论》云:“脾胃之气既伤,而元气亦不能充,而诸病之所由生也。”深刻揭示了脾胃之气受损与疾病发生之间的紧密联系。在癌因性疲乏的范畴中,此型的形成多因癌毒久踞体内,持续不断地耗损中焦阳气,或者是化疗药物在治疗过程中,对脾胃产生了严重的戕伐作用。脾胃为后天之本,气血生化之源,脾胃受损后,清阳无法正常升发,浊阴亦不能顺利下降,从而导致一系列症状的出现。临床表现为倦怠嗜卧、精神萎靡、昏昏欲睡;肌肉酸软、肢体乏力,活动耐力明显下降;纳呆,脾胃运化功能失常,食欲不振,大便稀溏不成形;舌淡胖且有齿痕,这是典型的脾虚之象,脉沉细无力,为正气不足、气血亏虚。

笔者选用李东垣之补中益气汤加减。本方中黄芪为君药,用量最大,黄芪之所以被重用,是因其具有卓越的功效,正如《本草纲目》所记载,黄芪能“补诸虚不足,益元气,壮脾胃”。《本草备要》云:“黄芪炙用补中,益元气,温三焦,壮脾胃。”《医学衷中参西录》称黄芪“能补气,兼能升气,善治胸中大气下陷”。配伍人参、白术、甘草,具有补中益气的显著功效,能够增强脾胃的运化能力,促进气血的生成。当归既养血和营,滋养血液,又能使气血运行更加调畅。柴胡和升麻具有升阳举陷的作用，能够协助黄芪等药物提升中气，改善内脏下垂、气短乏力等气陷症状。陈皮理气醒脾，能够调节脾胃的气机，防止使用大量黄芪导致气机阻滞，使整个方剂补而不滞，笔者黄芪的剂量常用到 100g。

若患者出现水肿、腹胀等水湿内停的症状，加入泽泻和猪苓，增强利水祛湿之力，仿五苓散意。若出现纳呆呕恶，可增添砂仁、半夏，循《太平惠民和剂局方》中“香砂六君子汤”醒脾和胃之法。

二、气阴两虚型

在癌因性疲乏的发生发展过程中，放疗所产生的火热之毒灼伤肺胃之阴；而靶向药物在发挥治疗作用的同时，也会暗中耗损人体的真阴。肺主气，司呼吸，胃为水谷之海，肺胃之阴受损后，气阴两虚的病理状态逐渐形成。症状表现为神疲乏力，患者感到极度疲倦、口干咽燥，饮水后仍难以缓解；潮热盗汗，午后或夜间出现低热；舌红少苔，脉细数，这些都是典型的阴虚内热之象，此证尤其多见于肺癌放疗后以及乳腺癌内分泌治疗的患者，这与放疗和内分泌治疗对人体阴液的损伤密切相关。

笔者常用生脉饮为主方治疗，《医学启源》记载麦冬：“治肺中伏火，脉气欲绝，加五味子、人参二味，为生脉散，补肺中元气不足。”生脉饮由人参、麦冬、五味子三味药组成，人参补中益气；麦冬甘寒养阴，滋养肺胃之阴；五味子酸收敛津，能够收敛耗散的肺气，防止津液进一步流失。三药配伍，一补气一滋阴一敛津，共同发挥气阴双补的功效。《神农本草经》称麦冬“主心腹结气，伤中伤饱，胃络脉绝，羸瘦短气”，《名医别录》记载五味子“养五脏，除热，生阴中肌”，癌因性疲乏患者，由于放疗、化疗等因素的影响，口腔、咽喉等黏膜部位常常受到损伤，五味子能够发挥其修复黏膜的作用，缓解患者的不适。清代吴鞠通在《温病条辨》中进一步拓展了生脉饮的应用范围，指出“汗多脉散大，喘渴欲脱者，生脉散主之”，在癌因性疲乏患者中，当出现气阴两虚严重，有气阴欲脱的趋势时，生脉饮能够有效发挥作用。

癌因性疲乏患者中，若出现心悸、气短、脉结代等心肌损伤的症状，可加用炙甘草汤，《伤寒论》原用其治疗“脉结代，心动悸”。若虚热明显，可加地骨皮、白薇，借鉴《圣济总录》地骨皮汤之法。地骨皮汤以地骨皮为君药，具有清热凉血、退虚热的功效。在癌因性疲乏患者中，若出现低热、盗汗、心烦等虚热症状，加入地骨皮能够有效地清热除烦，缓解虚热症状，笔者一般用30~35g。若失眠，可加酸枣仁，仿《金匮要略》酸枣仁汤安神定志。若出现干咳少痰、咽干口燥等肺阴不足的症状，配伍沙参、玉竹、金果榄等，能有效地润肺生津，缓解咳嗽症状。

三、心肾阳虚型

《素问·生气通天论》记载："阳气者，若天与日，失其所则折寿而不彰。"在癌因性疲乏中，此型多见于晚期肿瘤恶病质状态，或者骨髓抑制严重者。肾阳为人体阳气之根本，心阳为人体阳气之主宰，当肾阳衰微，心阳不振时，人体的温煦功能减退。症状表现为形寒肢冷，患者感觉全身寒冷、四肢冰凉；精神萎靡、神志欠清、反应迟钝；腰膝酸软无力，活动困难；舌淡紫、苔白滑，脉沉迟，一派阳虚寒盛之象。

笔者常用四逆汤治疗。《伤寒论》第323条记载："少阴病，脉沉者，急温之，宜四逆汤。"原方附子一枚，干姜一两半，甘草二两。附子，《本草求真》云："附子，味辛大热，纯阳有毒，其性走而不守，通行十二经，无所不至。"能够迅速温补肾阳，祛散阴寒；干姜，《长沙药解》称干姜"燥湿温中，行郁降浊，补益火土，消纳饮食，暖脾胃而温手足"，守而不走，温中回阳，助附子增强温阳散寒之力，且能温暖脾胃，促进脾胃的运化。炙甘草调和药性，缓和附子的烈性。临床常将剂量增加至附子30g（先煎）、干姜30g、甘草30g，用于治疗癌性恶病质伴有低体温综合征者。在癌因性疲乏患者中，当出现心肾阳虚严重，伴有低体温等症状时，加大剂量的四逆汤能够更好地发挥回阳救逆的作用。

在癌因性疲乏患者中，若出现水肿、小便不利等症状，加茯苓、白术，遵循《伤寒论》真武汤之法，能够增强温阳利水的效果，消除水肿。若气短喘促，可增添蛤蚧、红参，借鉴《济生方》人参蛤蚧散纳气平喘。人参蛤蚧散以人参、蛤蚧为君药，具有补肺益肾、纳气平喘的功效，能够有效地改善呼吸功能，缓解喘促症状。若腹泻完谷不化，可配伍赤石脂、禹余粮，效仿《伤寒论》赤石脂禹余粮汤固涩止利。

四、上热下寒型

在癌因性疲乏中上热下寒证者不少,多因化疗药物寒热并用,或者靶向治疗扰动气机,导致人体阴阳失调,形成上焦郁热、下焦虚寒的复杂格局。症状表现为口舌生疮,口腔和舌头上出现溃疡,疼痛难忍;心烦失眠,心情烦躁,难以入睡;伴有腰膝冷痛,活动后疼痛加重;夜尿频多;舌红、苔黄腻,脉寸关浮数、尺部沉细,反映了上热下寒的病机特点。

乌梅丸方中乌梅酸收敛肝息风,黄连、黄柏清上焦之热,能够有效清除上焦的火热之邪,缓解口舌生疮、心烦等症状。附子、干姜、桂枝温下焦之寒,能够温暖下焦的阳气,改善腰膝冷痛、夜尿频多等症状。人参、当归补气血,能够增强人体的正气,提高机体的抵抗力。蜀椒、细辛通阳散结,能够温通阳气,消散体内的寒凝之气。全方寒热并用,攻补兼施,针对癌因性疲乏寒热错杂的病机进行治疗。

癌因性疲乏患者需强调饮食起居调护。

饮食调理:合理的饮食对于癌因性疲乏患者的康复至关重要。中医学认为,饮食应根据患者的体质和病情进行调整,遵循“虚则补之,实则泻之”的原则。对于气血两虚的患者,宜食用具有益气养血作用的食物,如山药粥、大枣汤、桂圆莲子羹等。山药健脾益胃、滋肾益精,大枣补中益气、养血安神,桂圆补益心脾、养血安神,莲子养心安神、益肾涩精,这些食物搭配在一起,能够起到补养气血的作用。对于脾肾两虚的患者,可适当食用一些温热性的食物,如羊肉、核桃、黑芝麻等,以温补肾阳、健脾益气。羊肉性温,能温中健脾、补肾壮阳;核桃补肾固精、温肺定喘、润肠通便;黑芝麻补肝肾、益精血、润肠燥。对于胃纳不佳的患者,适宜食用有健脾和胃作用的食物,如陈皮、山楂等。同时,应避免辛辣、油腻、生冷等刺激性食物,以免加重脾胃负担,影响病情恢复。

起居调节:癌因性疲乏患者应保证充足的睡眠,每晚尽量保证 7~8 小时的睡眠时间,避免熬夜。良好的睡眠能够使身体得到充分的休息,促进气血的恢复,缓解疲劳症状。此外,适当的运动也对缓解癌因性疲乏有帮助。患者可根据自身情况选择适合的运动方式,如散步、太极拳、八段锦等。这些运动强度适中,能够促进气血运行,增强体质,提高机体免疫力。运动时应注意循序渐进,避免过度劳累,以身体微微出汗、不感到疲劳为宜。

总之，癌因性疲乏的治疗，应当遵循《内经》"形不足者温之以气，精不足者补之以味"的原则。中气虚陷者，用大剂量黄芪升举清阳；气阴两虚者，以生脉饮为主方润燥相济；心肾阳虚者，用四逆汤回阳救逆；寒热错杂者，以乌梅丸燮理阴阳。然而临床常见多种证型相互兼夹，需要把握"阳中求阴""阴中求阳"的原则，正如张景岳所说："善补阳者，必于阴中求阳，则阳得阴助而生化无穷；善补阴者，必于阳中求阴，则阴得阳升而源泉不竭。"更要注意抗癌治疗与扶正调理的时序配合，早期以攻邪为主，中期攻补兼施，晚期以守为攻，方能取得"留人治病"的效果。

（张逸整理）

第六章

杂　病

第一节　过敏性鼻炎辨治体会

一、病因病机探微

过敏性鼻炎在中医理论体系中归属“鼻鼽”范畴。《素问·至真要大论》中“诸气膹郁，皆属于肺”为核心纲领。此句点明肺在气机运行中的关键地位，当肺气出现不畅、壅滞等情况时，便易引发相关病症。同时，结合《灵枢·脉度》中“肺气通于鼻，肺和则鼻能知臭香矣”的论述，进一步凸显了肺气调和与鼻腔正常功能的紧密联系，强调肺气失和乃是过敏性鼻炎病机的核心所在。

然而，深入探究其病因，并非仅仅局限于肺脏。当人体卫气因各种因素而失调时，风邪便有机可乘，侵袭人体皮毛，并进一步深入肺经，从而导致鼻塞等症状的出现。春季，自然界风邪盛行，正如《素问·风论》所云“风者，百病之长也”。在这一季节里，风邪常常裹挟着花粉、尘螨等过敏原。这些外来邪气引动人体内部潜藏的伏邪，致使鼻窍部位气血运行不畅，进而出现鼻痒、喷嚏频作等典型症状。

《素问玄机原病式》提出“鼽者，鼻出清涕也”，刘完素更是大胆直言“肺热甚则出涕”。在唐宋以前，医家们大多纯以虚寒论治鼻鼽，而刘完素的这一观点，彻底颠覆了传统认知，为后世对于鼻鼽寒热错杂证型的论治奠定了坚实基础，开启了鼻鼽辨治的新方向。在临床实践中发现，纯寒证在鼻鼽患者中所占比例不过3/10，更多见的是寒热错杂之症。例如，常有患者鼻涕清稀如水，呈现出寒象，但舌尖却红，表明体内存在热象。针对这种情况，需通过寒热并调，使人体阴阳恢复平衡，从而有效缓解鼻鼽症状。

"鼻塞须知问久新。"在临床实践过程中发现，一般而言，新病多为实证，久病多为虚证。然而，在现代城市环境中，由于空气污染等因素的影响，患者常见"虚实夹杂"之证。

二、辨证论治

1. 肺卫不固型

症见：喷嚏频作，鼻涕清稀，畏寒怕冷，体倦乏力，舌色淡白，舌苔薄白，脉浮缓。

治法：针对此型，治疗应以益气固表、御风通窍为主要原则。通过补益人体正气，增强卫气抵御外邪的能力，同时驱散风邪，使鼻窍恢复通畅。

方用：玉屏风散合桂枝汤加减。

生黄芪 20g，炒白术 15g，防风、桂枝、白芍、僵蚕各 10g，辛夷、蝉蜕、鹅不食草、甘草各 6g。

方中，生黄芪具有强大的补气固表作用，能够增强人体卫气的防御功能；防风擅长祛风解表，可有效驱散外来风邪；桂枝、芍药能够调和营卫，与黄芪、防风相互配合，增强固表御邪之力；炒白术健脾益气，辅助黄芪增强正气；辛夷、鹅不食草具有良好的通鼻窍功效，可直接针对鼻鼽症状进行治疗；蝉蜕、僵蚕能够祛风止痉，对缓解鼻痒、喷嚏等症状有显著效果；炙甘草调和诸药，使整个方剂的药效更加协调。此方巧妙地暗合了《金匮要略》中"夫尊荣人骨弱肌肤盛，重因疲劳汗出，卧不时动摇，加被微风，遂得之"的旨意，以经典的玉屏风散为基础框架，在此之上佐以轻清通窍之品，从而达到益气固表、御风通窍的治疗目的。

若鼻痒难忍、阵发性喷嚏频繁，遇风或异味加重，属"风邪留恋、清窍失养"，在此基础上可配伍乌梅、地龙。乌梅味酸，具有收敛肺气的作用，可防止肺气因外邪侵袭而过度耗散；地龙善于祛风通络，能够改善鼻窍部位的气血不畅。这一药对的加入，突破了桂枝汤原方的应用局限，充分体现了"治风先治血，血行风自灭"的中医治疗原则。通过调节人体气血，使风邪无所依附，从而达到更好的治疗效果。

2. 脾虚湿阻型

症见：患者自觉鼻塞严重，鼻涕黏稠且难以擤出，头部感觉沉重，舌头胖大，边缘有齿痕，脉濡细。

治法：治疗此型应遵循培土生金、化浊通窍的原则。通过健脾益气，促进脾胃运化功能，以培补后天之本，进而达到滋养肺金的目的；同时，化体内湿浊，使鼻窍恢复通畅。

方用：二陈汤加味合补中益气汤。

二陈汤加味：党参、茯苓、姜半夏各 15g，陈皮、僵蚕、石菖蒲、白芷、佩兰各 10g，蝉蜕、苍耳子各 5g，甘草 6g。头面乃诸阳之会，口、鼻、耳皆位居其中，是清阳交会之处，赖清阳煦养。脾胃不和则清阳不升，由此阴霾滋生而“邪害空窍”。本病之所以喷嚏狂作，乃清阳不升、浊阴不降之故。方中党参、茯苓、陈皮、甘草健脾益气，增强脾胃运化功能；姜半夏燥湿化痰，协助化解体内湿浊；石菖蒲、白芷、佩兰芳香化湿，通窍醒神，能够有效改善鼻塞、头重等症状；苍耳子通鼻窍之力较强，可直达病所；僵蚕、蝉蜕二者均属“轻清之品”，专走清窍，既疏散表邪、直接止痒，又不滋腻碍胃。《外科证治全书》中曾有“鼻流浊涕，经年累月不止，当别寒热”的训诫，在此型中，患者虽然出现浊涕，但并非由热证所致，而是由于脾失健运，水湿运化失常，湿浊上蒙鼻窍所引发。

补中益气汤中升麻、柴胡升举清阳，可使人体清阳之气上升，改善因脾虚导致的清阳不升症状。两方合用，暗合《脾胃论》中“内伤脾胃，百病由生”的主旨，在过敏性鼻炎的治疗中，尤其适用于那些因脾虚导致清阳不升，从而出现鼻塞、流涕等症状的患者。通过扶正祛邪，使人体脾胃功能恢复正常，正气得以增强，外邪得以驱散，从而达到治疗疾病的目的。

3. 肾阳衰微型

症见：喷嚏频作，夜间为甚，遇寒冷刺激加重，伴有腰膝酸软、四肢发凉，舌淡胖，脉沉迟。

治法：针对肾阳衰微型，治疗应以温肾纳气、扶阳通窍为主要原则。通过温补肾阳，增强肾脏的纳气功能，使阳气得以振奋，从而驱散寒邪，通利鼻窍。

方用：温通饮。

温通饮是江西省名中医欧阳枝磊临床治疗各类过敏性鼻炎的验方。温通饮组成：熟附片（先煎）、黄芪、白术、五味子、茯苓各 10g，葛根、甘草、覆盆子、防风、菟丝子、桂枝、甘草各 6g。《素问・宣明五气》提到“五气所病……肾为欠为嚏”。方中附子、桂枝温肾通阳，能够振奋肾阳，驱散体内寒邪；菟丝子、覆盆子固摄下元，可增强肾脏的封藏功能，防止阳气外泄。此方巧妙地融入了《金匮要略》肾气丸的思路，体现了“五脏之伤，穷必及肾”的辨治层次。在治疗过敏性鼻炎时，针对肾阳亏虚型患者，通过温通肾阳、固摄下元，使肾脏功能恢复正常，阳气充足，从而有效缓解鼻鼽症状。若鼻塞重，遇寒加重，清涕量多清稀，或伴鼻内冷感、头痛、畏寒肢冷，属阳虚寒凝、鼻窍失温，可酌加细辛通彻表里，既能助附、桂温阳散寒，又能引药直达病所；鼻塞显著、鼻黏膜肿胀，伴清涕量多、嗅觉减退者，酌加辛夷通鼻窍，缓解鼻塞症状，《本草纲目》云“辛夷之辛温走气而入肺，其体轻浮，能助胃中清阳上行通于天”。

三、专药配伍法

1. 抗过敏要药 乌梅 - 蝉衣 - 地龙。乌梅酸敛抗敏，其所含的有效成分能够减少过敏反应的发生；蝉衣祛风止痉，可缓解因过敏导致的鼻痒、喷嚏等症状；地龙通络解痉，能够改善鼻窍部位的血液循环，减轻局部痉挛。这一组合，取法于《神农本草经》中乌梅“主下气，除热烦满”的功效，同时结合现代药理研究中关于抗组胺作用的成果，充分体现了古今汇通的用药理念。通过多种药物的协同作用，达到有效抗过敏的治疗目的。

脱敏汤：茜草、紫草、墨旱莲、地龙、蝉衣，系干祖望老先生手定。“脱敏汤”为治疗过敏性鼻炎的效方。诸药相合，肺金得润，津液下输以滋肾水，肾水得壮，阴液上蒸以濡肺金，使得金水相生，又酌配现代药理研究之凉血脱敏药物，有益于提高临床疗效。

过敏煎：是由祝谌予老先生创制的经典抗过敏药方，主要由防风、银柴胡、乌梅和五味子组成。防风辛温解表，散风胜湿，能够驱散风邪，减轻因风邪侵袭体表引起的过敏症状；银柴胡甘寒益阴，清热凉血，能够缓解因风邪之气凝聚于体表肌肤引起的皮疹、红肿、瘙痒感等症；乌梅味酸性平，收敛生津，改善过敏体质，脱敏效果显著。五味子味酸性温，敛肺生津，与乌梅一同使用，巩固人体的营卫之气。

2. 通窍要药 辛夷、苍耳子配伍源自《济生方》苍耳子散，这两味药均具有较强的通鼻窍作用，是治疗鼻鼽的常用药物。然而，苍耳子具有一定的毒性，在临床应用中常常适当减少苍耳子的用量，以防其毒性对人体造成损害。同时，可酌情加入石菖蒲，芳香化浊，增强化湿通窍的功效。这种用药方式为“去性存用”,即在保留药物主要治疗功效的同时,去除其可能带来的不良影响,使药物能够更加安全有效地发挥作用。

鼻鼽之治疗,关键在于精准辨明标本。在急性发作期,应以治标为主,但同时不能忽视固本,通过迅速缓解症状,减轻患者痛苦;在缓解期,则应以固本为主,兼清余邪,从根本上增强患者体质,防止病情复发。正如《理虚元鉴》所言:“治虚有三本,肺脾肾是也。”肺、脾、肾三脏相互关联,在鼻鼽的治疗中,应三脏同治,刚柔相济,如此方能有效阻断病情发展。

（罗秋波整理）

第二节　妊娠咳嗽治疗经验

妊娠咳嗽,历代医家对此有不同的论述,清代以前的医家论述得比较笼统。《诸病源候论·妊娠咳嗽候》中曰:“肺感于微寒,寒伤于肺,则成咳嗽。所以然者,肺主气,候皮毛,寒之伤人,先客皮毛,故肺受之,又,五脏六腑俱受气于肺,以四时更王,五脏六腑亦皆有咳嗽,各以其时感于寒,而为咳嗽也……其诸脏咳嗽不已,各传于腑。妊娠而病之者,久不已,伤于胎也。”宋代齐仲甫《女科百问》:“何为子嗽?答曰:肺主气,外合皮毛,风寒外感入射于肺,故为咳也。有涎者谓之嗽,无痰者谓之咳。夫五脏六腑俱受气于肺,各以其时感于寒而为病也。秋则肺受之,冬则肾受之,春则肝受之,夏则心受之,长夏则脾受之。”清代萧壎《女科经纶》明确提出“子咳”存在外感、内伤不同的病因:“胎前有咳嗽证也……则分四时所感,五脏均受,有风寒火之不同,外感内伤之各别。”“久嗽不已,则伤胎。”“子咳”与外感或者内伤咳嗽没有明显的区别,主要是对于胎儿有影响,所以称为“妊娠咳嗽”。

一、妊娠咳嗽的病因病机

妊娠咳嗽病位在肺、脾胃。病因可分为外感和内伤两类,外感可分为风寒或者风热。妊娠咳嗽,易转化为内伤。随着胎体的生长,肺的主气、司呼吸、宣发肃降、通调水道功能受到影响。当外邪入侵时,影响其宣发肃降,易致肺气不宣而气机郁闭。《灵枢·营卫生会》:“人受气于谷,谷入于胃,以传于肺,五脏六腑,皆以受气。”此外,患者素体脾胃虚弱,运化失职,水湿内停，聚湿成痰，痰饮上逆，气机不畅，遂发咳嗽；若素体阴亏，肺阴不足，孕后阴血下聚以濡养胎元，阴血愈亏，阴虚火旺，虚火上炎，灼伤肺津，肺失濡润，发为咳嗽。妊娠咳嗽，久咳不已，病变部位在肺，关系到脾胃，总与肺、脾有关，说明了肺与脾胃之间的密切生理关系。妊娠期间，在治疗上无论外感或内伤致病，必然要考虑孕妇的体质特点，以养阴润肺为主。妊娠期间，由于孕妇生理上的特殊变化，阴血下注冲任以养胎元，故孕妇机体处于“血感不足，气易偏盛”的状态，不仅自身易出现阴阳平衡失调，更容易受到外邪的侵扰。结合孕期孕妇的生理状态，笔者认为：一，肺为娇脏，而孕妇此时素体虚弱，易受外邪侵袭，正气不足，易引邪内陷，风邪内藏于肺络难以疏散。二，肺喜润恶燥，孕后阴血下注冲任养胎，阴血亏虚，肺脏失养，若加上阳邪郁而化火，灼肺伤津，肺失濡润，久咳不已。三，久咳伤肺，在耗伤肺阴的同时，子病及母，子盗母气，亦会影响脾土的运化功能，脾主运化，脾胃失运则胃纳不佳、肢疲乏力。

二、对子咳的治疗

治病与安胎并举，急则治其标，缓则治其本。先以“宣肺止咳，搜风剔邪”，次以“滋阴润肺”，末以“调理脾胃，兼顾养肺”善后。其中关键是最初的治疗务求效捷，笔者自拟的“搜风剔邪宣肺止咳方”见效迅速，往往一剂知，三剂显效。“搜风剔邪宣肺止咳方”基础方组成为僵蚕、荆芥、蜂房、墨旱莲、诃子、白前、苦杏仁、桔梗、百部、紫菀、枇杷叶、黄芩、桑白皮、知母、甘草。此方中，僵蚕、蜂房、荆芥三药与诃子、墨旱莲合用，深入肺络，将藏于肺络之邪搜捕透析而出，搜风剔邪止咳。诃子、墨旱莲除引三药入络外，并收敛肺气以免疏散太过。白前、苦杏仁、桔梗、百部、紫菀、枇杷叶宣利肺气、降气化痰，亦宣亦降，以复肺气之宣降。肺气不宣日久郁而化热，故以黄芩、知母、桑白皮清泄肺热，清热化痰，甘草调和诸药。全方搜风剔邪，宣肺止咳。

凡妊娠用药，破气、行血、峻下、滑利、祛瘀、耗气以及一切有毒药品，都应禁用或慎用。另外还有治疗常人咳嗽时常会用到的部分中药，孕妇也应避免随意使用。如治疗咳嗽、咽痛、咽痒、鼻塞等呼吸道症状时常用的重楼、射干、天南星、蝉蜕、地龙、细辛、枳壳、天花粉、远志，以及退热时常用的竹叶、桂枝、片姜黄、蒺藜、通草、牡丹皮、水牛角、滑石、薏苡仁等均需忌用或慎用。

三、病例举隅

程某，女，33 岁，2016 年 5 月 20 日初诊。咳嗽 3 个月，妊娠 8 个月（第二胎）。孕 5 月时出现咳嗽，至多家医院就诊，症状未缓解，咳嗽一直迁延未愈。近 2 个月来，咳嗽反复发作，咳嗽咽痒，阵咳，夜咳，时有咳醒，咳痰不爽，兼有咽痛咽干，伴胸闷气喘、动则加重，产科孕期体检提示胎儿已提前入盆，舌质红，苔薄黄，脉滑。辅助检查；血常规白细胞计数、CRP、过敏原检测均未见明显异常。彩超：晚孕，单活胎。中医诊断：子嗽。证型：肺气郁闭型。治则：宣肺止咳，搜风剔邪。方用：连翘、金银花、白前、浙贝母、苦杏仁、桑白皮、紫菀、枇杷叶、黄芩、南沙参、墨旱莲、蜂房、僵蚕各 10g，百部、远志、桔梗各 5g，甘草 3g。3 剂，每日一剂半，1 剂煎二次，早中晚各服用一次。煎煮之法为将药物放于冷水中浸泡 30 分钟，然后用武火煮开，文火煎煮 8 分钟，然后关火，闷 5 分钟后将药液倒出，此方为轻清宣上之品，易煎煮出有效成分且不易丢失。此法取自吴鞠通银翘散煎法之变法，顺药势，适病痛，达病所。

该患者咽痛、咽干、痰黏症状明显，故在原基础方“搜风剔邪宣肺止咳方”上加金银花、连翘、南沙参清热润肺，浙贝母清热化痰。

2016 年 5 月 22 日二诊：患者自诉咳嗽、咽痒症状减轻，夜咳减少，无咳醒，胸闷改善，面色红润，无鼻塞、流涕，口渴、咽干，手心发热，盗汗，胃纳稍呆，睡眠一般，二便调，舌红苔少，脉细。处方：蜂房、僵蚕、白前、紫菀、苦杏仁、桑白皮、知母、黄芩、百合、生地黄、生白芍、地骨皮、麦冬、枇杷叶各 10g，川贝母、甘草、木蝴蝶各 6g，五味子 5g。3 剂，每日 1 剂，1 剂煎二次，早晚各服用一次。

此时，表证已不明显，减金银花、连翘，出现阴虚内热之症，加麦冬、五味子、地骨皮，益气补肺生津的同时，除阴虚之热。浙贝偏泄，去浙贝母加川贝母，乃取川贝母偏润。同时加入百合、生地黄，组成百合地黄汤，滋养肺肾，合五味子，在敛肺的同时润肺。继续服用 3 剂。

2016 年 5 月 25 日三诊：患者自诉咳嗽、咽痒症状基本缓解，口渴、咽干、手心发热等症状消失，二便无殊。咳嗽缓解后，机体由紧张状态转为松懈状态，食欲不佳，喜甜甘之食，喜眠睡，舌淡红苔薄，脉细弱。处方：款冬花 15g，紫菀、苦杏仁、桑白皮、麦冬、茯苓、化橘红各 10g，川贝母、竹茹、黄芩、甘草各 6g。

甘草益气健脾，并治咽喉不利，《伤寒论》用治少阴咽痛；川贝母、款冬花、紫菀、苦杏仁、麦冬润肺止咳化痰；桑白皮、黄芩、竹茹清肺；以二陈汤化痰理气和中，调理失和之脾胃功能，因患者对半夏有恐惧心理，怕有小毒故舍之；而以化橘红易陈皮加强化痰之功。脾胃功能恢复则食欲增加，药补不如食补，胃气和则生生之气旺盛。故三诊时，将二诊处方中清虚热之药基本去除，同时去除僵蚕、蜂房等搜风药。服用 3 剂后食欲转旺，体力渐复，余症渐平，足月顺产，母子平安。

妊娠咳嗽患者是个特殊的群体，患者既担心长时间的咳嗽影响到胎儿的安全和生长发育，又担心药物治疗有毒副作用而不敢轻易服药，而医者对之也常觉两难。笔者认为，治疗此病时应分两步或三步。第一步治风，第二步润肺，若伤及脾胃，则第三步和胃。此妊娠患者初诊，急则治其标，因风邪留连肺络，肺失宣降，肺气郁闭，而采用搜风宣肺之法。二诊时，患者肺阴受损，滋阴养肺治其本。三诊时，患者饮食不佳，胃气不和，当理气和中，增进食欲。将顾护胎元贯穿治疗的始终，同时不可忽视情志、饮食对孕妇的影响，无论是早期还是晚期均应重视。至于中药对孕妇和胎儿的影响，虽然目前尚无循证医学证据，但是在诊疗过程中不能忽视中药可能潜在的副作用。孕妇咳嗽，久咳不止，影响日常的工作和生活，甚至会影响到胎儿安全，出现早产、流产等。对于子咳，久咳不愈，可根据临床情况，权衡利弊，酌情取舍，尽量应用平和之品，对于症状明显损及胎气，影响到胎儿安全者，也可在前人经验的基础上，考虑适当应用临床确有疗效且对胎儿相对安全的中药，严格控制剂量，避免伤胎，只要病机、脉证相符，辨证施治，随症加减，往往能取得较好的疗效。

（蔡勋整理）

第三节　治疗汗证验案 4 则

出汗是人体的生理现象，人体常因天气炎热、进食辛辣饮食、情绪激动或剧烈运动而出汗。适当出汗可排出毒素、调节体温、卫外御邪、平衡体液、润泽肌肤等。正常环境温度和条件下，出现局部或全身出汗量的异常增多，超过正常体温调节和内环境稳态维持所需量的病症，临床称为多汗症。

多汗症属于中医学“汗证”范畴，由来已久，其中时时汗出，动辄益甚者属自汗；夜寐汗出，醒后汗止者称盗汗，此二者在临床上最为常见。笔者认为，自汗、盗汗的成因主要有以下四类：一是肺卫不固或营卫不和，卫外失司，腠理不密，津液外泄；二是阴虚火旺或邪热郁蒸，迫津外泄；三是心血不足，心液不藏；四是肺卫不固，卫外失司，津液外泄。治疗时要从阴阳、气血、五脏六腑入手，全面调摄，标本兼顾，方能痊愈。

一、阴虚内热

症状以盗汗为主，或有自汗，伴形体消瘦，五心烦热，两颧色红，午后潮热，口燥咽干，小便短赤，大便干结，舌红少苔，脉细数等症。该证多因热病后期阴液未复，或久病耗伤阴液，或因五志过极化火、过食温燥劫阴之品、房劳过度伤肾，使阴液暗耗，或因先天禀赋不足、年老体衰，阴虚阳亢，阴不制阳而虚热内生，迫津外泄所致。

病案：叶某，58 岁，2022 年 10 月 3 日就诊。主诉：多汗 10 余天。患者 10 余天前受风后出现发热畏寒，鼻塞流涕，咽痛，咳嗽咳痰，汗出较多，自服感冒药（具体不详）后，上症基本缓解，然汗出反而加重。现症：汗出如水，夜间燥热不安，凌晨四点出汗最多，醒后衣物尽湿，纳可，夜寐欠佳，小便不畅，大便无殊，舌质微红、苔少，脉濡数。中医诊断为汗证，证属阴虚内热，治当滋阴清热，方选《太平惠民和剂局方》中黄芪鳖甲散化裁。处方：白薇 10g，大枣 50g，甘草 6g，青皮 10g，牡丹皮 10g，银柴胡 30g，百合 10g，秦艽 10g，党参 15g，姜半夏 10g，黄芩 10g，茯苓 10g，地骨皮 15g，醋鳖甲 24g，滑石 30g，茵陈 15g，黄芪 30g，生白芍 15g，五味子 10g。7 剂，一日 1 剂，水煎，早晚两次温服。

2022 年 10 月 11 日二诊：出汗较前改善，量仍多，原方加醋龟甲 18g，7 剂。

2022 年 10 月 17 日三诊：患者诉燥热感较前减轻，眠浅易醒。二诊方去醋龟甲、黄芪，大枣减量至 30g，增柏子仁 10g、酸枣仁 10g，滋阴养心安神，7 剂。

2022 年 11 月 9 日四诊：汗出症状基本消失，夜寐转安。

按：本案患者年逾五旬，阴气自半，阴液不足，复感外邪，入里化热，迫津外泄为汗，反复汗出又加剧阴液耗伤。此案病时已久，余邪未尽，阴液未复，治疗宜以滋阴为主，清热为辅，方以青蒿鳖甲汤加减。方中醋鳖甲滋阴潜阳，地骨皮、秦艽、白薇、银柴胡清虚热、退骨蒸，牡丹皮凉血除烦，百合、黄芩清心安神，半夏、青皮行气化痰，滑石、茵陈、茯苓清利湿热，黄芪、党参益气生津，大枣、甘草调和脾胃，使气血得充，汗液有源。用生白芍、五味子配伍大枣、甘草，酸甘化阴。诸药合用，使阴复而热退，汗出自止。二诊时患者汗出减少，然夜间燥热未改善，故增醋龟甲，与醋鳖甲相配，使滋阴潜阳、退热除蒸之力更强。三诊时患者夜寐仍欠佳，用柏子仁、酸枣仁滋阴养心安神。四诊患者诉汗出已止，夜寐转安。

笔者认为，气血阴阳不足均可致汗出异常，反复汗出又易伤及气血、津液、阳气，常常互为因果。本案患者阴虚火旺，可迫使津液外泄而为汗，汗出过多又耗气伤津，导致阴液进一步亏虚。因而，在临床诊治过程中，应注意调养脾胃，以资气血化生。同时需要顾护津液，笔者多运用酸甘化阴法，常用五味子、生白芍等酸味药与甘草、大枣等甘味药合用，酸可敛阴生津，甘能益胃滋阴，酸甘相合，一敛一滋，以助脾胃化生阴液。亦有因汗出过度而伤阳，阳气不能固守阴液导致汗出者，可选用顾护阳气之干姜、附子。

二、心血不足

症见自汗或盗汗，心悸不安，失眠多梦，倦怠乏力，头晕目眩，面色少华，舌质淡，苔白，脉细弱。本证多因久病失调、思虑劳倦，伤及心脾，心血暗耗；或因饮食失节，损伤脾胃，气血生化不足；或因血证之后，血虚失养所致。心血亏虚，血不养心，心液不藏而汗出。

病案：王某，女，57 岁。2022 年 10 月 4 日初诊。主诉：反复汗出 3 年余。患者近 3 年来反复汗出，平素神疲乏力，易头晕，大便次数多，夜寐欠佳。现症：全身汗出，量多，疲倦乏力，头晕目眩，纳食欠馨，夜间多梦，夜尿频多，大便次数多。舌淡白，苔薄白，脉细弱。中医诊断为汗证，证属心血不足。治宜补血养心，方选《辨证录》防盗止汗汤化裁。处方：龙骨、灵芝、麸白术各 20g，党参、熟地黄、麦冬、茯苓各 15g，酸枣仁、牡丹皮、菟丝子、茯苓皮、法半夏各 10g，黄连、肉桂各 3g，五味子 5g。7 剂，一日 1 剂，水煎，早晚两次温服。

2022 年 10 月 13 日二诊：服药后精神好转，汗出症状改善，疲倦乏力、头晕目眩等症有所减轻，纳食增多，大便次数较前减少，夜寐改善，夜尿仍多。原方灵芝减至 10g，加益智 10g，再服 14 剂。

2022 年 11 月 3 日三诊：汗出明显减少，余症皆缓，继服 7 剂。

按：《医宗必读·汗》云“心之所藏，在内者为血，在外者为汗”，指出心、血及汗三者的内在联系。心主血，脾统血，脾又为气血生化之源，两脏的关系至为密切。患者为中老年女性，长期思虑劳累，损伤心脾，血亏气耗，使心失所养，脾失健运。血虚则血不养心，心不敛营，气虚则卫外不固，气失固摄而汗液外泄；心血亏虚，血不养心则失眠多梦；气血亏虚，不能濡养则倦怠乏力，不能上荣则头晕目眩；脾失健运则纳差、大便次数多；气虚不摄则夜尿频多。治疗以补血养心，健脾益气为主。方中熟地黄、麦冬养血滋阴，党参、茯苓、白术补脾益气，茯苓皮、法半夏健脾渗湿，酸枣仁、灵芝、龙骨宁心安神，五味子益气生津、收敛固涩，黄连、肉桂交通心肾，牡丹皮凉血活血，菟丝子补益肝肾、固精缩尿。诸药合用，共奏补血养心、健脾益气、宁心敛汗之功，心脾得荣，汗证自愈。二诊患者气虚症状改善，故灵芝减量；夜尿仍多，遂加用益智摄尿固精、温脾止泻。三诊患者汗出明显改善，继服 7 剂巩固疗效，后随访，汗证未再发。

笔者认为，汗为心之液，心主血，血汗同源，心血充足，则汗出有源，津液充足。临床上汗出异常常伴心悸、胸闷、失眠等症，心阳之气不足或亢盛，或心血、心阴亏虚，均可致汗液异常，汗液的生成和排泄都与心密切相关，因而在汗证的调治过程中应重视养心、调心。

三、湿热内蕴

自汗、盗汗并见，汗渍色黄质黏，口苦口干，肢体困倦，胸脘痞闷，不思饮食，大便黏滞不爽，小便短赤，脉滑数，舌质红，苔黄腻。该证多因气候潮湿闷热，外来湿热之邪内侵；过食肥甘厚腻之品，伤脾滞胃，酿湿生热，湿热蕴结；情志不畅，肝失疏泄，脾失健运生湿，湿郁化热；先天脾胃虚弱，运化功能失常，水湿内停，日久化热所致。湿热内盛，邪热郁蒸，迫津外泄导致汗出。

病案：王某，女性，25 岁。2023 年 2 月 23 日初诊。主诉：盗汗 1 个月。患者 1 个月前出现夜间汗出较多的症状，以手足汗出为主，心烦，夜寐欠佳。现症：夜寐盗汗，手足汗出，晨起口干口苦，心烦，失眠多梦，小便色黄，大便黏腻。舌红，苔黄，脉弦细。中医诊断为盗汗，证属肝郁化火、湿热蕴结。治以疏肝解郁，清热利湿，方选青蒿鳖甲汤化裁。处方：当归、桃仁、生山楂、白薇、青蒿、银柴胡、牡丹皮、枸骨叶、薏苡仁、瘪桃干各10g，焦栀子、麸枳壳、柴胡、黄柏、通草各5g，生白芍、滑石15g，醋鳖甲18g，仙鹤草30g，甘草3g。7剂，一日1剂，水煎，分早晚两次温服。

2023年3月2日二诊：诉汗出减少，心烦、口干、口苦改善，追诉耳鸣较前好转，守上方7剂，水煎服。

2023年3月9日三诊：汗出明显改善，夜寐仍欠佳，眠浅多梦。原方基础上减枸骨叶，增煅龙骨20g、煅磁石30g、紫石英20g，再服7剂。

按：本案以夜间手足汗出为主要症状，四诊合参，辨为肝郁化火、湿热内蕴证，是因该患者工作压力较大，情绪不畅，肝郁化热，木郁克土，湿热内生，津液外泄所致，口干口苦、心烦失眠，小便黄、大便黏腻等均为湿热蕴结之象，以疏肝理气、清热利湿为主治之，方用丹栀逍遥散加减。柴胡、枳壳疏肝解郁，牡丹皮、栀子、青蒿透达郁火；滑石、通草、薏苡仁清热利湿，使湿热从小便而出；黄柏清热泻火，当归、白芍养血柔肝，白薇、银柴胡、醋鳖甲、枸骨叶滋阴清热，桃仁润肠通便，生山楂化浊行气，又用瘪桃干、仙鹤草收敛止汗，甘草和中。二诊患者服药后诸症皆缓，效不更方，续服7剂。三诊患者汗证明显减轻，夜寐欠佳，遂增龙骨、磁石、紫石英镇惊安神，再服7剂后，汗证未再发。

笔者认为，湿与热合，其性黏滞，难解难分，治疗该型汗证时，不可见汗止汗，妄用滋腻补益之品，或者过用寒凉攻伐之品，反而易致闭门留寇，使湿热之邪愈加胶固。治汗不在敛汗，关键在于切中病因病机。收敛止汗为治标之法，应在治本的基础上适当选用几味敛汗药，方能增强疗效。

四、肺卫不固

症状以自汗为主，汗出恶风，动辄益甚，平素易感冒，倦怠，气短乏力，面色少华。舌苔薄白，脉细弱。素体虚弱，或病后失养，禀赋不足；或久咳耗伤、劳倦过度、悲伤不已；或病邪所侵，均可导致肺气亏虚。肺主气属卫，外合皮毛，肺气虚则卫气亦弱，卫外失司，腠理开泄，津液外泄而致汗出。

病案：周某，女，57岁。2022年4月26日初诊。主诉：自汗20余天。患者20余天前无明显诱因出现自汗，伴恶风、恶寒，为求系统诊治遂来就诊。现症：自汗，动辄尤甚，恶风、恶寒，手脚心酸痛，烧心，腹泻，舌淡红，苔白，脉细。中医诊断为汗证，证属肺脾气虚，当补益肺脾、益气固表，方选玉屏风散化裁，药用：生白术、防风、桂枝、生白芍、诃子、徐长卿、酒地龙、扁豆衣、瘪桃干、黄柏各 10g，黄芪、鹿衔草、仙鹤草各 30g，黄连、炒九香虫各 5g，甘草 6g。7 剂，水煎，一日 1 剂，分 2 次温服。

2022 年 5 月 16 日二诊：患者多汗仍存，胃脘部烧灼感存，进食油腻后腹泻，余症皆缓，一诊方加五味子 5g，14 剂。

2022 年 6 月 2 日三诊：汗出明显减少，腹胀痛存，痛后腹泻，二诊方加用胡黄连 5g、陈皮 10g，续服 14 剂后上症缓解。

按：患者为中老年女性，素体虚弱，肺脾俱虚，气虚表弱，腠理不密，津液不藏，则自汗出；动则气耗，津随气泄，故汗出尤甚；卫外失固，故恶风、恶寒；营卫失和，则见手脚心酸痛；脾虚失运，则腹泻；脾胃不和，则烧心；舌淡红、苔白、脉细均为肺脾气虚之象。该患者以气虚为主，故以补气为先，重用黄芪内补脾肺之气，对外固表止汗；白术、扁豆衣健脾以治其本，防风、徐长卿祛散风邪，桂枝、白芍相配调和营卫，诃子、仙鹤草、鹿衔草、瘪桃干收敛止汗，九香虫温中行气，黄连、黄柏清热坚阴，酒地龙舒筋活络，甘草调和诸药。二诊患者汗出仍多，加用五味子，加强滋阴敛汗之力。三诊汗出明显减少，说明病情已好转，以上方加用胡黄连加强清热坚阴之力，加陈皮理气健脾、燥湿化痰，治疗 1 个月后诸症悉除。

虽然同样为治疗汗证，但上述 4 则医案病机却不尽相同，笔者认为，临证时还是要根据患者目前症状表现、舌苔脉象，运用中医诊断思维归纳分析，准确抓住患者现阶段的病机，注重辨证论治，一证一方，一方一法，因人而异。对于病机复杂或病情严重者，亦会多法联用，随证治之。

（陈静雅整理）

第四节　运用清热凉血健脾祛风法治疗慢性荨麻疹浅析

荨麻疹，俗称“风疹块”或“风团”，是一种常见的皮肤病，其特征为突然出现的红色或苍白色隆起性风团，伴有明显瘙痒，通常 24 小时内可自行消退，但可能反复发作。

一、病因病机

1. 邪毒入血，血分郁热而发　外感之邪，诸如风邪、热邪、暑邪等，侵袭人体后，未能及时疏散，反而在体内潜伏、郁积，进而化生为热。邪热相互搏结，致使郁热在血分中日益炽盛。部分患者体内本就潜藏着“伏热”，此伏热可能源于素体阳盛，或过食辛辣、温热之品等。当外界热邪再次侵袭，内外之热相互勾结，热势更甚，充斥于血分。此外，情志因素亦不容忽视，长期的情志失和，如焦虑、愤怒、抑郁等，易导致心火炽盛、肝主疏泄的功能失职。肝失疏泄则气机运行不畅，气郁则化热，热邪随之郁于血分。还有部分情况是热邪直中血分，迅速引发血分热盛之象。

正如《医宗金鉴·外科心法要诀》所述：“由汗出受风，或露卧乘凉，风邪多中表虚之人。初起皮肤作痒，次发扁疙瘩，形如豆瓣，堆累成片。”这清晰地阐述了荨麻疹发病初期，因风邪侵袭表虚之体，引发皮肤症状的过程。从中医理论深入剖析，荨麻疹发病的内在根本病因在于血热。在临床实际观察中，此类患者的麻疹往往呈现出颜色鲜红的特征，患者自身能明显感受到灼热感，且症状在遇热时会显著加重，而得冷后则有所减轻。这一系列表现皆与血分郁热的病机相契合，热盛于血，血行加速，故疹色鲜红、灼热；热邪遇热则更盛，所以遇热症状加重，得冷则热邪稍缓，症状减轻。

2. 瘾疹水肿，从湿得之　《素问·至真要大论》亦指出：“诸湿肿满，皆属于脾。”脾在人体情志活动中对应着“思”。慢性荨麻疹病程迁延日久，患者在长期患病过程中，极易产生恼怒、忧思等不良情绪，这些情绪过度则会损伤脾脏，导致脾虚。从临床症状来看，风团常伴有水肿表现，这与湿邪的特性紧密相关，故而从脾论治慢性荨麻疹具有重要的理论依据。

脾位居中焦，在人体生理功能中起着主运化、主升清的关键作用。当脾胃功能失职时，水谷运化失常，湿浊内生。这些内生之湿浊无法正常代谢，又不能及时疏泄排出体外，便会流注于肌肤之间。与此同时，若外感风邪，人体的卫气功能会受到影响，出现痹郁不畅，宣通功能失职的情况。此时，风邪与湿邪相互结合，郁滞于肌肤腠理之间，最终发而为疹。另外，湿邪在体内蕴积时间过长，还会进一步化热，热邪郁于肌肤，也可引发荨麻疹。综合来看，荨麻疹发病的基础在于脾胃失职，进而导致气机升降失调，湿邪内生、外侵，最终引发疾病。在临床中，此类患者常表现为风团反复出现，且可见明显水肿,同时伴有食欲减退的症状。这是因为脾胃虚弱,运化无力,水湿停滞,影响了正常的消化功能,所以出现食欲不佳;而水湿泛溢肌肤,与风邪相搏,便导致风团及水肿反复不愈。

3. 风邪致病,贯穿始终 中医将慢性荨麻疹命名为“瘾疹”。元代朱丹溪在《丹溪心法·斑疹》中对其有形象的描述:“隐隐然在皮肤之间,故言瘾疹也。”张仲景在《金匮要略·水气病脉证并治》和《金匮要略·中风历节病脉证并治》中亦有阐述:“脉浮而洪,浮则为风,洪则为气,风气相搏。风强则为瘾疹,身体为痒,痒为泄风,久为痂癞”“邪气中经,则身痒而瘾疹”。《诸病源候论·风瘙身体隐轸候》进一步补充:“邪气客于皮肤,复逢风寒相折,则起风瘙隐轸。”

从荨麻疹的发病特点来看,其发于肌肤,起病极为迅速,皮疹出现的位置毫无规律,四处游走不定,时隐时现。皮疹颜色鲜红,且消退后不会留下任何痕迹。这些特点与中医理论中“风邪”的特性高度一致。风邪具有善行而数变的特点,其致病时,病症表现位置多变,发病迅速,正如荨麻疹皮疹的游走不定;风为阳邪,其性开泄,易使气血外浮,故皮疹色红;风邪来去迅速,所以荨麻疹消退后不留痕迹。因此,本病的核心病机乃是风邪为患,在整个治疗过程中,“治风”之法始终贯穿其中,不可或缺。无论是在疾病初期以疏散风邪为主,还是在疾病发展过程中,结合其他病因病机,兼以祛风之法,都是治疗慢性荨麻疹的关键所在。

二、治则治法

笔者经过长期临床实践深刻认识到,慢性荨麻疹的发病根源在于血热与脾虚湿浊蕴结,而风邪则是贯穿疾病始终的重要致病因素。基于此,在治疗上笔者注重“攘外安内”的整体理念。

清热凉血是恢复机体营卫功能的重要手段。《医宗必读》中“治风先治血,血行风自灭”的理论,为这一治疗思路提供了坚实的理论支撑。在临床用药中,常用生地黄,其性寒,味甘、苦,归心、肝、肾经,具有清热凉血、养阴生津的功效,能有效清血分之热,且滋阴而不腻;水牛角性寒,味苦、咸,归心、肝、胃经,清热凉血之力颇强,可解血分热毒;石韦有利水通淋、清肺止咳、凉血止血之功,既能导热下行,又可凉血;白鲜皮清热燥湿、祛风解毒,对皮肤瘙痒、湿热疮毒等有良效;茜草凉血化瘀止血、通经,其凉血作用可清血分郁热；紫草凉血，活血，解毒透疹，能有效改善血热所致的皮疹等症状；墨旱莲滋补肝肾、凉血止血，可辅助清血分热；牡丹皮清热凉血、活血化瘀，使血分热邪得清，瘀血得化。

健脾胃以恢复其升清降浊、运化水湿的功能同样至关重要。只有脾胃功能正常，才能实现“脾气散精，上归于肺”，进而使肺气充实，人体的腠理得以固密。常用党参，其性平，味甘，归脾、肺经，能健脾益肺；茯苓利水渗湿、健脾宁心，可助脾运化水湿；甘草补脾益气、润肺止咳、清热解毒、调和诸药；薏苡仁利水渗湿、健脾止泻、除痹、排脓、解毒散结；白术健脾益气、燥湿利水、止汗；白扁豆健脾化湿、和中消暑。这些药物相互配伍，共同促进脾胃功能的恢复，增强机体抵御病邪的能力。

由于荨麻疹病位在肌肤，遵循“达邪外出”的治疗原则。吴鞠通所言“凡逐邪者，随其所在，就近而逐之”为这一原则提供了理论指导。在治疗中加用祛风解表药，具有双重功效。一方面，可祛风止痒，迅速缓解患者皮肤瘙痒的痛苦；另一方面，能导热外泄，使体内蕴积的热邪通过体表得以疏散。常用药物如金银花，其性寒，味甘，归肺、心、胃经，清热解毒、疏散风热，对风热表证及热毒血痢等有良好疗效；连翘清热解毒、消肿散结、疏散风热，可助金银花增强疏散风热之力；地肤子清热利湿、祛风止痒，对皮肤瘙痒症效果显著；防风祛风解表、胜湿止痛、止痉，为治风之要药；浮萍发汗解表、透疹止痒、利水消肿，能使风邪从汗而解；荆芥祛风解表、透疹消疮、止血，可助风邪外出。

笔者还常用射干、木香、旋覆花等药物。射干，据《滇南本草》记载，可治咽喉肿痛，咽闭喉风，乳蛾，痄腮红肿，牙根肿烂，攻散疮痈一切热毒等症，其清热解毒、利咽消肿之力显著；木香，《本草经集注》称其能疗毒肿，消恶气，性辛、苦，温，归脾、胃、大肠、三焦、胆经，善于行气止痛、健脾消食；旋覆花，《名医别录》记载其能“消胸上痰结，唾如胶漆，心胁痰水，膀胱留饮，风气湿痹，皮间死肉，目中眵䁾，利大肠，通血脉，益色泽”。药对运用上，如桑白皮 - 地肤子，桑白皮泻肺平喘、利水消肿，地肤子清热利湿、祛风止痒，二者配伍，可增强清热利湿、祛风止痒之效；浮萍 - 紫草，浮萍发汗解表、透疹止痒，紫草凉血活血、解毒透疹，共奏解表透疹、凉血解毒之功；防风 - 乌梅，防风祛风解表，乌梅敛肺涩肠、生津安蛔，二者一散一收，既能祛风止痒，又可防止风邪伤正；蝉蜕 - 僵蚕，蝉蜕疏散风热、利咽开音、透疹、明目退翳、息风止痉，僵蚕息风止痉、祛风止痛、化痰散结，二者协同，对风热上攻所致的咽喉肿痛、皮肤瘙痒等有良效。

清代尤在泾在《医学读书记》中提到："兵无向导，则不达贼境；药无引使，则不通病所。"病有其特定的病所，药亦有其相应的作用部位。使用引经药，能够引导药物精准到达病所，提高用药的准确性，增加病所的有效药量。笔者在荨麻疹诊治过程中，注重运用引经药。引药上行时，选用牛蒡子，其性寒，味辛、苦，归肺、胃经，能疏散风热、宣肺祛痰、利咽透疹、解毒消肿，可引药上行至头面、咽喉等部位；辛夷辛温发散，芳香通窍，其性上达，善通鼻窍，可助药物上行于头面。引药下行时，选旋覆花，其性主降，可引导药物下行；牛膝逐瘀通经、补肝肾、强筋骨、利尿通淋、引血下行，能使药物作用于下焦；鸡血藤行血补血、调经、舒筋活络，可引导药物至下肢及血脉。

三、验案举隅

患者潘某某，女性，49 岁。于 2022 年 5 月 12 日初次前来就诊。患者自述全身多发皮疹已持续 2 个月，皮疹颜色鲜红，瘙痒程度极为剧烈，同时伴有脸面浮肿、大便干结等症状。在此期间，患者曾辗转多家医院进行诊治，西医诊断为特应性皮炎。此前，患者外用氟轻松乳膏，口服西替利嗪片，但治疗效果均不理想。

就诊时可见患者全身布满多发皮疹，色红且瘙痒难耐，脸面浮肿明显，大便干结，食欲不佳，舌红，苔黄，脉象洪大。综合各项症状及体征，中医诊断为瘾疹，辨证为血热证。针对此证型，确定的治法为清热凉血，健脾止痒。

开具处方如下：水牛角、生地黄、紫草、白鲜皮、淡竹叶各 15g，乌梅、墨旱莲、茯苓、党参、石韦、防风、浮萍各 10g，射干 5g，银柴胡、肺形草各 30g，甘草 9g，旋覆花 60g，木香 100g。嘱咐患者以水煎服，每日 1 剂，早晚分 2 次服用。

7 剂药服用完毕后，患者反馈全身皮疹、颜面水肿症状明显减轻，但仍存在皮肤瘙痒的情况。基于此，二诊时守原方继续服用。又经过 7 剂药物的治疗，患者全身皮疹、颜面水肿进一步减轻，皮疹瘙痒程度也有所缓解。

三诊时，在原方基础上加赤芍 10g。赤芍性微寒，味苦，归肝经，具有清热凉血、散瘀止痛的功效。加用赤芍后，继续服用 7 剂，患者全身皮疹、颜面水肿持续减轻，皮疹处仅稍有瘙痒感。

四诊时，考虑到患者热邪已有所减轻，原方减去水牛角，加龙胆 10g。龙胆性寒，味苦，归肝、胆经，清热燥湿、泻肝胆火之力较强。服用 7 剂后，患者症状痊愈。通过电话随访得知，此后患者病症未再复发。

按：本案患者全身皮疹色红瘙痒，从中医辨证角度属于隐疹范畴，血热为其基本证型。在治疗过程中，综合考虑热、湿、风等因素，以清热凉血、健脾祛风为主要治疗思路。方中水牛角、生地、墨旱莲、石韦、紫草、白鲜皮、射干、银柴胡、肺形草协同作用，清热凉血解毒，针对血分郁热之根本进行治疗；浮萍、防风祛风止痒，缓解患者皮肤瘙痒的主要症状；淡竹叶清热除烦利尿，使热邪从小便而出；乌梅敛肺生津，与其他药物配伍，可防止清热药物过于苦寒伤阴；党参、甘草、茯苓健脾宁心渗湿，恢复脾胃运化功能，以杜绝湿邪内生之源；木香、旋覆花行气、降气，木香性辛，入脾、胃、肺经，其气味特异，“香入脾”，气香行脾，营运气机，鼓动中焦斡旋。正如《本草纲目》所云：“中气不运，皆属于脾，故中焦气滞宜之者（木香），脾胃喜芳香也。”气香醒脾，运脾化湿，促使气动湿化，且《本草纲目》还记载木香不限量煎水服对于蛇虫咬伤有奇效。旋覆花，《临证指南医案》中提到：“初为气结在经，久则血伤入络。”结合叶天士先生之宣络之法，即金匮旋覆花汤法，重用旋覆花，通肝络以行气，疏肝以缓解痒痛之不适。诸药合用，共同发挥清热凉血，健脾祛风之效，使患者病症得以痊愈。

（蔡蕾整理）

第五节　辨治斑秃经验

斑秃是皮肤科常见疾病，属于一种良性、局限性、非瘢痕性脱发，以局限性斑片状脱发为特征，涵盖局限性斑秃、全秃及普秃。西医对本病的发病机制尚未完全明晰，普遍认为斑秃是由 T 淋巴细胞介导的、以毛囊为靶器官的器官特异性自身免疫性疾病，且与遗传因素、神经精神因素、免疫功能失调、微循环、微量元素以及环境因素相关。

在中医学中，斑秃被称为“油风”“鬼剃头”。《诸病源候论 · 鬼舐头候》

记载:“人有风邪在于头,有偏虚处,则发秃落,肌肉枯死。或如钱大,或如指大,发不生,亦不痒,故谓之鬼舐头。”《外科正宗·油风》亦云:“油风乃血虚不能随气荣养肌肤,故毛发根空,脱落成片,皮肤光亮,痒如虫行,此皆风热乘虚攻注而然。”中医学认为,本病首要原因是正气亏虚,正如《灵枢·经脉》所言:“人始生,先成精,精成而脑髓生,骨为干,脉为营,筋为刚,肉为墙,皮肤坚而毛发长。”正气不足,外邪易侵。此外,七情六淫皆可致使脏腑功能失调,肌肤血络失于充养,毛发因失养而脱落。

笔者亦认为,本病主要归咎于机体正气亏虚,气血不和,日久导致血虚,毛发失养,逐渐干枯而脱落。其治疗从“养血祛风”“健脾除湿”“补中益气”和“补益肝肾”四个方面着手,这与诸多中医古籍所倡导的整体观念和辨证论治理念相契合。

一、养血祛风法

此型患者大多表现为头发干枯,成片脱落,头皮发红光亮,伴有头皮瘙痒,乃血燥生风所致。中医有云“发为血之余”,《素问·六节藏象论》曰:“心者,生之本,神之变也,其华在面,其充在血脉,为阳中之太阳,通于夏气。肺者,气之本,魄之处也,其华在毛,其充在皮,为阳中之太阴,通于秋气。肾者,主蛰,封藏之本,精之处也,其华在发,其充在骨,为阴中之少阴,通于冬气。”若血盛则头发荣润,发须多且有光泽;若血气衰弱,经脉虚细,血虚不能随气滋养毛发,则毛发脱落。

病案:陈某某,女性,48岁,于2020年4月9日就诊。其症见头发成片脱落,皮肤干燥有脱屑,伴有轻微瘙痒,心悸失眠,头晕眼花,面色少华,月经量少,舌质淡红,苔薄白,脉细数。中医诊断为斑秃,证属风邪袭表,血虚失养。治则为祛风养血。方药:生地黄10g,熟地黄10g,白芍10g,川芎6g,当归10g,僵蚕10g,蝉蜕5g,防风10g,蒺藜10g,白鲜皮10g,柏子仁10g,甘草5g,党参10g,黄芪10g,共14剂。

4月23日二诊:诸症减轻,头发脱落减少,原方继续服用14剂。

按:此案病机在于风邪入侵,上犯颠顶,邪客肌肤,致使气血不和,日久血虚,毛发失养,逐渐干枯而脱落。此型患者自觉头皮瘙痒剧烈,治宜凉血养血祛风、润燥生发。风邪之所以能够入侵,实则与头皮肌肤失于血之濡养有关,故治疗时应治风与治血并举。正如《医宗金鉴·外科心法要诀》中提到："此证毛发干焦，成片脱落，皮红光亮，痒如虫行，俗名鬼剃头。由毛孔开张，邪风乘虚袭入，以致风盛燥血，不能荣养毛发。宜服神应养真丹，以治其本；外以海艾汤洗之，以治其标。若耽延年久，宜针砭其光亮之处，出紫血，毛发庶可复生。"

二、健脾除湿法

脾胃为后天之本，《脾胃论·脾胃虚实传变论》中提到："元气之充足，皆由脾胃之气无所伤，而后能滋养元气。若胃气之本弱，饮食自倍，则脾胃之气既伤，而元气亦不能充，而诸病之所由生也。"若脾胃健旺，则肌肉毛发旺盛。脾性喜燥恶湿。饮食不节，如过多食用肥甘辛辣之品，会使脾失健运而生内湿，湿性重浊黏滞，易瘀阻毛囊，妨碍毛发的生长。治宜清热燥湿、健脾化痰。

病案：梁某某，男性，31岁，2020年5月21日就诊。症见斑秃，以后项部居多，头发散在成片脱落，头屑多且黏腻污秽，不易洗净，体格强壮，面色红润、油腻，身体沉重，口中黏腻，大便不爽，舌质淡红或红，苔黄厚腻。中医诊断为斑秃，证属脾虚湿热。治则为健脾清湿热。方药：黄芪20g，陈皮10g，生白术15g，黄柏10g，赤小豆30g，白鲜皮10g，当归10g，泽泻5g，升麻5g，党参10g，土茯苓30g，蚕沙30g，六神曲10g，地肤子30g，焦山栀5g，蒺藜30g，苍术10g，茵陈30g，葛根10g，共7剂。

5月29日二诊：患者皮肤油腻、口中黏腻等症状明显减轻，原方减去黄芪，加用车前子15g，山楂30g，继续服用14剂。

6月12日三诊：患者自我感觉良好，脱发已明显减少，后项部新发渐生，守方再服14剂。

按：此人素体湿邪偏盛，或久居湿地，或嗜食肥甘厚腻，酿湿生热，湿热之邪循经上蒸颠顶，侵蚀发根，从而出现斑秃。用茵陈五苓散合二妙丸加减，佐以补气健脾清热之品，经调治一月余，新发逐渐长出。此病例正是脾虚生湿、湿邪致病的典型表现。

三、补中益气法

"脾主运化"，脾为气血生化之源，毛发依赖气血的供养，血充则能滋养毛发，气足则可推动毛发的生长，并使其牢固。脾失运化则会导致气血生化无源，进而引起脱发。《素问·玉机真脏论》曰："脾为孤脏，中央土以灌四傍。"强调了脾在人体气血生成与运化中的核心地位。

病案：杨某某，男性，51岁，2019年11月7日就诊。症见头发稀疏，神疲乏力，失眠多梦，头晕健忘，舌质淡红，苔白，脉细弱。中医诊断为斑秃，证属中气不足。治则为补中益气，佐以安神。方药：党参10g，炙甘草6g，酸枣仁15g，陈皮5g，枸杞子10g，川芎10g，茯苓10g，熟地黄20g，益智10g，黄芪10g，生白术10g，山药20g，当归10g，柏子仁10g，柴胡5g，共14剂。

11月21日二诊：患者乏力、头晕症状好转，但仍失眠多梦、健忘，原方加龟甲18g，龙骨30g，远志10g，继续服用14剂。

12月5日三诊：头发渐生，诸症平稳，守方再服14剂，并嘱其多食红枣、黑芝麻等进行食疗调补。服药后复诊，毛发生长如初，基本痊愈。

按：此人素体虚弱，中气不足，气能生血行血，气血不足，毛发失养，故而毛发容易变细并脱落。方用补中益气汤，益气升阳，兼以养血安神，以达到补气养血生发的目的。《脾胃论·脾胃虚实传变论》中提到："脾胃之气既伤，而元气亦不能充，而诸病之所由生也。"通过补中益气，恢复脾胃功能，促进气血生成，滋养毛发，正是对古籍理论的临床实践运用。

四、补益肝肾法

中医认为"发为血之余""发为肾之外候"，头发由肾精所主，所以有"肾藏精，其华在发"等说法。《素问·上古天真论》曰："女子七岁，肾气盛，齿更发长；二七而天癸至，任脉通，太冲脉盛，月事以时下，故有子；三七，肾气平均，故真牙生而长极；四七，筋骨坚，发长极，身体盛壮；五七，阳明脉衰，面始焦，发始堕；六七，三阳脉衰于上，面皆焦，发始白；七七，任脉虚，太冲脉衰少，天癸竭，地道不通，故形坏而无子也。丈夫八岁，肾气实，发长齿更；二八，肾气盛，天癸至，精气溢泻，阴阳和，故能有子；三八，肾气平均，筋骨劲强，故真牙生而长极；四八，筋骨隆盛，肌肉满壮；五八，肾气衰，发堕齿槁；六八，阳气衰竭于上，面焦，发鬓颁白；七八，肝气衰，筋不能动，天癸竭，精少，肾脏衰，形体皆极；八八，则齿发去。"头发的生长根源于肾，因肾藏精，精化血，精血旺盛，则毛发粗壮而润泽；精血不足，则毛发易变白、脱落。而肝主疏泄与藏血，可贮藏血液并调节血量，还能促进血液的运行输布，肝气不足，血液无以运化，不足以滋养头发，则头发干枯、脱落。因肝肾不足而发生的斑秃，治宜滋补肝肾、养血祛风、填精益髓。

病案：沈某某，女性，50岁，2020年4月16日初诊。症见头发稀疏、干枯，并逐渐加重，常伴有腰膝酸软，头晕耳鸣，失眠多梦，五心烦热，泛酸，右少腹胀，舌质红，苔薄或少，脉细数。中医诊断为斑秃，证属肝肾不足，水不涵木。治则为补益肝肾，滋水涵木。方药：黄精20g，地龙10g，佛手10g，巴戟天5g，桃仁10g，茯苓10g，当归5g，菟丝子30g，枸杞子20g，黄芪10g，厚朴10g，山茱萸10g，丹参15g，红花5g，制首乌10g，杜仲15g，地骨皮30g，墨旱莲15g，女贞子10g，共14剂。

4月30日二诊：患者腰膝酸软、头晕耳鸣等症状明显减轻，但仍有泛酸，右少腹胀，前方加小茴香6g，煅瓦楞子30g，再服14剂。

5月14日三诊：泛酸、腹胀好转，头发稀疏、干枯状况好转，守方服药2月余，头发渐生浓密。

按：《素问》曰"肾者，主蛰，封藏之本，精之处也，其华在发""肾气衰，发堕齿槁"。肾气不足，肾精亏虚，则毛发不能正常生长。本证多见于老年体弱之人，患者头发大片脱落，甚至出现全秃、普秃。肝主藏血，发为血之余，素体阴虚，房事过度，或久病伤阴，水亏不能制火，虚火上炎，发根失养而导致斑秃。以六味地黄丸合二至丸加减，用黄精替换熟地，以防滋腻太过，佐以活血之品，滋水涵木，精足则头发易于生长。在治疗肝肾不足型斑秃时，注重滋养肝肾之阴，符合中医古籍的理论指导。

斑秃不仅影响个人形象，还会给患者造成巨大的精神及心理负担，甚至影响家庭生活质量。随着生活水平的提高，生活环境污染日益严重，生活节奏加快，心理压力增大，斑秃越来越成为困扰现代都市人的疾病。临证时根据不同病机，辨证加减用药治疗斑秃，收效颇佳，大大降低了疾病的复发率。

（任志敏整理）

第六节　运用升降理论治疗眩晕

眩晕是目眩与头晕的总称，目眩即眼花或眼前发黑，视物模糊，头晕即感觉自身或外界景物旋转，站立不稳。二者常同时并见，统称为眩晕，可伴恶心、呕吐、出汗等症状。中医治疗眩晕有其独特的优势，今通过眩晕医案数则，详析中医升降理论治疗眩晕的经验。

一、脾虚湿阻，升降失常

病案：罗某，男，58 岁。2018 年 7 月 12 日初诊。7 日前，患者因饮食失节，过食酒肉，旋即出现头晕目眩。头晕呈阵发性发作，伴脘腹痞闷不适，大便溏薄，未出现昏厥。医者诊察：患者头晕沉重，周身乏力，行动迟缓，脘腹痞满，按之不减，大便溏。舌淡红，边有齿痕，苔薄白腻；脉细弱。中医诊断：眩晕，脾虚湿阻、升降失常。治当以健脾化湿、升清降浊为要。

拟方如下：党参、茯苓、葛根各 20g，川芎 12g，薏苡仁 15g，炒白术、苍术、陈皮、白扁豆、苏梗、厚朴各 10g，天麻 9g，甘草 6g。共 7 剂。

二诊时，患者自述头晕、头重及乏力等症状较初诊时明显减轻，脘腹痞闷缓解，但大便仍偏稀。舌淡红，齿痕仍在，苔薄白，脉细弱。此为药已取效，遂于原方基础上加砂仁。患者继服 7 剂。15 日后电话随访，患者头晕未再发作，脘腹无痞闷，身体轻松，无明显乏力，二便正常。

按：《素问·六微旨大论》云："出入废则神机化灭，升降息则气立孤危。"脾胃位居人体中焦，脾胃一升一降，二者相互配合，如同阴阳两极相互协调，共同掌控着人体气机升降的关键枢纽。人体气化之机，贵在清阳出上窍，浊阴走下窍。脾胃为升降之枢纽，《脾胃论·天地阴阳生杀之理在升降浮沉之间论》明确阐述："盖胃为水谷之海，饮食入胃，而精气先输脾归肺，上行春夏之令，以滋养周身，乃清气为天者也；升已而下输膀胱，行秋冬之令，为传化糟粕，转味而出，乃浊阴为地者也。"气机升降一旦失常，大致会出现升降太过、升降不及、升太过而降不及、升不及而降太过这四种复杂情形。在本案之中，其核心病机就在于脾胃虚弱，导致气机升降功能出现不及的状况。清阳无法顺利上升，使得人体的精微物质无法上行充养清窍；浊阴不能正常下降，湿浊之邪上蒙清窍，致使脑窍失去滋养，故而引发头晕、头重等一系列不适症状。本方以党参健脾益气；茯苓利水渗湿；葛根升发脾阳；川芎辛温香窜，为血中气药，其升清作用别具一格，此药上行头目之力尤著，《本草纲目》称其"上行头目，下行血海"；薏苡仁健脾渗湿；炒白术与苍术燥湿健脾，《本草汇言》称苍术"为运脾健胃之要药"；陈皮理气健脾；白扁豆健脾化湿；苏梗与厚朴下气降浊；天麻为治疗眩晕要药；甘草调和诸药。

本案方中茯苓-川芎为对药，若湿浊上蒙清窍所致头痛，茯苓可改为土茯苓，成为土茯苓-川芎对药，土茯苓量宜大。二诊之时，鉴于气机升降已基本恢复常态，加入砂仁芳香化浊、醒脾和胃，临床上还常加豆蔻、草豆蔻等，进一步推动气机的畅达运行，使脾胃升清降浊功能得以全面恢复。

二、肝肾阴虚，水不涵木

病案：项某，男，50岁。2018年8月27日初诊。患者1个月前因长期熬夜，出现头晕不适。头晕呈持续性，程度不剧，伴耳鸣，无头痛及昏厥。医者诊察：患者头晕耳鸣，失眠多梦，大便干结，3日一行。舌质红，苔少，脉细弦。中医诊断：眩晕，证属肝肾阴虚，水不涵木。治当以滋阴清肝、滋水涵木为核心。

拟方如下：黄芪15g，枸杞子、沙苑子、菟丝子、覆盆子、党参、葛根、钩藤（后下）、青葙子、蔓荆子、白菊花各10g，升麻5g，龙骨（先煎）、牡蛎（先煎）各20g，天麻9g。共7剂。

二诊时，患者症状趋于平稳，医者嘱其继续服用原方1周。后随访得知，患者头晕、耳鸣症状消失，睡眠正常，二便恢复。

按：《内经》云："诸风掉眩，皆属于肝。"肝属木，木生风，肝阳化风引发眩晕。肾属水，主水藏精，木赖水涵，肾阴不足，水不涵木则木燥生风，眩晕时发。肾开窍于耳，肾虚则耳鸣。阴虚不能使阳潜入则失眠。阴血不濡则便质干。是故证属肝肾阴虚，水不涵木。治宜滋阴清肝，滋水涵木。注重以升降沉浮立法方药，治疗眩晕主张升降并用。肝阳化风致眩者，非独潜镇可效。张锡纯镇肝熄风汤用牛膝、赭石引血下行，反佐茵陈、麦芽升发肝气，此升降相配之法，较之单用重镇，更合肝木曲直之性。肝肾阴虚，水不涵木之体，必兼气血亏虚，李东垣创益气聪明汤别具匠心：既有人参、黄芪升补中气，升麻、葛根升发清阳，又有黄柏、白芍降火敛阴，升降同调，正合《医学启源》"欲升先降，欲降先升"之妙。该方中黄芪益气升提；枸杞子、沙苑子、菟丝子、覆盆子滋补肝肾之阴；党参助黄芪益气；葛根、升麻升举阳气；天麻息风止痉，为治眩晕要药；钩藤平肝息风，后下以增效；青葙子、白菊花清肝疏肝；龙骨（先煎）、牡蛎（先煎）平肝潜阳，敛阴安神，《本草纲目》载龙骨"益肾镇惊，止阴疟，收湿气脱肛，生肌敛疮"，二者先煎以充分发挥重镇之效；蔓荆子亦主升清，《本草纲目》载："蔓荆，气轻味辛，体轻而浮，上行而散，故所主者皆头面风虚之证。"诸药相配，升降并用，气机平衡则脏腑功能恢复。

三、肝郁气滞，化火上炎

病案：王某，女，36 岁。2018 年 9 月 26 日初诊。患者 10 日前因工作变动，心理压力增大，出现头晕、头胀。头晕、头胀每因情绪波动诱发，无呕吐及昏厥。医者诊察：患者头晕头胀，面红烦躁易怒，常太息，睡眠欠佳，大便干结。舌红，苔薄黄，脉弦紧。中医诊断：眩晕，证属肝郁气滞，化火上炎。治疗当以清肝解郁、理气降火为关键。

拟方如下：柴胡、郁金、香附、牡丹皮、栀子、枳壳、麦冬、生地黄、当归、白芍各 10g，淡豆豉 15g，升麻、甘草各 5g。共 7 剂。患者服药后，症状明显减轻，头晕未再发作。

按：《素问·五常政大论》提到"木德周行，阳舒阴布"，强调肝气贵在条达，升降有序。肝气久郁则化火，形成"郁火冲逆"之态。朱丹溪《丹溪心法》指出"气有余便是火"，此火非实火，乃"郁火"，其性上窜清窍，然此证非独气火升腾，更有升降失调之机。《素问·六元正纪大论》："木郁达之，火郁发之。"张元素《医学启源》："肝欲散，急食辛以散之……以辛补之……以酸泻之。"指明疏肝需辛散与酸收相配。李东垣《脾胃论》强调"胆者，少阳春升之气，春气升则万化安"，肝郁火升之际，常伴少阳升发受阻，脾胃斡旋失司，此即叶天士所谓"木郁土壅，升降悖逆"之候。当确立升降同调治郁火原则。肝郁化火之眩晕，本质在于"郁火冲逆，升降乖戾"。治疗当以疏达为经，清降为纬，枢转中焦为要。把握"郁宜达、火宜清、逆宜降、陷宜升"的辨证精髓，可使气机复其升降，清窍得养而眩自平。清代周学海《读医随笔》阐发："治肝郁当知升少阳、降阳明，使气机旋转如常。"《医宗金鉴》明训："凡肝木郁，法当疏达。"方中柴胡、郁金、香附疏肝解郁。淡豆豉、升麻助升散之力。牡丹皮清肝郁血热。栀子泻火除烦，淡豆豉宣散郁热，二者与升麻、枳壳共调气机。麦冬、生地黄、当归、白芍滋阴柔肝，制约疏肝理气药之辛温香燥，防伤阴液。甘草缓肝之急，调和诸药，首选柴胡、香附、郁金之属。然须配降气之品防其升发太过，此乃升降配伍典范。龙胆泻肝汤中龙胆、黄芩清泻肝火（降），柴胡、升麻升发郁阳（升），生地黄、当归滋阴养血

(固本),泽泻、车前子引热下行(降),此方配伍深得《医方集解》"泻中有补,降中寓升"之妙。此外,《日华子本草》提到升麻可"安魂定魄,并鬼附啼泣,游风肿毒,口气甘",强调其安神定志的作用。

(陈显宏整理)

第七节　健脾除湿法治疗腰痛

慢性腰痛又称非特异性慢性腰痛,是一种常见的肌肉骨骼疾病,以腰脊区域出现疼痛或酸楚为主要特征。其病因尚不明确,通常不存在显著的解剖学或病理性改变,但对患者的生活质量能够产生明显影响,同时也会带来潜在的社会经济负担。因此,对其的治疗逐渐成为亟待解决的课题。慢性腰痛易于复发,目前尚无有效的治疗方法,一线治疗以保守疗法为主,涵盖物理治疗、药物治疗及认知行为疗法等。这些治疗方法各有优势,但均有其不足之处,难以完全覆盖成因复杂的慢性腰痛症状。中医药以总体观念及辨证论治为指导,治疗范围广泛,能够应对复杂的患者状况,有效缓解患者症状,在慢性腰痛的综合治疗中有其独特的价值。

一、病因病机探讨

腰痛以正虚为本,邪实为标,与肾关系密切,同时涉及肝、脾。腰为肾之府,与肾关系最为密切,故而腰痛与肾虚息息相关。肾虚所致腰痛,可上溯至《灵枢·经脉》所载:"足少阴之别……其病气逆则烦闷,实则闭癃,虚则腰痛。"从中便可窥见肾经虚与腰痛的联系。肝肾同源,均在下焦,肾虚日久,精血无以相资,下焦失于温煦,肝寒筋病,亦可致腰痛。而脾乃后天之根本,赖于先天肾气滋养,肾虚则暖土无力,脾用失司,脾土湿无以运化则下注腰府,气血化生不足,筋骨不得濡养,发为腰痛。抑或脾气虚弱,无法运化水谷精微之气,肾水无以灌注而竭,终致腰痛。除此之外,久居寒湿之地或冒雨涉水,善行数变之风邪引邪乘正虚而入,凝结阻滞经脉,气血运行不畅,发为腰痛,抑或直中,与正气相搏而致痛。血瘀、痰积等病邪亦可致腰痛发作,实邪阻滞,经络不通,气血不行,不通则痛。《杂病源流犀烛·腰脐病源流》云:"肾虚其本也,风寒湿热痰饮,气滞血瘀闪挫其标也。"佐证了实邪为腰痛之标。故而,肝脾肾虚与实邪侵袭,均为腰痛发病的重要病机。

二、健脾祛湿论治经验总结

1. 补肾无效,当思脾虚湿盛 在现有的腰痛论治体系中,多以补肾、活血作为主要的论治思路。肾主骨生髓,腰为肾府,续断补续血脉,狗脊、桑寄生祛风除湿,三者均走肝、肾经,为补肝肾、强腰膝药物,在实践中常与独活寄生汤相加减,卓有补肾祛湿之功。而桃仁、红花、乳香、没药等活血药物可行气活血,逐瘀通经,亦为古今医案所用高频药物。

然而补肾活血法并非万能,部分腰痛患者即便反复加强补肾活血的效力,仍未见明显疗效,补肾之后反觉腹胀不适。这是由于患者的腰痛非自肾虚而始,而以脾虚为根本病机。《辨证录 · 腰痛门》言:"然有补肾而腰愈痛者,其故何也?盖腰脐之气未通,风湿入于肾而不得出故也。法宜先利其腰脐之气,以祛风利湿,而后大补其肾中之水火,则腰轻而可以俯仰矣。"并云:"脾湿当去湿,而乃用熟地、山茱一派滋润之药,虽非克削之味,而湿以加湿,正其所恶,故不特无益,而反害之也。医工不悟,而以为补肾之药尚少用之也,益多加其分两,则湿以助湿。"南方之地气候多潮湿,脾虚无以燥湿,湿邪浸淫腰府更甚,本虚标实之下,腰痛更甚。此时补肾收效有限,应以健脾除湿为主。

2. 以健脾除湿为主的遣方用药思路 健脾辅以祛湿,利湿兼补正气,既健脾土以润肾水,亦可发挥升清运化水液之功,祛除寒邪而不伤阴液,对寒湿之气所致腰痛效用显著。实践中,前人对于补肾活血治疗腰痛多有研究,对于健脾祛湿法却多止步于甘姜苓术汤的应用,缺少进一步的丰富和研究。而在临床时,重视胃纳欠佳、舌苔淡白、边有齿痕等体征,对于健脾祛湿多有尝试与发挥。即使是肾虚为主的患者,在诊疗时也会注意脾胃的顾护。

参苓白术散在临床上常用于泄泻患者,而鲜有医家将之运用于腰痛治疗。笔者认为,若患者腰痛伴有泄泻,或是大便偏溏,临床表现便与肠易激综合征有相通之处,此时参苓白术散同样可以用于腰痛患者的治疗,用时需得配伍祛湿行气之品,使其功效归于祛湿。南方水汽氤氲,腰痛患者又常久病反复,以致湿气重,侵入骨髓。故笔者多以《辨证录》中"转腰汤"为主方加减而治腰痛患者。若患者腰痛多发于腰外侧或背部,痛如锥刺,不能转侧,日重夜轻,阴雨天加重,便可以转腰汤通利腰脐气之力,助以利湿之功。

在此基础上，常加茯苓、薏苡仁、防己等健脾渗湿之药，重用白术，加强健脾运湿之功，此时利湿药用量宜大。陈士铎在《石室秘录·偏治法》中，也提到了类似的诊疗思路："如人患腰痛者，人以为肾之病也，不知非肾，乃脾湿之故，重如系三千文。法当去腰脐之湿，则腰痛自除。方用白术四两，薏仁三两，水六碗，煎汤一碗，一气饮之，一剂即痛如失。此方不治肾，而正所以治肾，世人未知也。"此方精简，重用白术，配伍薏苡仁即奏效，可见健脾渗湿对于这类腰痛患者来说功效匪浅。湿除则腰府营卫气血调和，濡润司职，腰痛可期得治。

健脾为组方的基础思路，而祛湿才是组方的最终目的。在腰痛的治疗中，为了祛除湿邪沉疴，笔者常再加防风、苍术等风药。《辨证录》言："至阴之邪，易入而难散。盖肾宜补而不宜泻。"若擅用风药攻伐，虽可祛除体表湿气，但难干预体内寒湿蓄积。风药燥烈，反易损肾水，肾水伤后，寒湿邪气更易盘桓不去，则病情愈烈。但若在健脾的基础上配伍风药，脾土已健，肾水得滋，则风药可引湿邪而去，而不至伤正。防风、羌活为风药中润剂，能较好地与健脾燥湿药物共奏祛湿之功。苍术与白术合用，亦取白术行水之力，使方专攻腰脐。均为祛湿的优秀选择。

3. 除湿之余，兼顾逐瘀　久病必瘀，湿性黏滞。湿邪易入血分，结于腰部经络，形成"湿瘀"之邪。祛除腰痛患者的湿邪，需要在祛湿时，配伍活血药以入血分。笔者常以羌活与桃仁的药对论治腰痛湿瘀。羌活性温，有升腾温煦之力，走气分，而能祛风湿；桃仁味甘，性质偏阴柔，药力直达血分，有活血化瘀的功效。二者合用，有祛瘀行滞之功。腰府气机通畅，润养有序，痛亦可止。此药对在转腰汤中亦有体现。

然在活血之时，需注意对脾胃的顾护。滋补之品，益碍脾胃，活血之剂容易使脾虚患者出现消化道不适症状。若使用乳香、没药等峻猛之品，则易出现脾胃不适。熟地黄、山茱萸、桃仁等补肾活血药的使用，同样需要避免过用滋腻。

三、验案举隅

胡某，女，71岁，2024年4月16日因"腰痛、不寐3个月"就诊。患者3个月前劳累后出现左侧腰痛，平卧时多发，白天症状不明显，夜间加剧，寐差。舌淡红，苔薄白，脉沉细，舌体胖大。未进行相关治疗，症状反复发作。

诊断为腰痛，证属脾肾阳虚，治以健脾温肾，逐瘀利水。拟方转腰汤加减：生白术 40g，盐杜仲 30g，薏苡仁 30g，独活 15g，茯苓 15g，防己 15g，麸白术 20g，炒苍术 10g，川楝子片 10g，防风 10g，羌活 10g，焯桃仁 10g，盐巴戟天 10g，盐补骨脂 10g，龙胆 5g，炒蜂房 5g，椒目 5g，肉桂 3g。共 7 剂。

5 月 3 日二诊：腰痛较前改善，继续服药治疗。

5 月 13 日三诊：腰痛、夜寐情况较前明显改善。

按：该案患者年逾古稀，三阳脉衰，加之劳累耗伤正气，脾肾阳气亏虚。脾为后天之本，脾虚则运化失常，水湿内生，湿性重浊，易袭阴位，故见腰痛。阳气虚衰，不能温煦机体，虚寒内生，寒性凝滞，气血运行不畅，不通则痛，且夜间阳气内敛，阴气更盛，故夜间腰痛加剧。脾肾阳虚，气血生化不足，心失所养，加之腰府疼痛，故寐差。本方重用白术为君，佐以苍术燥湿，利湿兼通腰脐之气。得杜仲相佐，攻中有补，无伤肾气。补骨脂、巴戟天、肉桂助以祛寒，苍术、防己、龙胆功在化湿利水；羌活、独活、防风祛风胜湿；桃仁、川楝子相伍，奏逐瘀行滞之效。该方看似泻肾，实则补肾。故《辨证录》言："至阴之邪尽去，而至阴之真无伤，故能止痛如神耳。"笔者在转腰汤的基础上，加重白术用量，又添以薏苡仁、茯苓等健脾渗湿，兼以蜂房祛湿通络、椒目温阳利水，重以健脾祛湿，疗效显著。

在慢性腰痛的临床治疗中，不仅要着眼于补肾活血，也要将目光投向健脾祛湿之法。以健脾为基础，以健脾为方法达祛湿之目的，兼以逐瘀。

（孔雨洋整理）

第八节　不寐的中医治疗

不寐者，常难以获得正常睡眠，此乃中医所言之病证也。《景岳全书·不寐》有云："不寐证，虽病有不一，然惟知邪正二字则尽之矣。盖寐本乎阴，神其主也。神安则寐，神不安则不寐。"其主要表现为睡眠时间匮乏与睡眠深度不足。轻者，难以顺利入睡，或虽入睡却难以酣畅，睡眠过程中时醒时寐，醒后便难以再度入眠；重者，则彻夜无法安睡，此常严重干扰患者的正常工作、生活节奏，危害其身体健康。失眠症既可单独存在，又可能与精神障碍、躯体疾病以及物质滥用等情况共病，并且往往伴随觉醒时多种功能损害现象。在临床接诊过程中，遇到因失眠而寻求药物治疗的患者数量众多，现将这些患者按照常见证型进行分类，并分享笔者在治疗过程中所采用的方法。

一、心肾不交型

在长期的临床诊治实践中发现，在众多失眠患者中，心肾不交型最为常见。此类患者多呈现出入睡艰难、多梦纷纭以及容易惊醒的症状，部分患者还会兼有心悸之感。这是由于人体的心火无法下行，而肾水又不能上济于心火，致使水火无法交融，阴阳失衡。此时的治疗原则，应当是泻心火、补肾水，以恢复阴阳平衡。对此，笔者以经典的黄连阿胶汤为基础组方，方药如下：陈阿胶、生地黄、黄芩、远志各 10g，白芍、丹参、酸枣仁、茯神各 15g，煅磁石、煅龙骨、煅牡蛎各 30g，灯心草、川黄连各 5g。阿胶滋阴补血，可助肾水滋生；生地黄清热凉血、养阴生津，能辅助补肾阴；白芍敛肝安魂；丹参活血祛瘀，又可除烦安神；酸枣仁宁心安神，为治疗失眠之要药；远志可安神益智、交通心肾；磁石重镇安神，可引火下行；龙骨与牡蛎均有重镇安神、平肝潜阳之效；茯神专于宁心安神；灯心草清心降火；黄芩、黄连苦寒，直折心火。

曾接诊一位中年男性患者，其年届不惑，在工作中能力出众，然而劳心劳力，面临着巨大的压力，思想负担极为沉重。近 3 个月以来，逐渐出现入睡困难的情况，即便入睡后也极易惊醒，睡眠时间日益缩短，严重影响了日常工作。除失眠症状外，还伴有口苦、口干、食欲不振等症状，其余方面并无特殊异常。经他人介绍，前来笔者处就诊。通过仔细查看其舌象与脉象，发现舌红、苔薄、脉细。综合判断，诊断为不寐之心肾不交证。于是给予上述方，并根据患者具体情况稍作调整。患者服药 3 日后，称入睡速度较之前明显加快，一夜能够睡至六七个小时。服用 7 剂药物后，患者自述失眠症状已痊愈，不愿再继续服药。此患者正值壮年，自身正气较为充足，加以药物的作用调节阴阳，故而能够药到病除。

二、肾气亏虚型

肾气亏虚型这一证型，多见于年迈的患者群体。这些患者往往辗转多地，四处求医，然而失眠症状却始终未能得到有效治愈，并且在身体上可明显观察到各脏腑的虚损表现，全身乏力症状显著，整体以虚证为主要特征。

一般而言，老年人出现失眠情况，多属于肾气亏虚型，外在表现为精气神不足。《圆运动的古中医学》云：“补益肾气，时方之中还少丹最好。巴戟天、甜苁蓉、楮实子、五味子、小茴香、炒杜仲、山茱萸各一两，以温补肾肝阴中之阳，枸杞、熟地各二两，以补肾肝之阴，山药、茯苓各一两，以补肺健脾，牛膝、远志、石菖蒲各一两，以疏通腠理，使补益之品可无停滞之患。避去附子、肉桂之纯阳。于温补中寓润养之义。”还少丹出自宋代杨倓的《杨氏家藏方》。药物组成：山药、牛膝、茯苓、山茱萸、楮实子、杜仲、五味子、巴戟天、肉苁蓉、远志、小茴香、石菖蒲、熟地黄、枸杞子、大枣。《洪氏集验方》中记载：“还少丹，大补心肾脾胃，一切虚损，神志俱耗，筋力顿衰，腰脚沉重，肢体倦怠，血气羸之，小便昏浊。”从这些古籍记载中可以清晰地看出，还少丹在润补方面效果显著，其补虚之功尤为强大。对于肾气亏虚型失眠患者，合理应用还少丹，往往能起到较好的调理作用，帮助患者改善睡眠，恢复精气神。

三、肝胆火旺型

临床上有一部分患者，表现出明显的入睡困难症状，严重者甚至会彻夜不眠。同时，这类患者情绪多较为暴躁，极易激动发怒，部分患者还会出现目赤耳鸣、口干口苦、大便秘结、小便短赤等症状，观察其舌象，可见舌红苔黄腻，此乃一派实热夹湿之典型征象。在这种情况下，应当选用龙胆泻肝汤进行治疗。龙胆泻肝汤具有强大的清肝胆实火、泻肝胆湿热的功效。方中龙胆大苦大寒，上泻肝胆实火，下清下焦湿热，为君药；黄芩、栀子苦寒泻火，燥湿清热，助龙胆加强清热除湿之力，为臣药；泽泻、木通、车前子清热利湿，使湿热从小便而出；当归、生地黄养血滋阴，以防实火、湿热耗伤阴血；柴胡舒畅肝胆之气，引诸药归肝胆经；甘草调和诸药。然而，在临床治疗中，单纯使用泻火利湿的方法并不可取。因为实火久灼，极易损伤津液、耗散正气，进而导致阴液亏虚，虚火内生。在实际临床案例中，纯粹由实火导致不寐的情况极为少见，随着时间推移，大多会发展为虚实夹杂的复杂证候。因此，在治疗此类患者时，除了运用清热利湿的药物外，还需加入五味子、酸枣仁这两味药，能够使实火与虚火同时下降，在滋阴的同时，还兼具养血的作用，如此可使人体气血调和。若热重于湿，可减利湿之品，加清热泻火药如石膏、知母、黄柏等，常将五味子、丹参、酸枣仁等补益肝肾药与石膏、大黄、夏枯草、知母、黄柏、茯苓等药合用，再加煅磁石、龙骨、生牡蛎重镇以助降火。

四、肾虚湿热型

台州地处沿海，当地独特的地理环境与饮食习惯，使得居民体质多偏于湿热。在临床诊疗过程中，湿热型失眠患者并不罕见，其中又以肾虚湿热型占比较大。所谓肾虚，在此类型中多表现为肾阴亏虚，肾阴不足与湿热互结，导致虚实夹杂、浊邪难祛。此时若单纯采用补法，容易造成气机阻滞；若单纯使用清法，又恐会进一步损伤正气。故而，对于肾虚湿热型失眠患者，在临床治疗中，按金水六君煎意，六味地黄丸来治疗肾虚，以温胆汤来治疗湿热，对这两方进行合理加减。六味地黄丸由熟地黄、山萸肉、山药、泽泻、牡丹皮、茯苓六味药组成，具有滋阴补肾的功效；温胆汤由半夏、竹茹、枳实、陈皮、甘草、茯苓组成，可理气化痰、和胃利胆。

五、心脾两虚型

那些气虚体弱，面色呈现苍白之色，稍微进行一些运动便会感到明显乏力，平素常常需要通过进补来维持体力的患者，大多属于心脾两虚的证型。对于此类患者，选用具有补益气血功效的归脾汤进行治疗，往往能够取得良好的疗效。归脾汤由白术、茯神、黄芪、龙眼肉、酸枣仁、人参、木香、甘草、当归、远志组成，可益气补血、健脾养心。临床上心脾两虚兼心肾不交的亦不少见，如既有白天神疲乏力、大便溏泄，又有入夜不安、心烦多梦、脉细，可补益心脾、交通心肾同时应用。处方：炒酸枣仁、熟地黄各15g，党参、菟丝子、牡丹皮、法半夏、茯神、酒地龙各10g，蒸五味子、黄连、灯心草、龙胆、红花各5g，秫米、小蓟各30g。可酌加煅龙骨20~30g、煅牡蛎30g重镇安神，或加淮小麦、大枣、百合宁心。

除了上述几种常见证型之外，在临床实践中还会遇到一些兼夹其他症状的失眠患者。

中医理论中有“久病多瘀”的说法，正如《血证论》所云：“瘀血在经络脏腑之间，则周身作痛。以其堵塞气之往来，故滞碍而痛，所谓痛则不通也。”对于那些具有瘀血之象的患者，血府逐瘀汤常能起到意想不到的效果，笔者在治疗时常会加用桃仁、红花这两味药。诚如“瘀血不去，新血不生”这句话所表达的，通过活血化瘀，能够为新血的生成创造条件，从而改善人体的气血运行状态，对失眠症状起到一定的缓解作用。此外，在中医临床经验中，奇难怪病多与瘀血相关，对于一些经过长期治疗仍未见效的失眠患者，在方剂中加入桃仁、红花这两味药，有时亦可酌加少量乳香化瘀。

对于平素容易生气、情绪易于激动的失眠患者，其病情发展大多与神志密切相关。在治疗此类失眠时，笔者多运用柴胡加龙骨牡蛎汤，该方具有和解清热、镇惊安神的功效。若患者伴有明显的热象，则多选用丹栀逍遥散。丹栀逍遥散在疏肝健脾、养血调经的基础上，加入了牡丹皮、栀子以清热凉血。对于情志不舒、气机不畅所致的失眠，学习温病大家赵绍琴善于应用升降散，以蝉蜕、僵蚕升清透热、疏畅气机，片姜黄、大黄降浊通腑、化瘀清热，一升一降恢复气机升降之常。郁热得清、气机得通，则不扰心神，睡眠自安。临床处方以升降散合柴胡疏肝散加减，柴胡、黄芩、青皮、枳壳、川芎、麸僵蚕、蝉蜕、姜黄、熟大黄、乌梅、预知子、炒芥子、竹茹、当归各 10g，甘草 6g。

湿气较重的患者，也可能出现失眠症状。针对这类患者，治疗的关键在于化湿。在临床实践中，依浙江省国医名师徐志瑛经验，采王清任之癫狂梦醒汤化裁治疗，处方：桃仁 20g，通草 5g，北柴胡、郁金、醋香附、柏子仁、姜厚朴、紫苏梗、草果仁、炒苍术、陈皮各 10g，龙齿、煅磁石各 30g，胆南星、甘草各 6g。当体内湿邪得以去除，人体气机通畅，自然能够安然入睡。

总体而言，失眠乃是机体阴阳失衡的一种外在表现，其总体病机为阳盛阴衰，阴阳失于交泰。《灵枢·大惑论》曰：“卫气不得入于阴，常留于阳。留于阳则阳气满，阳气满则阳跷盛；不得入于阴则阴气虚，故目不瞑矣。”因此，在治疗失眠时，应当以调整脏腑阴阳平衡、调理气血通畅为根本原则，只要能够做到这一点，不寐之症必然能够得到有效消除。

（李伟林）

第九节　不明原因口干症的中医治疗

口干作为一种常见临床症状，各个年龄阶层均有出现，且可见于多种疾病，像干燥综合征、糖尿病等。然而，部分患者仅表现为口干，自述无其他不适，并且体格检查、化验指标大多正常，这给明确诊断造成了困难。以下总结了临床上几种常见的、难以借助常规检查明确病因的口干类型，以及中医对此的认识与治疗手段。

一、口干欲饮，饮水量较多

此类患者常觉口干，饮水量显著多于常人，却无不欲饮食、腰膝酸软等脾肾受损表现。其口干主要因肺津耗伤所致，有时还伴有面红、舌红、糜烂，咽喉易干、疼痛等热象，大量饮水后，口干及咽部不适症状得以缓解。经中医四诊合参，此症可诊断为上消 - 肺消。

从中医理论来看，肺主宣发肃降，通调水道，若肺的功能失常，津液不能正常敷布，就容易出现肺津耗伤的情况。在治疗上，以养阴生津为主，方剂选用《外台秘要》方，其组成为麦冬、茯苓、黄连、石膏、人参、龙胆、黄芩、升麻、枳实、地骨皮、天花粉、生姜。临床应用时，常加大麦冬用量，可用至30~50g，因为麦冬甘寒质润，能养肺阴、润肺燥，对于肺津耗伤的口干效果显著。还会在原方基础上加用天冬、沙参、太子参、白茅根等养阴之品，天冬养阴润燥之力较强，沙参能养肺胃之阴，太子参补气生津，白茅根清热生津，如此搭配，可增强养阴清补效果，提升疗效。

此外，甘露饮也可选用。该方出自《太平惠民和剂局方》，由枇杷叶、熟地黄、天冬、枳壳、茵陈、生地黄、麦冬、石斛、甘草、黄芩组成。原方主治"治丈夫、妇人、小儿胃中客热，牙宣口气，齿龈肿烂，时出脓血，目睑垂重，常欲合闭；或即饥烦，不欲饮食，及赤目肿痛，不任凉药，口舌生疮，咽喉肿痛，疮疹已发、未发，皆可服之。又疗脾胃受湿，瘀热在里，或醉饱房劳，湿热相搏，致生疸病，身面皆黄，肢体微肿，胸满气短，大便不调，小便黄涩，或时身热，并皆治之"。从其主治病症可看出，该方对于体内有热邪，尤其是胃热兼有阴虚的情况有较好疗效，能缓解口干等症状。

另外，麦门冬汤、益胃汤、沙参麦冬汤等以养阴为主的汤药同样可用于治疗。其中，麦门冬汤使用时，为缓解方中半夏的燥性，增强养阴功效，需加大麦冬用量，减少半夏用量。《温病条辨》对益胃汤的论述为"阳明温病，下后汗出，当复其阴，益胃汤主之"，益胃汤能滋养胃阴，对于胃阴不足导致的口干有很好的疗效。沙参麦冬汤则"治燥伤肺胃阴分，或热或咳者"，其对肺胃阴分受损出现的口干、咳嗽等症状有不错的调理作用。

二、口干而大渴大饮

相较于前一种类型，此类患者口渴症状更为严重，临床表现类似于尿崩症之高渗性脱水的口干患者，其细胞外液渗透压偏高，精神亢奋、躁扰不宁，甚至骂人詈物，容易饥饿，饮水后上述症状可缓解，若未及时补充水分，病情可能加重，这类患者平时常随身携带水杯。

从中医理论剖析，这类患者多平素饮食习惯不佳，长期嗜食肥甘厚味（如烧烤）、酗酒，这类食物容易在体内酿成内热，内热过盛，致使体内津液干枯。同时，胃阴亏损，阴虚则虚火内生，虚火进一步耗损肾水。正如《景岳全书》所言："水亏火盛，六脉浮洪滑大；少阴不足，阳明有余，烦热干渴，头痛牙疼，失血等证。"这清晰地描述了此类病症阴虚火旺的病理状态。

在治疗上，宜用玉女煎清胃热、滋肾阴。《景岳全书·新方八阵》记载玉女煎："治水亏火盛，六脉浮洪滑大，少阴不足，阳明有余，烦热干渴，头痛牙疼，失血等证如神。"方中石膏、知母清热泻火，熟地黄、麦冬滋阴补肾，牛膝引热下行。临床应用时，还可添加龟甲类药材，增强滋阴潜阳之效，以更好地应对阴虚阳亢的状态。

此外，白虎加人参汤也可选用，用以清热、益气、生津。《伤寒论》记载："服桂枝汤，大汗出后，大烦渴不解，脉洪大者，白虎加人参汤主之。"该方中石膏清热泻火，知母助石膏清热，人参益气生津，粳米、炙甘草益胃和中。临证选用时，可用大剂量麦冬代替石膏，麦冬可用到 60g，麦冬不仅能养阴生津，且其性平和，可增强养阴之力，防止石膏辛寒耗劫阴液。同时酌加浙贝母等清肺之品，浙贝母可用到 50g，能清热化痰、散结消肿，可辅助清泄肺胃之热。对于口干较甚者，还可加金银花 30g，有清热解毒、疏散风热之效，能缓解热盛导致的口干；或加地骨皮 30g，可凉血除蒸、清肺降火，取其清肺胃火之功效。上述方药需依据患者舌脉综合分析，合理辨证后选用，以达到最佳治疗效果。

三、口干而不多饮

这类患者虽有口干或口渴之感，但饮水量少，甚至不想喝水。这是由于人体内津液不能上承于口，嘴部缺乏津液充分濡养而致口干，体内津液并未缺失，所以虽感口干，却饮水不多。该类表现的病机与《伤寒论·辨太阳病脉证并治》中"若脉浮，小便不利，微热消渴者，五苓散主之"以及《伤寒论类方》中"小便不利而欲饮，此蓄水也，利水则愈"所提及的"伤寒蓄水证"病机相似，均与津液气化功能异常有关。

正常情况下，人体津液的代谢依靠肺、脾、肾等脏腑的协同作用，通过三焦的气化得以正常布散。若三焦气化失常，津液不能正常输布，就会出现津液停聚，不能上承于口的情况。因此，治疗此类患者时，可在给予养阴类汤药（如麦门冬汤）的基础上，加用茯苓、车前子、猪苓等淡渗利水的中药。茯苓利水渗湿、健脾宁心，车前子清热利尿通淋、渗湿止泻，猪苓利水渗湿作用较强，这些药物相互配合，以助布津行水，使津液能够正常输布至口腔，从而达到治疗效果。

陈士铎《辨证录》有宁沸汤：麦冬三两、山茱萸三两、茯苓一两。"此方用山茱萸三两，以大补肾水，尽人知之。更加入麦冬三两者，岂滋肺以生肾乎。"又云"加入茯苓者，因饮水过多，膀胱之间，必有积水，今骤用麦冬、山萸至六两之多，不分消之于下，则必因补而留滞，得茯苓利水之药，以疏通之，则补阴而无腻隔之忧，水下趋而火不上沸，水火既济，消渴自除矣"。

对于口干渴而饮水即吐的患者，可参照《伤寒论》中"伤寒蓄水证"的治法，予五苓散利水渗湿，温阳化气，运化内停之水湿。五苓散中泽泻利水渗湿，茯苓、猪苓助泽泻利水，白术健脾燥湿，桂枝温阳化气兼解表，诸药合用，可使水湿得以运化，津液得以正常输布，缓解口干渴且饮水即吐的症状。

然而，还有一类患者，其口干表现与上述相似，即口干而不多饮，或可表述为"口干不引饮"，但其病机却大相径庭。此类患者因温病热入营分，营阴被蒸腾而上潮于口，导致口干却不欲饮水，常伴有身热夜甚、心烦，时有谵语，舌红绛、脉细数等症状。热入营分是温热病邪内陷的较深阶段，此时邪热灼伤营阴，营阴受损，虚热内生，故而出现上述症状。治疗时可选用牡丹皮、紫草、生地黄、水牛角等凉血清营之品。牡丹皮清热凉血、活血化瘀，紫草凉血活血、解毒透疹，生地黄清热凉血、养阴生津，水牛角清热凉血、解毒定惊，这些药物能够有效清解营分邪热，滋养营阴，缓解口干等症状。

四、口干而不欲咽

这类患者与第三种类型有相似之处，皆感口干且饮水不多，但病因不同。本型主要病因是内有瘀血。《金匮要略·惊悸吐衄下血胸满瘀血病脉证治》记载："病人胸满，唇痿舌青，口燥，但欲漱水，不欲咽，无寒热，脉微大来迟，腹不满，其人言我满，为有瘀血。"瘀血阻滞，气机不畅，故胸部满闷；血瘀致使津液不能正常布散，无法上承于口，故口燥；津液未伤，所以但欲漱水,却不想下咽。

明确病因旨在便于辨证施治。既然已明确病因病机,即可辨证用药。本证型可在前几种类型用方的基础上,增加活血化瘀之品。但需注意,活血药大多性味偏于燥热,可能伤津而加重口干,因此选用活血药时,应选性味偏凉者,如水蛭、泽兰、丹参等。《本草纲目》记载水蛭"咸、苦,平,有毒",具有破血逐瘀之效,其药力峻猛,能有效破除瘀血阻滞;泽兰"苦、辛,微温",能活血化瘀、行水消肿,对于瘀血阻滞且伴有水湿停滞的情况较为适宜;丹参"苦,微寒",可活血祛瘀、通经止痛,其性较为平和,广泛应用于各种瘀血证。这些药物在改善瘀血状态的同时,能尽量减少对津液的损伤,从而缓解因瘀血导致的口干症状。

五、口干消瘦而下利

这类患者多伴消瘦,属于风消,风消指由胃风引起的消谷善饥,肝风所致的消渴。《素问·阴阳别论》提到"二阳之病发心脾,有不得隐曲,女子不月,其传为风消,其传为息贲者,死不治"。这里阐述了风消的发病机制与心、脾、肝等脏腑的关系。胃风导致胃腐熟水谷功能亢进,出现消谷善饥;肝风内动,耗伤阴液,引发消渴,最终导致身体消瘦。治疗可以乌梅丸为主方,《伤寒论》云:"厥阴之为病,消渴,气上撞心,心中疼热,饥而不欲食,食则吐蛔,下之利不止。"乌梅丸以乌梅为主药,性平,敛肺生津,《本草纲目》记载乌梅"敛肺涩肠,止久嗽,泻痢,反胃噎膈,蛔厥吐利"。乌梅通过收敛作用,可防止体内津液过度外泄,起到生津止渴的效果。酌加山萸肉,山萸肉性温,补肝肾滋阴山萸肉既能补肝肾之阴,又能助脾胃运化,对于因肝肾虚损、脾胃失养导致的口干而下利,有较好的调理作用。通过滋补肝肾、调理脾胃,可改善身体的整体功能,缓解口干及下利的症状。

（盛钢程整理）

第十节　痤疮辨治体会

痤疮临床极为常见,临床上以湿热、热毒、瘀滞、脾虚四种证型最为常见。

一、湿热型痤疮

1. 病因病机　《素问·生气通天论》:"汗出见湿,乃生痤疿"。提示了湿热相互搏结是导致痤疮产生的重要原因,这与本证型的病因病机高度一致,在痤疮的发病机制中,湿与热相互胶着,难以分离。阳明经作为多气多血之经,气血最为旺盛,湿热之邪往往循阳明经向上熏蒸至颜面部位。颜面的毛窍,在湿热的侵袭下,逐渐变得壅塞不通,最终导致痤疮的产生。生活中嗜好肥甘厚味食物的人群,脾胃长期承受过重负担,运化功能失常,内生的湿热无法及时排出体外,只能在体内积聚,反映在体表,则表现为丘疹、脓疱密集分布,星星点点散布在皮肤上,同时皮肤油腻感明显,观其舌象,可见舌红且苔黄腻,这些都是湿热内盛的典型症状。

2. 大清凉散方药解析　《伤寒温疫条辨》载:"大清凉散治温病表里三焦大热。"大清凉散组成:僵蚕、蝉蜕、全蝎、生地黄、金银花、泽兰、泽泻、木通、车前子、黄连、黄芩、栀子、五味子、麦冬、龙胆、牡丹皮、知母、甘草。该方在治疗湿热型痤疮方面具有独特的疗效。方中僵蚕与蝉蜕的配伍堪称精妙,充分体现了中医"火郁发之"的治疗理念。僵蚕,根据《本草备要》记载,其具备"能散风痰,消瘰疬"的功效,在驱散体内风痰的同时,对于一些类似瘰疬的结节也有消散作用;蝉蜕则"治皮肤疮疡瘾疹",对皮肤表面的疮疡以及瘾疹等病症有着良好的疗效。二者合用,能够将体内郁积的火热之邪向外透发。全蝎,《得配本草》提到其"入足厥阴经,功专穿筋透骨",凭借其强大的通络散结能力,如同开路先锋,深入经络,将阻滞的气血经络打通。这三味虫药相互配合,一散一透一通,达到外透内清的奇妙效果。生地黄与牡丹皮在方中发挥凉血消斑的重要作用,《本经逢原》称生地黄"内专凉血滋阴,外润皮肤荣泽",生地黄不仅能够在体内凉血滋阴,从根本上改善体内血热状态,还能使皮肤得到滋养,恢复光泽;牡丹皮同样具有凉血功效,与生地黄协同,增强凉血消斑之力。方中配伍的黄芩、黄连、栀子,直折火势。龙胆清肝经湿热,《本草正义》云:"龙胆草大苦大寒,专泻肝胆之火。"能够精准地清除肝经的湿热之邪。金银花、知母清热泻火解毒。泽兰、泽泻、木通、车前子引导体内的湿邪下行,通过利尿达到利湿导热的目的。五味子、麦冬监制燥药可能对阴液造成的损伤,及时发挥滋阴润燥的作用,防止阴液受损。甘草调和诸药。

3. 临床加减 在临床实践中，若患者的脓头明显，这表明热毒较为旺盛，此时可加入野菊花、蒲公英这两味清热解毒的良药。野菊花具有清热解毒、消肿止痛的功效，其气味芳香，能够疏散风热，对热毒引起的红肿热痛有很好的疗效；蒲公英同样擅长清热解毒，且具有消痈散结的作用，对于痤疮的脓疱有显著的治疗效果。若患者出现囊肿结节，说明体内的气血瘀滞较为严重，可加入皂角刺、浙贝母。皂角刺能够消肿托毒、排脓，其性锐利，能够穿透坚硬的结节，帮助消散囊肿；浙贝母则具有清热化痰、散结消肿的作用，可辅助皂角刺增强散结之力。若患者伴有口苦症状，多提示肝胆有热，可加入柴胡、茵陈。柴胡能够疏肝解郁、升举阳气，同时具有调节肝胆气机的功能；茵陈则能清热利湿，对于肝胆湿热有很好的治疗效果。

二、热毒型痤疮

1. 病因病机 《外科正宗》记载："粉刺属肺……总皆血热郁滞不散。"明确指出粉刺（痤疮的一种表现形式）与肺相关，且主要病因是血热郁滞，清晰地阐述了热毒型痤疮的根本病因在于脏腑内部热毒的长期积聚。《医宗金鉴》强调："此证由肺经血热而成。"在热毒型痤疮中，由于热毒极为强盛，致使体内的血肉逐渐腐熟。外在表现为皮肤出现明显的红肿热痛症状，脓疱结节突出于皮肤表面，舌象可见舌绛苔黄燥，这是体内热毒炽盛、阴液被灼伤。

2. 漏芦汤方药解析 漏芦汤由孙思邈创立，为"治小儿热毒痈疽，赤白诸丹毒疮疖方"。组成：漏芦、连翘、白蔹、芍药、甘草、大黄、升麻、枳实、麻黄、黄芩，在治疗热毒型痤疮方面有着卓越的疗效。方中漏芦作为主药，可清热解毒，《神农本草经》称其"主皮肤热"，能够直接针对皮肤表面的热毒进行清除。连翘被誉为"疮家圣药"，《药性论》言其"主通利五淋，除心家客热"，不仅能够治疗疮疡，还能通利小便，使体内的热毒通过尿液排出体外，同时清除心经的客热。白蔹能散结消肿，《本草衍义》称其"治痈疽疮肿"，对于热毒导致的痈疽疮肿有很好的消散作用。大黄通腑泄热，有"釜底抽薪"之意，《神农本草经》云大黄"荡涤肠胃，推陈致新"。通过通大便，将体内的热毒从肠道排出，迅速降低体内热毒的程度。麻黄开腠透邪，与升麻相配，如同打开人体的毛孔，使体内的热毒能够向外透发，升散郁火。黄芩清上焦热，能够精准地清除上焦肺经等部位的热毒。枳实行气导滞，使体内的气机通畅，防止气机阻滞加重热毒。芍药敛阴和营，在清除热毒的同时，保护体内的阴液，防止阴液过度损耗。甘草解毒和中，调和方中各味药的药性，使全方既能有效清除热毒，又能保护人体正气。

3. 临证化裁　在临床应用中，若患者脓成未溃，这表明脓液已经形成，但尚未排出体外，此时可加入穿山甲、皂角刺。穿山甲具有极强的通络散结、消肿排脓能力，《医学衷中参西录》称其“气腥而窜……能宣通脏腑，贯彻经络”，能够穿透坚韧的组织，帮助脓液排出；皂角刺同样擅长消肿托毒、排脓，二者合用，可大大增强排脓的效果。若患者便秘严重，这是体内热毒积聚在肠道的表现，可加入芒硝。芒硝具有泻下攻积、润燥软坚的作用，能够迅速通大便，将肠道内的热毒以及宿便排出体外，起到“釜底抽薪”的作用。若患者已形成瘢痕，这是痤疮后期气血瘀滞的结果，可加入桃仁、红花。桃仁具有活血化瘀、润肠通便的功效；红花则擅长活血通经、散瘀止痛，二者配伍，能够改善瘢痕部位的血液循环，促进瘢痕的消散。

三、瘀滞型痤疮

1. 病因病机　《金匮要略》云：“热之所过，血为之凝滞。”说明热邪在体内肆虐的过程中，会对血液的运行产生不良影响，导致血液凝滞不畅。在瘀滞型痤疮中，虽然主要表现为皮肤的结节、瘢痕，但体内的气血瘀滞同样存在，也可能伴有一定的疼痛或不适感。在痤疮的发展过程中，尤其是到了后期，由于长期受到热邪的侵扰，病情迁延不愈，热邪逐渐灼津耗液，使得血液变得黏稠，最终形成瘀血。此时，外在表现为皮肤出现暗红结节，如同瘀血凝结成的小块，部分患者还会出现瘢痕，这是气血瘀滞在皮肤表面的直观体现，观察其舌象，可见舌暗有瘀斑，这些都是典型的瘀血表现。

2. 三甲散方药解析　三甲散由吴又可创立，用于治疗“客邪胶固血脉”，组成：鳖甲、龟甲、穿山甲、蝉蜕、僵蚕、牡蛎、䗪虫、白芍、当归、甘草。方中鳖甲、龟甲具有滋阴潜阳的功效，《本草新编》言鳖甲“善能攻坚，又不损气”，鳖甲不仅能够软坚散结，对瘀血形成的坚硬结节有很好的消散作用，还不会损伤人体正气；龟甲同样能够滋阴潜阳，与鳖甲相互配合，增强滋阴软坚之力。穿山甲通络散结，其强大的穿透能力能够深入经络，将瘀血阻滞的经络打通，使气血运行恢复通畅。蝉蜕、僵蚕透邪外达，能够将体内的余邪向外透发，防止邪气继续在体内作祟。䗪虫破血逐瘀，《长沙药解》谓其“善化瘀血，最补损伤”，对于瘀血的消散以及受损组织的修复有很好的效果。牡蛎软坚散结，可辅助鳖甲、穿山甲增强消散结节的作用。当归、白芍养血和营，在活血化瘀的同时，滋养血液，使血液能够正常运行，避免因过度化瘀而损伤气血。甘草调和诸药，使方中各味药协同发挥作用，达到治疗瘀滞型痤疮的目的。

3. 临证化裁 在临床实践中，若患者瘢痕明显，可加入三棱、莪术。三棱、莪术均具有破血行气、消积止痛的功效，二者的破血之力较强，能够针对较为顽固的瘢痕进行治疗，改善瘢痕部位的血液循环，促进瘢痕的软化与消散。若患者有色素沉着，这是皮肤在瘀血的长期影响下，气血运行不畅导致的，可加入凌霄花、丹参。凌霄花具有凉血化瘀、祛风止痒的作用，能够改善皮肤的血液循环，减轻色素沉着；丹参活血化瘀兼以养血，可辅助凌霄花增强治疗色素沉着的效果。若患者伴有疼痛症状，此为瘀血阻滞经络所致，可加入乳香、没药活血止痛、消肿生肌。

四、脾虚阴火型痤疮

1. 病因病机 《脾胃论》云：“脾胃气虚，则下流于肾，阴火得以乘其土位。”深刻阐述了脾胃虚弱与阴火内生之间的关系。《景岳全书》载：“脾胃受伤，则水反为湿，谷反为滞。”在脾虚型痤疮中，脾胃虚弱，无法正常运化水谷精微，导致体内的水湿不能及时运化，从而内生湿浊。同时，脾胃虚弱还会引发相火上炎，外在表现为痤疮环唇抱鼻，出现的丘疹色淡，且容易反复发作，患者还常伴有纳呆便溏的症状，即食欲不振，大便稀溏不成形，这些都是脾虚失运、湿浊内生、相火上乘的综合体现。

2. 半夏泻心汤方药解析 半夏泻心汤源自《伤寒论》，半夏泻心汤用于寒热错杂、虚实并见的病证。组成：半夏半升（洗），黄芩、干姜、人参、甘草（炙）各三两，黄连一两，大枣十二枚（擘）。上七味，以水一斗，煮取六升，去滓；再煎取三升，温服一升，日三服。在治疗脾虚型痤疮方面有着意想不到的效果。方中黄芩、黄连苦降清热，针对脾虚导致的相火上炎，发挥清热降火的作用，使上炎的相火得以平息，名为泻心汤，实质就是泻火。半夏和胃降逆，《药性论》谓其“消痰涎，开胃健脾”，能够有效改善脾胃的气机，使胃气下降；人参、大枣、甘草健脾益气，增强脾胃的运化能力，促进水谷精微的吸收与转化；干姜温中散寒，能够温暖脾胃。除了黄芩、黄连泻火，其余大队药物调理中焦,使虚火通过中焦得以归位。

3. 临证化裁　在临床应用中,若患者湿重,可加入茯苓、白术。茯苓具有利水渗湿、健脾宁心的作用,能够帮助人体排出多余的湿气,同时健脾,增强脾胃的运化功能;白术则擅长健脾益气、燥湿利水,与茯苓相互配合,增强祛湿健脾之力。若患者虚火明显,可加入黄柏、知母。黄柏具有清热燥湿、泻火解毒、退虚热的作用,知母则能清热泻火、滋阴润燥,二者合用,可有效清除脾虚导致的虚火。若患者纳差,即食欲不振,可加入砂仁、焦三仙。砂仁化湿开胃,能够促进脾胃运化,增强食欲;焦三仙(焦山楂、焦神曲、焦麦芽)则具有消食化积的功效。

总之,痤疮论治当遵《内经》"谨守病机,各司其属"之训,湿热者清利,热毒者攻逐,瘀滞者通络,脾虚者培土。然临床常见虚实夹杂,需审证求因,活用古方。

(李伟林)

第十一节　口腔溃疡辨治经验

口腔溃疡在临床中极易遇到,临床上以心脾积热、阴虚火旺、脾虚火乘三种证型最为常见。

一、中医对口腔溃疡的病因病机认识

1. 脏腑经络学说与口疮的关联　在中医理论体系中,脏腑经络与人体的各个部位及生理功能紧密相连。《素问・阴阳应象大论》明确记载:"心主舌……脾主口。"这深刻揭示了口腔与脾胃、舌与心之间的内在联系。心脾积热时,热会沿着经络向上蔓延,直冲口腔,使得口腔黏膜受到热邪的熏蒸而发生溃疡。阴虚火旺的病理状态亦不容忽视,阴虚则体内阴液不足,阳气相对偏亢而生火,此火同样可循经络上炎至口腔,导致溃疡的出现。《圣济总录》精准地阐述了这一病理机制:"口疮者,由心脾有热,气冲上焦,熏发口舌,故作疮也。"此外,足阳明胃经与手阳明大肠经均环绕口唇,胃肠积热之时,热循经络向上攻冲,灼伤口腔黏膜,成为口腔溃疡发生的又一重要因素。

2. 六淫致病特点 《诸病源候论》记载:“手少阴,心之经也,心气通于舌;足太阴,脾之经也,脾气通于口。腑脏热盛,热乘心脾,气冲于口与舌,故令口舌生疮。”人体在日常生活中,难免会受到外界六淫邪气的侵袭。其中,外感风热、湿热之邪,侵犯人体后容易在体内积聚生热。而过量食用辛辣厚味食物,促使内生火热之邪的产生。这些火热之邪在体内作祟,均可导致口疮的发生。在诸多致病因素中,“火邪”起着关键的核心作用。《素问·至真要大论》指出:“诸痛痒疮,皆属于心。”这清晰地表明了火邪具有上扰心神的特性,同时会灼烧口舌,使得口腔黏膜出现疼痛、溃疡等症状。

3. 情志与体质因素 《丹溪心法》提出“气有余便是火”,深刻揭示了情志与人体生理病理的紧密联系。在现实生活中,人们常常会面临各种压力,忧愁思虑、抑郁恼怒等不良情绪长期困扰着许多人。当这些不良情志持续存在时,会致使人体肝气不畅,气血运行受阻。长期气郁则化火,向上灼烧口舌,从而引发口腔溃疡。尤其是在现代社会,人们生活节奏快、压力大,这种因情志因素导致的口腔溃疡证型愈发常见。此外,个体的体质差异也在口腔溃疡的发病中起着重要作用。素体阴虚之人,体内阴液本就不足,容易出现虚火上炎的情况,进而引发口腔溃疡。而脾虚湿盛之人,脾胃运化功能失常,水湿在体内停滞,郁久则可化热,同样会导致口腔溃疡的发生。

二、辨证分型

1. 心脾积热证

证候:此证型的口腔溃疡呈现出明显的红肿疼痛,伴口渴欲饮、心烦便秘、舌红苔黄等。

方药:自拟泻火汤以清热泻火解毒。黄芩、蒲黄、苦参、甘草、威灵仙各 10g,石膏、龙骨、生牡蛎、板蓝根各 30g,夏枯草 20g,芦根 45g。

黄芩性寒味苦,具有清热燥湿、泻火解毒之功效,能有效清除心脾之热;夏枯草可清肝泻火、散结消肿,辅助黄芩清热;甘草调和诸药,且有一定的清热解毒作用;石膏大寒之品,能清热泻火、除烦止渴,为清泻阳明气分实热之要药;龙骨、生牡蛎重镇安神,敛疮生肌,有助于缓解口腔溃疡的疼痛;蒲黄化瘀止血,可改善口腔溃疡局部的血液循环;苦参清热除湿;板蓝根清热解毒、凉血利咽,增强清热之力;芦根清热生津、除烦止呕,缓解口渴症状;威灵仙作为风药,载诸药上升至上部口窍。

2. 阴虚火旺证

证候：该证型的口腔溃疡具有反复出现的特点，溃疡颜色淡红，相较于心脾积热证的红肿，其热象相对缓和。同时，患者伴有五心烦热、舌红少苔，舌体红瘦。

方药：以增液汤和生脉饮为主方。玄参、麦冬、生地黄、党参、龙骨、生牡蛎各 30g，生白芍、防风各 15g，五味子、苦参、升麻、威灵仙、防己、甘草各 10g。

玄参能“壮水制火”，通过滋养肾阴来制约虚火；麦冬“清金生水”，润肺生津，进而滋养肾水；生地黄清热凉血、养阴生津，为滋阴要药；生白芍养血敛阴、柔肝止痛，有辅助滋阴之效；党参健脾益肺、养血生津，在滋阴的同时兼顾脾胃功能，因为脾胃为后天之本，气血生化之源，脾胃功能正常有助于阴液的生成；五味子收敛固涩、益气生津、补肾宁心，与其他滋阴药物配伍，防止阴液进一步流失；苦参清热燥湿；升麻、防风、威灵仙按药类法象理论同为风药，“风升生”，一方面能升举阳气，可引导药力上行至口腔，另一方面能助生长，使口腔溃疡创面恢复；甘草调和诸药。金代医家张元素所著的《医学启源》记载了药物按气味厚薄、升降浮沉等属性进行分类的方法，并详细论述了防风、升麻、柴胡、羌活、威灵仙等药物的性味、归经及主治功能。例如，书中提到“味之薄者，阴中之阳，味薄则通”，并列举了酸、苦、咸、平等不同性味的药物特性，奠定了药类法象的理论基础。另外，升麻还有清热解毒之功。苦参、防己苦寒沉藏，去除湿热；龙骨、生牡蛎敛疮生肌。整个方剂体现了“壮水之主以制阳光”的治疗宗旨，从滋阴降火的角度来治疗阴虚火旺型口腔溃疡。

3. 脾虚火乘证

证候：此证型的溃疡颜色淡，长时间难以愈合，患者伴有怠惰嗜卧、口苦舌干，精神不足，食欲不振、大便溏稀，或气短而渴，舌体淡胖且有齿痕，脉缓而弦急。怠惰嗜卧，四肢不收，这是脾胃虚弱，气血不能濡养四肢所致；大便溏稀泄泻，是脾胃运化失常的表现；脉缓而弦急，反映了脾胃虚弱且有阴火内生的脉象特点；口苦舌干，饮食无味，精神不足，或气短而渴等，均是脾胃虚弱、阴火上乘的体现。

《脾胃论》云：“脾胃虚弱，阳气不能生长。”当脾胃虚弱时，阳气的生长受到阻碍，此时，阴火便会趁机侵犯脾胃的位置，导致口腔溃疡等一系列症状的出现。

方药：补脾胃泻阴火升阳汤，出自《脾胃论》卷上。原方：柴胡一两五钱，甘草（炙）、黄芪、苍术（泔浸，去黑皮，切作片子，日曝干，锉碎，炒）、羌活各一两，升麻八钱，人参、黄芩各七钱，黄连（去须，酒制，炒）五钱、石膏少许（长夏微用，过时去之，从权）。

该方组成精妙，方中柴胡疏肝解郁、升举阳气，能助脾胃阳气的升发；黄芪补气升阳、固表止汗，增强脾胃的功能；苍术燥湿健脾，可祛除体内的湿邪；羌活祛风胜湿、散寒止痛，协助苍术化湿；升麻升举阳气，与柴胡协同作用；人参补脾益肺，增强脾胃的运化功能；黄芩、黄连清热燥湿、泻火解毒、清泻阴火，二者相须为用，增强清热之力；石膏清热泻火、除烦止渴；炙甘草补脾益气、调和诸药。全方主治脾胃虚弱，阳气不升，阴火上乘之证。

另外，甘草泻心汤治狐惑病，"状如伤寒，默默欲眠，目不得闭"，在治疗脾虚火乘型口腔溃疡方面也具有独特的疗效。甘草泻心汤（炙甘草、黄芩、黄连、干姜、半夏）体现了"辛开苦降"的治疗方法。方中炙甘草补脾益气、调和诸药；黄芩、黄连苦寒，清热燥湿、泻火解毒，降泄上炎之火；干姜、半夏辛温，温中散寒、燥湿化痰、降逆止呕，开散中焦之寒。通过辛开苦降，调节脾胃的升降功能，恢复脾胃的正常运化。

三、经典外用方

1. 冰硼散（出自《外科正宗》） 冰硼散来源于明代陈实功所著《外科正宗》，原方由冰片五分、朱砂六分、玄明粉五钱、硼砂五钱组成，用于咽喉口齿新久肿痛、久嗽痰火、咽哑作痛，为口腔疾病要药，尤其是以主治咽喉肿痛、口舌生疮效佳而著名于世。1961年人民卫生出版社出版的《北京市中药成方选集》载冰硼散，由冰片、朱砂、生硼砂、玄明粉4味组成，功可"清火止痛"，主治"咽喉肿痛，口舌生疮，牙齿疼痛"。现行中成药冰硼散沿用的就是《外科正宗》原方。据《中华人民共和国药典》（2025年版），本药由冰片、硼砂（煅）、朱砂、玄明粉4味组成，朱砂水飞成极细粉，硼砂（煅）粉碎成细粉，将冰片研细，与上述粉末及玄明粉配研，过筛，混匀，即得。本药针对的主要病机是热毒蕴结，症见咽喉疼痛、牙龈肿痛、口舌生疮、口干渴、小便黄赤、大便秘结，舌红苔黄、脉数。本药以解毒敛疮为主，兼能清热解毒、祛腐生新。本药中冰片辛散苦泄，芳香走窜，性偏寒凉，以清热泻火、消肿止痛、生肌敛疮见长，故为君药。硼砂清热解毒、防腐生肌，以加强君药清热解毒、防腐消肿之功，为臣药。朱砂善消疮毒肿痛，玄明粉清热消肿，二药合用清热利咽、散结消肿，共为佐药。全方共奏清热解毒、敛疮止痛之功效，广泛应用于口腔溃疡的治疗。

2. 锡类散（源自《金匮翼》） 现存最早记载锡类散组成的文献为《金匮翼》。尤氏在“喉痹诸法”中记载烂喉痧方，《金匮翼》附录中较为详细地交代了这个方子的来历，“笔友张瑞符……有侄少孤，抚之成立，并使其能继父业；有急救之方而公之于世，善莫大焉。予得是方，并述其始末云尔”。组成为西牛黄（五厘），冰片（三厘），真珠（三分），人指甲（五厘，男病用女，女病用男），象牙屑（三分，焙），壁钱（二十个，焙，土壁砖上者可用，木板上者不可用），青黛（六分，去灰脚净）。清代王孟英《温热经纬·方论》中记载的锡类散，在药物构成上与烂喉痧方相同，“象牙屑（焙）、珍珠（各三分），飞青黛（六分），梅花冰片（三厘），壁钱（俗名喜儿窠，二十个，用泥壁上者，木板上者勿用），西牛黄、人指甲（男病用女，女病用男，分别合配，各五厘）”。王氏自注“此方尤鹤年附载于《金匮翼》，云张瑞符传此救人而得子，故余名之曰‘锡类散’”。由此，正式提出了“锡类散”之名，并为后世所沿用至今。

（李伟林）

第十二节　治疗尿道综合征经验探析

尿道综合征主要呈现尿频、尿急、尿痛等下尿路刺激症状，却无明确感染依据，在中医范畴内归属“淋证”。

一、中医对尿道综合征的经典理论阐释

1. 湿热下注 《素问·灵兰秘典论》指出：“膀胱者，州都之官，津液藏焉，气化则能出矣。”膀胱作为人体储存与排泄尿液的重要器官，其正常气化功能对尿液排泄至关重要。膀胱的气化，实则是在肾阳的温煦推动下，将津液进行分清泌浊，使代谢后的水液排出体外。若气化功能正常，尿液排泄顺畅且无异常症状。《丹溪心法》明确提出：“淋有五，皆属乎热。”淋证分为石淋、气淋、血淋、膏淋、劳淋五种，热邪在各类淋证发病过程中都扮演着极为关键的角色。疾病初起时，多以湿热实证为主，这是由外感湿热之邪，或

内生湿热，下注膀胱所致。外感湿热之邪，常因久居潮湿之地、冒雨涉水等因素侵入人体；内生湿热，则多由饮食不节，过食辛辣油腻、醇酒厚味，损伤脾胃，脾失运化，湿浊内生，郁而化热所致。

膀胱气化功能失常，便会出现尿频、尿急、尿痛等尿道综合征症状。湿热之邪刺激膀胱，使膀胱开合失司，尿液不能正常储存与排泄，从而导致患者频繁有尿意，且排尿时伴有灼热疼痛感。

2. 气化失司 《难经·三十一难》记载："三焦者，水谷之道路，气之所终始也。"三焦在人体水液代谢中充当通道角色，人体之气运行于三焦，推动水液输布与排泄。上焦如雾，将水谷精微布散至全身；中焦如沤，腐熟水谷，运化水湿；下焦如渎，排泄尿液糟粕。若三焦气化失常，水液输布受阻，导致气化失司，从而引发小便不利等症状。李东垣在《脾胃论》中强调："脾胃虚则九窍不通。"脾胃为后天之本，中焦脾胃运化功能正常，方能保证清阳上升、浊阴下降。若中焦失运，脾胃无法正常运化水谷，水湿内生，清阳不能上升滋养头目九窍，浊阴不能下降排出体外，就会影响膀胱气化功能，进而出现排尿不畅、点滴不尽等情况。

3. 虚实夹杂 尿道综合征多呈虚实夹杂的病理状态。随着病程迁延，久病不愈会损耗人体正气，导致脾肾亏虚，出现虚实夹杂情况。房劳过度、情志不畅等因素致使气机阻滞，进而湿邪乘虚而入，是引发淋证的常见缘由。房劳过度易损耗肾精，肾精亏虚则肾的气化功能受损，湿邪内生；长期忿怒、抑郁等不良情绪，会使肝气郁结，气机不畅，水湿运化失常，湿聚成邪。此时，既有湿热之邪未清，又有脾肾之虚，治疗时需兼顾祛邪与扶正。湿热之邪持续稽留，会进一步损伤脾肾之气，而脾肾亏虚又使得机体抵御外邪能力下降，湿邪更易内生，形成恶性循环。例如，脾气虚弱，不能运化水湿，水湿停滞则助长湿热之邪；肾气亏虚，膀胱气化失司，尿液排泄失常，也会加重尿道综合征症状。

二、辨证分型

1. 湿热下注证 表现为小便时感觉灼热疼痛，尿色黄赤，此为典型的湿热之象。湿热之邪蕴结膀胱，灼伤尿道，故排尿时有灼热疼痛感；热邪煎熬尿液，使其颜色变黄变赤。舌红苔黄腻，亦是湿热内盛的舌象表现。

笔者以《小品方》地肤汤为主方。《小品方》对其有详细记载："地肤汤：

疗下焦诸结热，小便赤黄，数起出少，大痛，或便血。温病后余热，及霍乱后当风取热，过度饮酒房劳，及步行冒热，冷饮逐热，热结下焦及乳石热动关格，少腹坚，胞胀如斗大，诸淋服之即通方。”其组成包括地肤草三两，知母、猪苓、瞿麦、黄芩、升麻、通草各二两，海藻一两，葵子一升，枳实二两（炙）。将以上十味药切碎，以水九升，煮取三升，分三次服用。《备急千金要方》中称之为“地肤子汤”。方中地肤草清热利湿，通淋止痒，其性寒，能有效清除下焦湿热，缓解尿道瘙痒不适；知母清热泻火，滋阴润燥，既能清泻体内实热，又能防止清热利湿药物过度伤阴；猪苓、瞿麦、通草、葵子利水通淋，将体内湿热之邪通过小便排出体外；黄芩清热燥湿，对湿热之邪有较强的清除作用；升麻清热解毒，升举阳气，先升后降，协助其他药物发挥作用；海藻软坚散结，可改善因湿热阻滞导致的下焦气血不畅、硬结等情况；枳实破气消积，有助于行气化湿，使气机通畅，湿邪得以运化。诸药合用，共奏清热利湿、通淋止痛之效。

2. 脾虚窍涩证　表现为尿频症状持续日久，且在劳累后明显加重，这是因为脾虚则中气不足，不能固摄尿液，劳累又进一步损伤脾气，致使症状加剧。中医理论认为，脾主运化水液，脾气充足则能将水液正常运化输布，维持尿液的正常代谢与排泄。若脾气虚弱，统摄无权，膀胱开合失司，就会出现尿频症状。而劳累会消耗人体正气，尤其是脾气，使得原本虚弱的脾气更加不足，尿频症状也就随之加重。舌淡苔白，为脾虚的舌象表现。

笔者常以《辨证录》气化汤为主方，本方与补中益气汤有异曲同工之妙。《辨证录》云：“人有感湿气而成淋者，其症下身重，溺管不痛，所流者清水而非白浊，人以为气虚成淋，谁知是湿重成淋乎。五淋之中，惟此淋最轻，然而最难愈，以湿不止在膀胱之经也。夫湿从下受宜感于足。今足不肿而变为淋，是湿不入于皮肤，而入于经络，且由经络而入于脏腑矣。然治脏腑之湿，而经络之湿宜乎尽散，何淋症最难愈耶？盖湿之能入于脏腑者，乘虚而入也。泻湿必损脏腑之气，气损则不能行水，湿何能泻耶？湿既难泻，淋何能即愈哉？故治湿必须利气，而利气始能去淋也。方用禹治汤。”“此症亦可用气化汤治之。白术一两，茯苓、猪苓、车前子各三钱，黄芪一两，升麻五分。”方中白术、黄芪健脾益气，以补脾气之虚。白术为健脾要药，能燥湿利水、益气健脾；黄芪补气升阳、固表止汗，二者合用，可增强脾胃运化功能，提升中气。茯苓、猪苓、车前子利水渗湿，使湿邪从小便而去，茯苓利水渗湿，且能健脾宁心，猪苓利水作用较强，车前子既能利水通淋，又能清热明目。升麻升举阳气，协助脾气上升，增强固摄尿液的能力，其性升散，可引脾胃清阳之气上升，恢复脾的正常运化与统摄功能。全方共奏健脾益气、利水通淋之效。

3. 阴虚火旺证 表现为尿急涩痛，伴有五心烦热，此为阴虚生内热的典型表现。阴虚则体内阴液不足，不能制约阳气，阳气相对偏亢，虚热内生，故而出现五心烦热症状。同时，阴虚火旺灼伤尿道，导致尿急涩痛。舌红少津，也是阴虚火旺的舌象特征。

笔者以印会河教授所倡《金匮要略》当归贝母苦参丸合导赤散加减治疗。当归贝母苦参丸中当归养血活血，因阴虚之人，体内阴血常不足，且热邪易灼伤阴血，当归可补充阴血；贝母清热化痰，开郁散结，能缓解因阴虚火旺导致的气机不畅、痰热内生等情况；苦参清热燥湿，杀虫利尿，对下焦湿热有良好的清除作用，可有效改善尿道综合征症状。合导赤散以清心利水养阴，导赤散中木通、生地、竹叶、甘草梢合用，既能清心火，又能利小便，且生地可滋阴凉血，避免利尿伤阴，使祛邪而不伤正。两方合用，在清利湿热的同时兼顾养血，全面调理阴虚火旺型尿道综合征患者的身体状况。

另外笔者还会用知柏地黄丸或白头翁加阿胶汤，知柏地黄丸具有滋阴降火的功效，方中熟地黄、山茱萸、山药滋阴补肾，为滋补肾阴的基础药物组合，能补充人体亏损的阴液；知母、黄柏清热泻火，滋阴降火，专清下焦虚火；茯苓、泽泻、牡丹皮利水渗湿，清热凉血，可防止滋阴药物过于滋腻，且能协助清除体内余热。白头翁加阿胶汤中，白头翁清热解毒凉血，对下焦热毒有显著疗效；阿胶滋阴养血，可补充患者因阴虚火旺损耗的阴血；黄连、黄柏、秦皮清热燥湿，共同清除下焦湿热之邪。两方均可用于治疗阴虚火旺型尿道综合征，可根据患者具体情况选用。若患者以阴虚为主，虚热症状相对较轻，可选用知柏地黄丸；若患者下焦热毒症状较为明显，如伴有尿道灼热、疼痛较剧等，白头翁加阿胶汤更为适宜。

（徐霄莎整理）

第十三节　从肝论治头痛体会

头痛乃临床常见病证，肝为刚脏，主疏泄而司气机，其经脉上循颠顶，本节立足肝藏象理论，释肝经不和、肝血不足、肝风内动三型头痛的辨治要旨。

《素问·金匮真言论》云："东风生于春，病在肝，俞在颈项。"肝经循行"上出额，与督脉会于巅"（《灵枢·经脉》），其气机升降直接影响头面气血运行。张景岳在《景岳全书·头痛》中强调："凡诊头痛者，当先审久暂，次辨表里。盖暂痛者必因邪气，久病者必兼元气。"肝体阴而用阳，若情志失调、劳倦内伤导致肝气郁结、血虚风动或阳亢化风，皆可循经上扰清空而发为头痛。

一、肝经不和型

此证多由七情郁结、气机阻滞所致，《丹溪心法·头痛》云："头痛多主于痰，痛甚者火多。"然气郁日久必生瘀热，叶天士《临证指南医案》谓："初病在经，久痛入络。"肝经气滞导致络脉瘀阻，清阳不升，浊阴不降，发为头胀痛如锥刺。

头痛部位多在颠顶或两侧，痛处固定，遇情志波动加剧，伴口苦咽干、胸胁胀满，舌暗红边有瘀斑、脉弦涩。治宜疏肝通络、清热化瘀，方用自拟疏肝通络汤：醋延胡索、黄芩、丹参、川芎、天麻、茜草、牛膝、郁金、猪苓、桑叶、钩藤、僵蚕各10g，夏枯草、鸡血藤、土茯苓各20g，豆蔻12g，炒蔓荆子30g。

方中延胡索与郁金相辅相成，发挥疏肝行气之效。延胡索在《本草纲目》中便有记载，其特性为"能行血中气滞，气中血滞，故专治一身上下诸痛"，对于疏通气血、缓解疼痛有着独特的功效；郁金同样擅长调理气机，协助延胡索增强疏肝之力。川芎被称作"血中气药"，在《神农本草经》里提到其"主中风入脑头痛"，川芎不仅能活血，还可上行头目，引导药力直达病所，对缓解头痛颇为关键。天麻与钩藤平肝息风，《药品化义》赞誉天麻"为定风草，乃肝经气分之药"，能够有效平息肝风；钩藤清热平肝，二者协同，使肝风得平。夏枯草与黄芩清肝泻火，可清除肝经上炎之火，减轻头痛伴随的火热症状。此外，辅以丹参、茜草活血通络，改善头部气血运行；牛膝引血下行、补肝肾，降上亢气血，兼顾肝肾不足之基；蔓荆子、桑叶疏散风热、清利头目；僵蚕祛风化痰、通络止痛；猪苓、土茯苓利水渗湿、解毒排浊；豆蔻化湿，助运化绝湿源；鸡血藤活血补血通络。全方诸药配伍，从疏肝、行气、活血、利湿、息风、泻火等多方面着手，共奏疏肝通络、清热化瘀之功。

二、肝血不足型

《灵枢·五癃津液别》云："五谷之津液，和合而为膏者，内渗入于骨空，补益脑髓。"肝藏血不足，不能上荣髓海，此证多由久病体虚、失血过多或思虑过度暗耗肝血所致。

头痛隐隐，时发时止，伴头晕目涩、面色萎黄、爪甲不荣、失眠健忘，舌淡苔薄，脉弦细。法当养血柔肝、祛风止痛，自拟养血荣窍汤：桔梗、当归、川芎、苍耳子、桃仁、陈皮、藁本、生地黄各 10g，木贼 30g。

方中当归、川芎为君药，二者搭配取四物汤之意。《医学启源》对当归的功效有详细阐述，称"其用有三：心经药一也，和血二也，治诸病夜甚三也"，当归不仅能入心经，还在调和气血方面作用显著，且对夜间病情加重的病症有独特疗效。生地黄作为臣药，重在滋阴养血，《珍珠囊》赞其"凉血生血，补肾水真阴"，它能有效补充人体阴液，改善阴虚血燥的状态。木贼、藁本与苍耳子则主要发挥祛风通窍的功效，《本经逢原》记载木贼"主目病风热暴翳，取其发散肝胆风邪"，可有效缓解因风邪侵袭导致的头目不适。桃仁活血化瘀、通络止痛。桔梗能载药上行，引导诸药直达病所。陈皮理气和中，防止滋补之品过于滋腻，造成气机阻滞，使补而不滞。全方配伍精妙，高度契合《景岳全书》中"补肝者当以养血为主"的宗旨，通过养血、滋阴、祛风、理气等多方面协同作用，达到从肝论治头痛的目的。

三、肝风内动型

《素问·至真要大论》云："诸风掉眩，皆属于肝。"此证多因肝肾阴虚、阳亢化风，或热极生风，风阳上扰清窍所致。《临证指南医案》云："肝为风木之脏，因有相火内寄，体阴用阳，其性刚，主动主升。"

头痛剧烈，眩晕欲仆，面红目赤，烦躁易怒，甚则肢体抽搐，舌红少津，脉弦数有力。治宜平肝息风、清热镇痉，方用镇肝熄风汤化裁：牛膝、焦栀子、黄芩、僵蚕、菊花、蔓荆子各 10g，石决明、夏枯草各 20g，龙胆 5g，延胡索、葛根各 20g，蜈蚣 2 条。

方中石决明咸寒质重，专入肝经，平肝潜阳之功显著，《本草纲目》记载其“通五淋，能清肝肺风热”，可有效平抑上亢之肝阳，缓解因肝阳上扰清窍所致的头痛头晕。菊花性微寒，味甘苦，亦善清肝热、平肝阳，与石决明相须为用，增强平肝潜阳之力。龙胆大苦大寒，直入肝、胆经，为清泻肝火之要药，能使上炎之火得以下泄。焦栀子苦寒，《药品化义》称其“专清肝肺之火”，可助龙胆清泻肝火，且炒焦后其苦寒之性稍缓，以免过度伐伤正气。黄芩清热泻火。夏枯草清肝泻火、散结止痛，兼清痰热。蜈蚣辛温有毒，性善走窜，《医学衷中参西录》赞其“走窜之力最速，内而脏腑，外而经络，凡气血凝聚之处皆能开之”，能搜风通络、息风止痉，对于肝经风盛引起的头痛抽搐有良效。僵蚕咸辛平，既能息风止痉，又可化痰散结，与蜈蚣配伍，增强息风通络之功。葛根味甘、辛，性凉，能升发脾胃清阳之气，又有升清解痉之效，可缓解颈项强痛，其升举之力与牛膝的引血下行之力相互配合，一升一降，形成升降相因之势，调节人体气机的升降出入。蔓荆子能上行头面疏散表邪、清利脑窍。延胡索疏通瘀滞、止痛。全方配伍严谨，共奏平肝潜阳、清肝泻火、息风止痉之效，暗合《医宗必读》“治风先治血，血行风自灭”之要义，通过调理气血，使风邪无所依附，从而达到治疗头痛的目的。

从肝论治头痛需紧扣“体用失衡”病机关键，肝经不和者疏之，肝血不足者养之，肝风内动者镇之。正如《王旭高医书六种》治肝三十法所示：“肝气、肝风、肝火，三者同出异名。”临证当参合脉证，活用古方，使肝木条达，清阳得升，则头痛自瘥。

（李伟林）

第十四节　论治耳鸣耳聋经验探析

耳鸣与耳聋作为临床上颇为常见的病症，虽不致命，但会严重影响生活。因高龄自然老化引起的耳鸣、耳聋，即老年性聋，是否需要治疗需根据具体情况综合判断，老化引起的听力下降和耳鸣无法完全逆转，勿盲目用药，某些偏方可能无效，甚至加重肝肾负担。本节讨论的主要是非高龄自然老化原因引起的耳鸣耳聋，也不包括如中耳炎等原因所致者。

一、病因病机

《内经》记载“清阳出上窍，浊阴出下窍”“五脏气争，九窍不通”，耳窍居于头面部，为阳位清窍，赖阳气之升发、气血之濡养，五脏六腑之气皆可上注于耳，维系其通利功能。《素问·脉解》中首次阐释：“所谓耳鸣者，阳气万物盛上而跃。”强调阳气亢盛，上扰耳窍为耳鸣发病之病机。《诸病源候论》论及“风邪乘虚，随脉入耳，与气相击，故为耳鸣”，指出风邪致鸣这一诱因。此病虽可因外感六淫、情志内伤或饮食劳倦所致，然笔者认为，其多责之于脏腑气血失调，尤以肾、心、脾的作用为关键，气、血、精、津不能上荣耳窍，耳失所养，耳窍闭塞，轻致耳鸣，重致耳聋。《杂病源流犀烛》指出：“耳鸣者，聋之渐也，惟气闭而聋者则不鸣，其余诸般耳聋，未有不先鸣者。”揭示了耳鸣与耳聋在临床上常伴随出现，其病因病机相近，故治疗时当综合辨治。

二、辨证分型治疗耳鸣耳聋

笔者基于中医经典理论，结合多年临证体悟，认为气血失和、精气亏虚、络脉阻滞，皆可致耳窍失养、闭塞，发展成耳鸣耳聋，故总结出心肾不交、肾精不足、气血亏虚、瘀血阻滞这四种常见证型，强调在补益脏腑气血的基础上，兼以通络开窍。

1. 心肾不交——滋阴降火、交通心肾　《辨证录》言：“肾为耳窍之主，心为耳窍之客，主客相通，自无闭塞。”《素问玄机原病式》论：“水虚火实而热气上甚，客其经络，冲于耳中，则鼓其听户，随其脉气微甚，而作诸音声也。”《医学正传》亦云：“肾水枯涸，阴火上炎，故耳痒耳鸣。”基于此，笔者多注重心肾相交的动态平衡，心火下降于肾，温煦肾水；肾水上济于心，滋养心阴，从而保证耳窍得以通利。肾为水火之宅，若肾精亏虚，心火失去肾水的制约而亢盛，心火不能下降，水火无法相互协调，致心阳无根、虚火浮越，扰动耳窍，故耳中鸣响杂作、听觉迟钝。临床常见耳鸣如蝉，声响绵延，夜间加重，伴有心悸失眠、腰膝酸软，舌红少苔，脉细数等症。

针对此型，笔者常用陈士铎创立的启窍汤加减，以交通心肾，药物组成：熟地黄 60g，山茱萸、麦冬、山药各 30g，远志、酸枣仁、茯苓、柏子仁各 10g，五味子 6g，石菖蒲 3g，芡实 15g。方中以熟地黄、山茱萸、山药为主，补益肾精、滋养肾水；麦冬、五味子养心阴、敛心火；远志、石菖蒲开窍通络；酸枣仁、柏子仁宁心安神定志；茯苓、芡实健脾固精、助益肾精。全方共奏使“心肾之气既交，自然上升而通于耳”（《辨证录》）之效。若虚火偏旺，见口干咽燥、五心烦热，可加知母、黄柏以清相火；若脾虚明显，可加党参、白术益气健脾。

2. 肾精不足——阴阳双补、益精填髓　各世医家及相关论述多认为耳窍功能与肾精、肾衰关系密切，肾藏精，精生髓，髓聚为脑，耳之功能赖于肾中精气的濡养。《灵枢》记载“髓海不足，则脑转耳鸣”“精脱者，耳聋”“肾气通于耳，肾和则耳能闻五音矣”。《证治汇补》曰：“肾气充盛则耳聪，肾气不足则耳鸣。”《备急千金要方》更是直言“肾虚则耳窍失聪”。临证所见肾虚耳疾，多耳鸣如蝉、声低持续，甚则出现渐进性耳聋，伴畏寒肢冷、夜尿频数等真元不足之象，舌淡苔白，脉沉迟。笔者认为其病或在命门火衰而精气不升，或因久病不愈、房劳暗耗致髓海空虚，终使耳窍失荣。

严用和指出“肾精上奉”方使五音得闻，《诸病源候论》载“耳鸣苦聋，是为肾气之虚也，则宜补之”，笔者选用《备急千金要方》补肾方化裁：酒萸肉、制远志、当归、牡丹皮、黑顺片、茯苓、干姜、泽泻、黄芪、党参、盐巴戟天、桂枝、生地黄、肉苁蓉片、甘草各10g，细辛、石菖蒲、防风各5g。方中巴戟天、肉苁蓉温补肾阳、温煦命门之火；辅以酒萸肉、生地黄滋养肾阴，合“阳得阴助而生化无穷”之旨；黑顺片、干姜、桂枝等辛热之品能温中通阳，助阳化气；黄芪、党参、茯苓、甘草健脾益气，以后天滋养先天；当归、牡丹皮养血活血以通络；防风祛风开窍；远志、石菖蒲通窍启闭，得细辛“通精气、利九窍”（《神农本草经疏》）；佐以泽泻泄浊以助清阳上奉。诸药合用以温阳益气、通阳开窍，耳窍得养，则鸣声自息。若兼痰湿壅阻，可加半夏、胆南星涤痰通窍；若耳鸣如潮，属虚阳上亢之象，可佐以磁石、龙骨重镇潜阳，安神定志。

3. 气血亏虚——益气养血、扶正充窍　气为血之帅，血为气之母，二者相互依存，《灵枢·邪气脏腑病形》指出：“十二经脉，三百六十五络，其血气皆上于面而走空窍……其别气走于耳而为听。”《灵枢·口问》提到“耳者，宗脉之所聚也，故胃中空则宗脉虚，虚则下溜，脉有所竭者，故耳鸣”“上气不足，脑为之不满，耳为之苦鸣”。中焦脾胃乃气血生化之源，笔者认为，因饮食劳倦损伤脾胃，致脾阳不振，运化功能失常，精微不化，气血乏源，清阳不能上承于耳，耳窍便会失去滋养，脾胃虚则宗脉空虚，气血不能上奉头面，耳窍失濡，其鸣声多细弱，常在劳累后症状加剧，伴气短乏力，动辄气喘，可兼见面色萎黄、纳呆便溏，舌淡胖有齿痕，脉虚弱等症。

此证治法当补益气血，兼升清阳，笔者常以李东垣创立的温卫补血汤为基础方加减，包括党参、黄芪各 15g，生地黄、白术、地骨皮、柴胡、升麻、当归各 10g，牡丹皮、苍术各 9g，藿香、黄柏、陈皮、桃仁、熟甘草、生甘草各 6g，吴茱萸 3g，丁香 2g。方中黄芪、党参、白术、甘草健脾、补中益气；当归、生地黄养血滋阴，配伍桃仁、牡丹皮活血通络；苍术、陈皮、藿香燥湿运脾、醒脾开郁，既防滋补壅滞，又合“脾喜燥恶湿”之性；黄柏、地骨皮可清气血亏虚所致虚热之症；丁香、吴茱萸温中降逆，解脾胃虚寒；配合柴胡、升麻升举清阳，《脾胃论》言“引胃气上腾而复其本位”，使气血上奉耳窍。全方注重气血双补以升清阳之气。若血虚明显，可加阿胶、龙眼肉滋补气血。

4. 瘀血阻滞——活血化瘀、通络清窍 《医林改错》记载“耳孔内小管通脑，管外有瘀血，靠挤管闭，故耳聋”“耳窍通脑之道路中，若有阻滞，故耳实聋”。可见耳部的经络气血运行对于耳之功能发挥至关重要。笔者认为，久病入络、情志不遂或外伤均可致气血运行不畅，耳部络脉瘀阻，发为耳鸣，如蝉噪不休、声高频数，耳聋可突发或逐渐加重，伴有头痛如刺，痛处固定不移、拒按，面色晦滞，口唇紫暗，舌质暗有瘀斑，脉涩。

《素问・至真要大论》:“疏其血气，令其调达，而致和平。”故治疗时当遵循“瘀去则窍通”之旨，多以干祖望的化瘀聪听丸为基础方，《干祖望中医五官科经验集》化瘀聪听丸组成：乳香、红花、肉桂各 3g，土鳖虫、地龙各 10g，当归、鳖甲、积雪草、川芎、三七、甘草各 5g。方中土鳖虫、地龙虫蚁搜剔，通络逐瘀；乳香偏于行气活血，红花则擅通经止痛；当归、川芎养血活血，配三七散瘀定痛，寓“祛瘀不伤正”之机；鳖甲咸寒软坚，积雪草苦辛通络，二药共消久瘀痰结；肉桂温通经脉，《开宝本草》言其“宣导百药”，助诸药通达耳窍；甘草调和药性，可缓虫类药峻烈。此方体现了“血实宜决之”的治则，兼取叶天士久病入络用虫类药之妙，祛瘀血以开窍，通经络以复聪。笔者以为，即便此证主攻活血化瘀，亦需适当益气养血，助络脉通畅，宗脉充盈，方能真正疏通清窍，恢复耳部听觉功能。若痰瘀互结，则加僵蚕、白芥子以化痰散结。若兼有瘀热证，可加赤芍、牡丹皮凉血化瘀。

三、验案举隅

陈某某，女，37 岁，2025 年 1 月 7 日初诊。患者 1 个月前无明显诱因出现耳鸣，呈持续性蝉鸣样，昼轻夜重，伴心烦、寐差，精神欠佳，舌红苔少，脉细。既往体健，无重大慢性病史。中医诊断为耳鸣，初步辨证为肾精不足证。治法：补肾填精，安神宁志。拟方：菟丝子、川楝子片、枸杞子、覆盆子、蛇床子、牛膝、木瓜、茯苓、石菖蒲各 10g，熟地黄、地骨皮、党参、制远志、黄芪各 15g，龙骨、生牡蛎各 30g，小茴香、蒸五味子各 5g。7 剂，水煎服，每日 1 剂，早晚温服。

1 月 16 日二诊：患者诉耳鸣改善不显，入睡困难较前改善，眠浅易醒仍存，伴畏寒、遇风咳嗽，大便偏硬，舌质淡，苔薄白，脉细弱。在补肾丸基础上化裁：酒萸肉、盐巴戟天、酒白芍、泽泻、桂枝、菟丝子、黄芪、制远志、蛇床子、干石斛、当归、肉苁蓉片、牡丹皮、党参、防风各 10g，生地黄 20g，茯苓 15g，甘草 6g，石菖蒲 5g，细辛 3g。7 剂，水煎服，日 1 剂，早晚温服。

1 月 24 日三诊：患者自述耳鸣明显改善，余症状皆减轻。继续巩固疗效，再予二诊方 7 剂治疗。

按语：患者年富力强而肾精亏虚，属因劳伤肾，髓海不足，耳窍失养所致。初期耳鸣持续、夜间加重，伴心烦寐差，属肾阴亏损，心神失养。治疗从滋阴填精、安神宁志着手，遣方重用菟丝子、熟地黄、枸杞子、覆盆子等滋补肾精，远志、石菖蒲安神开窍，龙骨、牡蛎镇静安神，助眠止鸣。然初诊耳鸣疗效不显，二诊时根据症情演变，兼见肾阳虚寒之象，考虑虚损及阳，肾为水火之宅，病程迁延易致阴阳失衡，故治疗以温补肾阳为主，选用酒萸肉、巴戟天、肉苁蓉温肾壮阳；辅以生地黄、石斛滋养肾阴，体现“阴阳互济”治疗理念；同时佐以防风、细辛以祛风通络；制远志、石菖蒲开窍安神；当归补血活血、润肠通便。

（李雨露整理）

第十五节 运用柴胡桂枝汤加减治疗嗅觉障碍验案

嗅觉障碍是指在气味摄取、传导及信息分析过程中出现的气味感知异常，由嗅觉通路的功能性和 / 或器质性损害所致。目前，西医尚无治疗嗅觉障碍的特效方法。嗅觉障碍显著降低了患病人群的生活质量，影响食欲，增加心理疾病的患病风险。

一、病案介绍

患者辛某，男性，34 岁，于 2024 年 10 月 10 日因“嗅觉减退 1 个月”前来就诊。1 个月前，患者无明显诱因出现嗅觉减退，伴有流清涕、项背拘紧不适，胃纳正常，小便无异常，大便溏软。无肌肉酸痛，无发热畏寒，无胸闷气促，舌质红，苔白腻，脉弦细。西医诊断为嗅觉障碍；中医诊断为失嗅证，辨证属太少合病证。治则为和解少阳，兼以解表。

处方：桂枝 5g，麸枳壳 5g，酒白芍 10g，蜜麸僵蚕 10g，甘草 3g，制吴茱萸 5g，大枣 6g，蝉蜕 10g，荜茇 10g，党参 10g，徐长卿 10g，细辛 6g，白芷 5g，荜澄茄 10g，北柴胡 10g，煅牡蛎 20g，黄芩 10g。共 12 剂，水煎服。

10 月 22 日二诊：患者自述嗅觉稍有恢复，项背疼痛减轻，但仍有流清涕症状。舌质红，苔白腻，脉弦紧。在原方基础上加黑顺片 7g，防风 7g，独活 10g，共 14 剂。

11 月 4 日三诊：患者称嗅觉恢复明显，病情好转，无咳嗽、发热、咽痛、咽干、鼻塞等不适症状。舌质红，苔白腻，脉紧。前方中桂枝加至 10g，大枣加至 20g，甘草加至 10g，共 14 剂。

11 月 15 日四诊：患者嗅觉已完全恢复，自述与常人无异。继续给予原方 7 剂巩固治疗。随访 1 个月，嗅觉保持正常。

二、讨论

《伤寒论》第 96 条记载：“伤寒五六日，中风，往来寒热，胸胁苦满，嘿嘿不欲饮食，心烦喜呕……”第 101 条指出：“但见一证便是，不必悉具。”柴胡四证，只要出现其中一个主证，结合脉症，即可使用小柴胡汤，不必四证俱全。表证未解，正气虚弱不足以祛邪，即便汗出，邪气仍难以去除。《伤寒论》第97条云："血弱气尽，腠理开，邪气因入……"第5条曰："伤寒二三日，阳明、少阳证不见者，为不传也。"少阳病常见于发病后四五日、五六日，此时体表津虚血少，邪气趁机入里，从表传入半表半里而引发少阳病。但也有特殊情况，或超过十日，或仅二三日就传至少阳。太少合病的嗅觉障碍，病邪处于表及半表半里，正气不足，无法将邪气驱于体外，正邪斗争胶着，导致病情迁延不愈。《伤寒论》第263条云："少阳之为病，口苦，咽干，目眩也。"提示少阳郁火位于半表半里，热邪趋向孔窍，从而出现口苦、咽干、目眩等症状。笔者在临床实践中发现，此类失嗅证从六经辨证来看，以太少合病较为多见，其基本病机为邪犯太阳、少阳，使用柴胡桂枝汤作为基础方疗效显著。笔者认为太阳病未解，气不能正常旁达，现代人平素情志失调、劳倦过度、过食肥甘厚味等，耗伤正气，正气虚弱不能抵御外邪，邪气侵犯少阳，邪热郁积于半表半里，邪气既不能外出于表，也不能入里，循着孔窍上行至耳鼻口咽等面部孔窍，进而引发嗅觉障碍。少阳病若发于口，常见口苦；发于咽，常见咽干、咽痛；发于耳，常见耳鸣、耳聋；发于目，常见目眩、目赤；发于鼻，则可见鼻干、鼻痛。口、咽、耳、目、鼻均为人体面部孔窍，这提示孔窍病可从少阳论治。失嗅症临床多表现为不闻香臭，常伴有口苦、咽干、胸胁苦满、呕吐、项背拘紧等，其自然病程缠绵，难以痊愈。笔者判断患者无大汗出、口大渴症状，此时并无阳明证。患者流清涕、项背拘紧，属于太阳病；脉弦属于少阳病；总属太阳少阳合病；治疗应以两解太阳、少阳之邪为主。本方以柴胡桂枝汤为基础进行加减，增加温中散寒之品。在小柴胡汤中，柴胡善于助少阳经透散邪气，笔者通常用量在10~15g之间，认为此量较为适宜。黄芩味苦性寒，是清解郁火的良药，常规用量10g难以清解其火，若增加用量，又恐损伤阴液而加重燥性，因此常辅以焦栀子、夏枯草等以增强清热效果。当郁热炽盛时，更添加龙胆，以进一步增强清热之力。此外，笔者常用蝉蜕、僵蚕搜风剔邪，桂枝性味辛温，善于解肌散寒，芍药则能益阴敛营，党参益气扶正，和中缓气。大枣、甘草二味药，用以顾护脾胃，调和正气。该方剂以和解少阳为主要功效，兼能调和营卫，主治少阳太阳合病。《神农本草经》记载，牡蛎主惊恚怒气；细辛、白芷、徐长卿、荜茇、荜澄茄、制吴茱萸，这六味药合用，共同发挥散寒通窍之效；枳壳辅佐柴胡以理气。二诊时反馈治疗有效，但嗅觉障碍仍未完全恢复，考虑寒邪偏重，因此加入黑顺片温肾祛寒及防风、独活祛风解表，助太阳解表。三诊时患者诸症有所好转，于是增加桂枝用量以祛邪，加大甘草、大枣用量以温中养津，兼扶助正气以祛除病邪。此例太阳少阳合病失嗅症患者正虚邪恋，病情迁延反复，笔者以柴胡桂枝汤为基础方，加强温中散寒力度，全方服用 1 个多月后，疾病随药物治疗而消除。

（黄玲晴整理）

第七章

药对举隅

第一节　羌活 - 熟地

熟地为玄参科植物地黄的块根经炮制而成,多呈黑色或棕黑色,质柔软滋润;羌活为伞形科植物羌活或宽叶羌活的干燥根茎及根,气味浓烈。二者配伍,一柔润滋补,一辛散温通,刚柔相济,补散兼施,深合阴阳升降之道。羌活辛烈升散,如春风解冻;熟地黄滋腻沉降,似沃土涵木,共同构建起“动静结合、补散兼施”的独特药对。

一、单药析微

1. 羌活　味辛,性温,归膀胱、肾经,功专祛风胜湿,为治太阳经头痛要药。《神农本草经》谓其“主风寒所击,金疮止痛,贲豚痫痓,女子疝瘕”,《本草备要》称其“散肌表八风之邪,利周身百节之痛”,张元素《珍珠囊》更强调其“透关利节,善治督脉为病,脊强而厥”。其性升散如风,尤善驱除肌腠、筋骨间伏邪,故《本草正义》赞其“宣通百脉,调和经络,功在疏通”。

2. 熟地　甘温质润,入肝、肾经,乃滋阴补血第一品。《本草纲目》载其“填骨髓,长肌肉,生精血,补五脏内伤不足,通血脉,利耳目,黑须发”,张景岳在《景岳全书》中誉其为“至静至纯之品”,其性沉降如地,善补肝肾精血,《药品化义》喻其“如膏如饴,能令精血相生,元气归宅”。

二、配伍机理

1. 升降相因,气血周流　张璐在《本经逢原》中阐发:“羌活气雄入太阳,能直达巅顶,熟地质重归少阴,可深补精血。一者开发玄府以祛外邪,一者填补真阴以固根本,如舟楫之相济,治血虚风湿入络最妙。”《张氏医通》

载羌活散（羌活、熟地、菊花、石决明），治“肝肾不足，风邪上扰之眩晕”，喻为“标本同治之典范”。

2. 刚柔相济，祛风润燥 《症因脉治》载熟地羌活汤，治“血虚腰痛，遇劳即发”，方中熟地二两，羌活三钱，取其补精血、通督脉。《类证治裁》治鹤膝风，立羌活地黄汤，方中“熟地二两，羌活钱半，牛膝三钱”，《沈氏女科辑要》治产后关节痛，必用熟地一两、羌活五分，取其“大补微散，如春风化雨”。

3. 补散平衡，外散内补 《陈素庵妇科补解》强调：“产后百脉空虚，最易感邪。羌活祛风不伤正，熟地补血能润燥，二味相配，可解产后身痛寒热。”吴鞠通《温病条辨》虽少用此对药，但其注《金匮要略》时云：“外感证见阴伤者，当师仲景薯蓣丸法，羌活配地黄，外散内补，最得中和之道。”《得配本草》言：“羌活佐熟地，散中有守，治血虚挟风，头痛如裹；熟地得羌活，补中有通，疗肾亏骨萎，步履维艰。”

羌活与熟地这对药对，完美诠释了中医“相反相成”的配伍智慧。羌活如风，熟地似土，二者相合，既遵循“风能胜湿”之经旨，又暗合“补虚祛邪”之治法。从《神农本草经》到现代临床，千年验案印证其独特价值。诚如张景岳所叹：“用药之妙，存乎一心。羌活得熟地，则辛散有制；熟地得羌活，则滋填不滞。此阴阳互根之道，医者不可不察。”

（李伟林）

第二节 柴胡 - 地骨皮

柴胡为伞形科植物柴胡或狭叶柴胡的干燥根，地骨皮则是茄科植物枸杞或宁夏枸杞的干燥根皮。柴胡与地骨皮作为经典药对，在中医临床中常配伍使用，其功效互补，主治范围广泛。二者一升一降、一散一敛，既清实热又退虚火，体现了中医升降相因、虚实兼顾的配伍智慧。

一、单药析微

1. 柴胡 味苦、辛，性微寒，归肝、胆经，具升发之性。《本草纲目》称其“主治心腹肠胃中结气，饮食积聚，寒热邪气，推陈致新”。其核心功效为疏解少阳之邪、升举清阳。如《圣济总录》记载，柴胡配伍地骨皮、桔梗等，可治小儿潮热、夜卧不安，体现其透邪退热之功。《医方考》更指出："柴胡辛温，所以升其清阳。"强调其升提气机、调和表里的作用。

2. 地骨皮 味甘，性寒，归肺、肝、肾经。《本草纲目》载其"泻肾火，降肺中伏火，去胞中火，退热补正气"。其长于清虚热、除骨蒸，尤擅治疗阴虚内热证。《症因脉治》中柴胡地骨皮散（柴胡、地骨皮、知母等）主治气分感热劳伤，症见内热躁闷、喘咳气逆，可见其清肺降火之效。现代研究亦佐证其降血糖、抗炎作用。

二、配伍机理

1. 升降相因，调和气机 柴胡升散，地骨皮沉降，二者配伍形成"一升一降"之势。《医方考》对此有精辟论述："柴胡辛温，所以升其清阳，地骨皮苦寒，所以降其浊阴。清浊既判，则乾清坤宁，膈肠利而口糜愈矣。"此配伍常用于气机壅滞、清浊不分之证，如《圣济总录》卷六十四所载"膈痰结实，气不升降"，以柴胡地骨皮汤（配赤茯苓、大黄等）通利三焦、化痰降逆。

2. 虚实兼治，表里双清 柴胡透解外邪，地骨皮清退内热，二者合用可兼顾表里虚实。如《圣济总录》卷一六八柴胡地骨皮汤治疗小儿潮热，症见"饮食不为肌肉，黄悴，夜卧不安"，以柴胡解肌退热，地骨皮清虚火，配伍桔梗宣肺，甘草和中，共奏调和营卫、扶正祛邪之效。此方尤宜于小儿稚阴稚阳之体，既祛邪又不伤正。

3. 凉血透热，疏肝宁神 《症因脉治》卷二载柴胡地骨皮散（柴胡、地骨皮、知母、葛根、紫苏等），主治"内热躁闷，唇焦口渴，小便赤涩"，柴胡疏肝解郁以散热，地骨皮凉血滋阴以降火，二者协同缓解肝郁化火、血热扰神之证。现代用于更年期综合征、神经性烦热等，亦基于此理。

临床应用于虚热外感，柴胡透表，地骨皮清里。合用于外感余热未清、阴分已伤者；更年期烘热汗出；消渴证；皮肤病如荨麻疹、湿疹属血热风燥者。

柴胡与地骨皮，一为"少阳枢机之药"，一为"退蒸凉血之品"，二者配伍体现了中医"升降相宜""气血同调"的核心理念。从《圣济总录》到《医方考》，古方中屡见其身影，至今仍在儿科、内科、妇科等领域广泛应用。

（李伟林）

第三节 川芎-土茯苓

川芎为伞形科植物川芎的干燥根茎，土茯苓则为百合科植物光叶菝葜的干燥根茎。二者虽所属科属不同，却在中医应用中展现出独特协同作用，川芎活血行气，使湿毒依附之瘀血得散，能破血中瘀滞，通经脉闭阻；土茯苓解毒除湿，令血瘀滋生之湿热得清，可祛湿毒壅塞，利关节拘挛。二者配伍，一温一平，一动一静，共奏祛湿活血、解毒通络之效，搭配构成别具一格的药对，其配伍应用在中医临床中独具价值。

一、单药析微

1. 川芎 味辛，性温，归肝、胆、心包经，功擅活血行气、祛风止痛。《神农本草经》载其"主中风入脑，头痛，寒痹，筋挛缓急"，《本草纲目》称其"人头穹窿穷高，天之象也。此药上行，专治头脑诸疾，故有芎䓖之名"。其辛散之性可透达肌腠，温通之力能化血瘀，尤善治血瘀气滞之头痛、月经不调及风湿痹痛。《本草备要》更强调其"治一切风，调一切气"，乃"通络止痛之要药"。

2. 土茯苓 味甘、淡，性平，归肝、胃经，以解毒除湿、通利关节见长。《本草纲目》载其"健脾胃，强筋骨，去风湿，利关节"，《本草备要》称其"治杨梅疮毒，解汞粉、银朱毒"，《滇南本草》则详述其"治五淋白浊，兼疗恶疮痈肿"。其性平而不峻，既能祛湿热之毒，又可通利关节，尤擅治梅毒、湿疹、风湿痹痛及湿热淋浊。

二、配伍机理

1. 升降相因，气血得调 根据李时珍《本草纲目》，川芎上行头目，土茯苓下利关节，一升一降，周身气血得畅。二者配伍，可治上焦头风、中焦湿滞、下焦瘀毒。张璐《本经逢原》论及此类配伍时云："川芎升发，土茯苓降泄，一升一降，气血得调，湿瘀并除。"

2. 刚柔相济，湿瘀并除 临床应用于湿热瘀阻之痹证，湿毒瘀结之疮疡，妇人湿瘀带下，《妇科玉尺》载"芎苓止带方"（川芎、土茯苓、椿根皮），治湿热瘀结之黄带腥臭。清代《疡医大全》载“芎苓解毒汤”（土茯苓、川芎、金银花），治梅毒溃烂。

川芎与土茯苓，一为血中气药，一为解毒圣品，二者配伍堪称“湿瘀同治”之典范。川芎之辛散，活化血瘀如江河奔流；土茯苓之淡渗，涤荡湿毒似清泉洗垢。其治疗湿热瘀毒交织病证具有独特价值。

第四节　蜈蚣 - 石膏

石膏为硫酸盐类矿物硬石膏族石膏的干燥块体，蜈蚣则为蜈蚣科动物少棘巨蜈蚣的干燥体。石膏与蜈蚣，一为矿物清火之重剂，一为虫类搜风之猛药，虽寒温殊途，然配伍得宜可成“清解息风”之奇效。石膏以“金寒水冷”之势直折火邪，蜈蚣以“灵动走窜”之性通达经络，二者相合，既清阳明气分燔灼之火，又平厥阴风木妄动之痉，尤擅治疗热极生风、毒瘀互结之顽疾。

一、单药析微

1. 石膏　味辛、甘，性大寒，归肺、胃经，为清泄气分热邪之要药。《本草新编》称其“乃降火之神剂，泻热之圣药”，《伤寒论》白虎汤以石膏一斤配伍知母、粳米，专治阳明热盛之“腹满身重，谵语遗尿，口不仁，面垢”，后世更扩展至治疗温病气分热炽、斑疹出血及痰热咳喘等证。张锡纯强调石膏“非大剂不能取效”，临床常以一至二两起用，清解高热，如治疗小儿流行性感冒、流行性乙型脑炎（乙脑）等，屡获良效。

2. 蜈蚣　味辛，性温，有毒，归肝经，功擅息风镇痉、攻毒散结。《本草纲目》载其治“小儿惊痫风搐，脐风口噤”，《东医宝鉴》则详述其“姜汁炙，去头足为末用”以疗瘀伤。其辛温走窜之性，可通络止痛，尤擅治风湿顽痹、破伤风及毒蛇咬伤。张璐《本经逢原》谓其“性猛而毒，攻毒之力最捷”。

二、配伍机理

1. 刚柔相济，清热息风　石膏与蜈蚣配伍，刚柔相济。石膏清泄气分炽热，蜈蚣搜剔经络风毒，二者合用于热毒壅盛兼风动痉厥之证，如温疫气血两燔、热极生风。石膏之寒可制蜈蚣辛温燥烈,蜈蚣之窜透可助石膏深入血分,共奏清热息风、解毒通络之功。《疫疹一得》清瘟败毒饮以石膏配伍蜈蚣,治疗温疫热毒气血两燔之高热发斑、神昏抽搐,体现"热毒清则风自息"之理。缪希雍谓"石膏静而蜈蚣动,静以制热,动以逐瘀",适用于热瘀互结之顽疾。张锡纯在《医学衷中参西录》中提出,石膏配伍虫类药可引热下行,透毒外出,适用于热毒内陷、肝风内动之证。石膏清经络郁热,蜈蚣祛风通络止痛,《类证治裁》治湿热痹证,常以白虎加桂枝汤配蜈蚣,既除关节灼热肿痛,又破瘀通络。

2. 泻火攻毒,善疗痈疽恶疮　石膏清热泻火,外用可敛疮生肌;蜈蚣攻毒散结,善疗痈疽恶疮。《神农本草经》载蜈蚣"主鬼疰蛊毒,啖诸蛇虫鱼毒,杀鬼物老精,温疟,去三虫"。明代《外科正宗》治热毒壅盛之发背,以石膏煅后,配伍蜈蚣末外敷,清解热毒与拔毒消肿并举。《医宗金鉴》载石膏煅用,配蜈蚣末外敷,治痈疽溃烂。《东医宝鉴》则录蜈蚣雄黄膏疗毒蛇咬伤,辅以石膏内服清解热毒。

蜈蚣与石膏,一攻一清,看似相反,实为互补。石膏清泄气分炽热,如降甘霖;蜈蚣搜剔经络风毒,似利剑出鞘,二者合用于热毒夹风、痰瘀互结之证,然其运用须谨守《本草经集注》"毒药攻邪,衰其大半而止"之训,明辨寒热虚实,方显"相反相成"之配伍精义。

第五节　黄连 - 桑螵蛸

黄连为毛茛科植物黄连、三角叶黄连或云连的干燥根茎,桑螵蛸则为螳科昆虫中华大刀螳、棕污斑螳或广斧螳的干燥卵鞘。黄连与桑螵蛸是中医治疗下焦湿热兼肾虚不固证的经典配伍,二者协同作用,以"清热燥湿、固涩止遗"为核心,广泛用于湿热下注之遗精、淋浊、尿频及妇人带下等病证。其配伍理论虽未见于《伤寒论》《金匮要略》等早期经典,但在后世《本草纲目》《本草备要》等医籍中逐渐形成独特的应用体系。

一、单药析微

1. 黄连　味苦,性寒,归心、脾、胃、肝、胆、大肠经,以"清热燥湿、泻火解毒”为要。《神农本草经》载其“主热气，目痛，眦伤，泣出，明目，肠澼，腹痛，下痢，妇人阴中肿痛”，强调其清解湿热、通利下焦之力。李时珍在《本草纲目》中进一步阐释：“黄连治目及痢为要药”“去中焦湿热，而泻心火”。

2. 桑螵蛸　味甘、咸，性平，归肝、肾经，以“补肾固精、缩尿止遗”为长。《神农本草经》载其“主伤中，疝瘕，阴痿，益精生子，女子血闭，腰痛，通五淋，利小便水道”，突出其固摄下焦之效。清代《本草从新》称其“补肝肾，缩小便，治遗精白浊”，主治肾虚不固之遗精滑泄、尿频遗尿、带下清稀等症。其特点在于“固涩而不敛邪”，尤宜于虚中夹实之证。

二、配伍机理

1. 清热固涩，虚实并治　黄连与桑螵蛸的配伍，核心在于“清利湿热”与“补肾固摄”的协同。黄连苦寒降泄，清泻下焦湿热；桑螵蛸甘咸平补，固摄精关水道。二者合用，攻补兼施，尤宜于湿热下注兼肾气不固之证。临床常用于治疗湿热扰动精室，兼肾虚封藏失职之遗精滑泄；湿热蕴结膀胱，气化不利，伴肾虚不固之淋浊尿频；湿热下注胞宫，冲任不固之带下赤白。

2. 标本兼顾，通涩并用　黄连通利湿热以治标，桑螵蛸补肾固涩以治本。《类证治裁》中“清固汤”，黄连、桑螵蛸，配萆薢、芡实，主治湿热未尽、肾气已虚之膏淋、白浊。

黄连与桑螵蛸，一寒一平，一通一涩，共奏“清湿热、固肾气”之功。其配伍既承袭《神农本草经》“祛邪”“补虚”之旨，又契合后世“标本同治”的治则。黄连如利剑，斩湿热之邪，桑螵蛸似金锁，固精气之脱，二者相合，不仅适用于湿热扰动、肾关不固之遗精淋浊，更为现代男、妇科疑难杂症提供了“清利不伤正，固涩不留邪”的解决思路。然其运用需谨守“湿热未尽兼肾虚”之病机，辨证施治方能扬长避短，使古法智慧焕发新机。

（李伟林）

第六节　防风 - 防己

防风为伞形科植物防风的干燥根，防己则为防己科植物粉防己的干燥根。防风与防己是中医治疗风湿痹痛、水肿胀满等病证的经典配伍，二者协同作用，以“祛风除湿、利水通络”为核心，广泛应用于风湿热痹、风水浮肿、湿热脚气等证候。其配伍理论可追溯至《金匮要略》防己黄芪汤的化裁思路，并在后世《本草纲目》《医学入门》等医籍中深化。

一、单药析微

1. 防风 味辛、甘，性微温，归肝、脾、肺、膀胱经，以“祛风解表、胜湿止痛、止痉”为要。《神农本草经》载其“主大风头眩痛，恶风，风邪目盲无所见，风行周身骨节疼痹”，强调其祛风之力。李时珍在《本草纲目》中补充：“防风，治一身尽痛……随所引而至，乃风药中润剂。”

2. 防己 味苦、辛，性寒，归膀胱、肾、脾经，以“祛风湿、利水消肿”为长。《神农本草经》载其“主风寒温疟，热气诸痫，除邪，利大小便”，突出其利水通痹之功。张仲景在《金匮要略》中首创防己黄芪汤，以防己配黄芪、白术，主治“风湿脉浮，身重汗出恶风”。

二、配伍机理

1. 祛风除湿，表里同治 防风与防己的配伍，核心在于“祛风”与“利湿”的协同。防风辛温发散，善祛肌表风邪；防己苦寒降泄，长于清利下焦湿热。二者合用，表里分消，尤宜于风湿热痹或风水相搏之证。如《类证治裁》载“防己防风汤”，以防己、防风为君药，配伍薏苡仁、秦艽，治疗湿热流注关节之红肿热痛。

2. 利水消肿，气化并行 防己利水消肿，防风升发脾阳，二者配伍可调节气机升降，增强水湿代谢。明代《普济方》中“防己茯苓汤”虽未含防风，但其“益气利水”思路可佐证防己与升提药配伍的合理性。防风与防己，一温一寒，一升一降，共奏“祛风湿、调气机、利水湿”之功。其配伍既承袭《神农本草经》“祛邪利窍”的理论精髓，又在《金匮要略》《证治准绳》等古籍中形成实践范式。从仲景治疗风水浮肿的经典方剂，到现代拓展应用于免疫性疾病，这对药对始终以“风湿水气并治”为核心，成为表里同治的典范组合。然其运用需谨守“风湿热痹”或“风水相搏”之病机，辨证施治方能扬长避短，效如桴鼓。

（李伟林）

第七节 连翘 - 升麻

连翘为木犀科植物连翘的干燥果实，升麻则为毛茛科植物大三叶升麻、兴安升麻或升麻的干燥根茎。连翘与升麻是中医治疗热毒蕴结、邪热内陷的经典配伍，二者协同作用，以“清热解毒、升散透邪”为核心，广泛用于温病初起、痘疹不透、热毒疮疡等病证。其配伍理论可追溯至《医方类聚》所载的“连翘升麻汤”，并在后世《赤水玄珠》《痘疹心要》等医籍中不断深化。

一、单药析微

1. 连翘 味苦，性微寒，归肺、心、小肠经，以“清热解毒、消痈散结”为要。《本草纲目》载其主治痈肿疮毒、瘰疬结核，并称其为“疮家圣药”，强调其清解热毒之力。李时珍进一步阐释：“连翘状似人心，两片合成，其中有仁，甚香，乃少阴心经、厥阴包络气分主药也。”故能清心火、解热毒。《本草纲目》附方记载，痈疽肿毒，用连翘草及根各一升，加水一斗六升，煮成三升服，出汗为见效，可见其透邪外达之效。

2. 升麻 味辛、甘，性微寒，归肺、脾、胃、大肠经，以“发表透疹、清热解毒、升举阳气”为长。《神农本草经疏》载其“主解百毒”“辟瘟疫瘴气”“中恶腹痛”，突出其解毒升散之功。明代《雷公炮制药性解》称“升麻能升阳气于至阴之下，引甘温药上行”。《赤水玄珠》记载升麻配伍连翘治疗痘疹“一发便密如针头，形势重者”，取其升散透疹之效。

二、配伍机理

1. 透疹解毒，邪热并治 连翘与升麻的配伍，核心在于“清解”与“透散”的协同。连翘清泄热毒，消痈散结；升麻升散透邪，引药上行。二者合用，既能内清脏腑热毒，又可外透肌表邪气，尤适于热毒内蕴兼表邪未解之证。明代《痘疹心要》载“连翘升麻汤”，以连翘、升麻为君药，配伍葛根、牛蒡子等，主治“痘疹身热如火，疮势稠密，其毒盛者”。方中升麻“升发阳明之毒”，连翘“清解血分之热”，共奏透疹解毒之功。

2. 升降相因,气机调畅 升麻性升,善提陷下之邪;连翘性降,长于清泄里热。二者配伍,升降相因,使气机条达。明代《济阳纲目》以连翘、升麻配伍黄连、牛蒡子治疗"面肿搭腮",取其升散头面风热、清解阳明火毒之效。连翘与升麻,一清一透,一降一升,共奏"清透热毒、调畅气机"之功。其配伍既承袭《神农本草经》"解百毒"的理论精髓,又在《医方类聚》《痘疹心要》等古籍中形成经典方剂。从古方治疗痘疹热毒,到现代拓展应用于免疫性疾病,这对药对始终以"清解透散"为核心,成为治疗温病与热毒证的典范组合。然其运用需谨守"热毒壅盛"之病机。

（李伟林）

第八节 滑石-蒲黄

滑石为硅酸盐类矿物滑石族滑石的干燥块体,蒲黄则为香蒲科植物水烛香蒲、东方香蒲或同属植物的干燥花粉。滑石与蒲黄是中医治疗湿热瘀阻证的经典配伍,二者协同作用,以"清热利湿、化瘀通淋"为核心,广泛用于血淋、尿血、湿热下注等病证。其配伍应用可追溯至《金匮要略》蒲灰散,并在后世医家实践中不断拓展。

一、单药析微

1. 滑石 味甘、淡,性寒,归膀胱、肺、胃经,以"利水通淋、清热解暑"为要。《神农本草经》载其"主身热泄澼,女子乳难,癃闭,利小便,荡胃中积聚寒热",强调其通利之力。清代《本草备要》称其"滑能利窍,淡能渗湿,寒能清热",尤擅治疗湿热壅滞之小便涩痛、淋浊带下。明代《医学入门》更指出滑石"主小便癃闭淋沥,通九窍六腑津液",足见其通利三焦之功。

2. 蒲黄 味甘,性平,归肝、心包经,以"止血化瘀、利尿通淋"为长。《神农本草经》载其"主心腹膀胱寒热,利小便,止血,消瘀血",开创其通淋止血之先河。李时珍在《本草纲目》中补充蒲黄"凉血活血,止心腹诸痛""生则行血,炒则止血",明确其双向调节特性。

二、配伍机理

1. 通淋止血，湿热瘀并治　滑石与蒲黄的配伍，核心在于“利湿不伤阴，化瘀不破血”的协同作用。滑石通利水道，清解湿热；蒲黄化瘀止血，兼利小便。二者相须为用，尤宜于湿热夹瘀之血淋证。《金匮要略·消渴小便不利淋病脉证并治》载“蒲灰散”，小便不利，蒲灰（即蒲黄）七分，滑石三分，二味杵为散，饮服方寸匕。张仲景以此方治疗湿热瘀阻之小便不利，开创二者配伍先河。

2. 清热化瘀，气血同治　滑石清利三焦湿热，蒲黄活血通经，合则气分血分并调。明代《证治准绳》中“蒲黄散”以二者为主，配伍生地、当归，治疗血淋涩痛。清代王清任《医林改错》虽未直接记载此药对，但其“血府逐瘀汤”活血利水思路与之相通。对于湿热瘀结之妇科癥瘕、慢性前列腺炎等病，此配伍可收清热化瘀之效。

滑石与蒲黄，一通一止，一利一化，共奏“清湿热、化瘀滞、止血淋”之功。其配伍既承袭《金匮要略》“通因通用”之治则，又在《圣济总录》等古籍中拓展应用。从仲景治疗小便不利的蒲灰散，到现代泌尿系结石的综合治疗，这对药对始终以“湿热瘀”三邪并治为核心，成为通淋止血的典范组合。然其运用需辨证施治，尤须权衡止血与化瘀之侧重，方能效如桴鼓。

（李伟林）

第九节　白芍 - 干姜

白芍为毛茛科植物芍药的干燥根，干姜则为姜科植物姜的干燥根茎。白芍与干姜是中医经典药对之一，二者一寒一温、一敛一散，在调和气血、温中止痛等方面具有协同作用。白芍与干姜的配伍，体现了“寒热并用”“敛散结合”的特点。

一、单药析微

1. 白芍　味苦、酸，性微寒，归肝、脾经。《本草纲目》称：白者名金芍药，益脾；赤者名木芍药，散邪。功效：养血敛阴，柔肝止痛，平抑肝阳。《神农本草经》载其“主邪气腹痛,除血痹,破坚积,寒热疝瘕,止痛利小便,益气”。

2. 干姜 味辛,性热,归脾、胃、肾经。《神农本草经》谓其“主胸满咳逆上气,温中止血,出汗,逐风湿痹”。功效:温中散寒,回阳通脉。《本草述钩元》称干姜“为除寒散结要药,主温中逐寒,回阳通脉,治四肢逆冷,中寒霍乱,冷痛疝气”。其辛热之性可驱散中焦寒邪,尤擅治寒凝腹痛。

二、配伍机理

1. 调和肝脾,温中止痛 白芍酸寒,能柔肝缓急;干姜辛热,可温中散寒。二者合用,既能缓解肝郁气滞引起的腹痛,又能驱散中焦寒凝。如《广利方》治妇女赤白带下,以白芍三两配干姜半两,锉熬令黄,捣末服,调和寒热以止带。《景岳全书》中调中丸以干姜配白芍,治脾胃虚寒吐泻,体现二者“温中不燥,止痛不滞”之效。

2. 养血通络,散寒除痹 白芍养血和血,干姜温通经脉,合用于寒凝血瘀证。《经验后方》治风毒骨髓疼痛,以芍药二分配虎骨一两(炙),酒渍服,若寒甚者可加干姜,以增强温通之力。

3. 止痢固脱,调和气血 白芍酸收止痢,干姜温中止泻。如《素问病机气宜保命集》芍药汤治下痢脓血,以白芍配黄连、木香等清热药;若寒痢则加干姜温中,形成寒热并调之方。

白芍与干姜的配伍,以白芍之酸寒敛阴平衡干姜之辛热燥烈,既温中散寒,又养血柔肝,广泛用于妇科痛经、带下,虚寒腹痛、痢疾等证。其核心在于调和阴阳,兼顾气血,体现了中医“相反相成”的配伍智慧。临床应用时需辨证施治,灵活调整比例,以达到最佳疗效。

(李伟林)

第十节 当归 - 苍术

当归为伞形科植物当归的根;苍术为菊科植物茅苍术或北苍术的根茎。当归与苍术是中医临床中独具特色的药对,二者一润一燥、一补一行,既能补血活血以养正,又可健脾燥湿以祛邪,在治疗血虚夹湿、气血失调等复杂病证中形成互补协同效应。当归甘温质润，长于补血调经；苍术辛香温燥，功专运脾化湿。二者配伍，既补血虚之不足，又祛湿浊之有余，体现了中医“补泻兼施”“气血同治”的平衡智慧。

一、单药析微

1. 当归　味甘、辛，性温，归肝、心、脾经，为“血家圣药”。《神农本草经》载其“主咳逆上气，温疟，寒热，洗在皮肤中，妇人漏下绝子，诸恶疮疡，金疮”，《本草纲目》称其“治头痛，心腹诸痛，润肠胃筋骨皮肤”“和血补血”。其核心功效有三：补血调经，治血虚萎黄、月经不调，《医学启源》谓其“补血虚不足，通血脉，益气力”；活血止痛，用于跌扑损伤、风湿痹痛，《日华子本草》载其“破恶血，养新血，主癥癖”；润肠通便，疗血虚肠燥便秘，《本草备要》称其“润燥滑肠”。

2. 苍术　味辛、苦，性温，归脾、胃经，为运脾化湿要药。《神农本草经》载其“主风寒湿痹，死肌痉疸，止汗除热，消食”，《本草纲目》称其“治湿痰留饮，或挟瘀血成窠囊，及脾湿下流，浊沥带下”。其功效可概括为燥湿运脾，治湿阻中焦之脘痞纳呆，《珍珠囊》言其“能健胃安脾，诸湿肿非此不能除”；祛风胜湿，疗风湿痹痛、脚气肿痛，《本草备要》谓其“发汗宽中，燥湿化痰”；辟秽化浊，用于瘟疫瘴气，《本草正义》载其“芳香辟秽，胜四时不正之气”。

二、配伍机理

1. 补血不滞，燥湿不伤　当归补血而性润，易助湿碍脾；苍术燥湿而性烈，恐伤阴耗血。二者相伍，当归之润可制苍术之燥，苍术之燥可防当归之腻。

2. 气血同治，升降相因　当归入血分以补血活血，苍术入气分以健脾行气。

3. 表里兼顾，寒热并调　当归温补营血以固里，苍术辛散祛湿以达表。如《本草经解》载：“当归养血以安内，苍术燥湿以攘外，内外兼治，寒热可调。”

当归与苍术，一为“血中气药”，一为“气中血药”，二者配伍深刻体现中医“气血互生”“燥润相济”的治疗哲学。从《金匮要略》的经典组方到现代内科杂病治疗，这对药对始终以调和气血、平衡湿血为核心，展现其临床生命力。然须谨记,其应用关键在于辨识“血虚夹湿”之病机——血不足而湿浊滞,需辨证精准,避免误用于纯虚或纯实之证。

（李伟林）

第十一节　苍术 - 熟地

苍术为菊科植物茅苍术或北苍术的根茎;熟地为玄参科植物地黄的炮制品。苍术与熟地是中医临床中极具特色的药对,二者一燥一润、一运一补,既能健脾燥湿以祛邪,又可滋阴填精以扶正,在治疗脾虚湿盛兼肾阴不足的复杂病证中形成独特配伍体系。苍术辛香温燥,专主运脾化湿;熟地甘润滋腻,功专补肾填精。二者配伍,既防苍术之燥烈伤阴,又避熟地之滋腻碍胃,体现了中医“攻补兼施”“燥润相济”的平衡智慧。

一、单药析微

1. 苍术　味辛、苦,性温,归脾、胃经,为运脾化湿要药（详见本章第十节）。

2. 熟地　味甘,性微温,归肝、肾经,为补血滋阴圣药（详见本章第一节）。

二、配伍机理

1. 燥润相济,标本兼顾　苍术辛温燥湿以祛邪实,熟地甘润滋阴以补正虚,二者配伍形成“燥不伤阴,润不碍湿”的平衡。此配伍尤宜治疗脾虚湿盛兼肾阴不足之证。

2. 升降相因,中下并调　苍术升脾阳以化湿浊,熟地降肾阴以济虚火,二者一升一降,斡旋中焦气机。

3. 动静结合,补而不滞　熟地滋腻易滞脾胃,苍术芳香能醒脾助运。《本草求真》评此配伍:“熟地得苍术,则补而不滞;苍术得熟地,则燥而不烈。”

苍术与熟地,一为“运脾化湿之猛将”,一为“滋阴填精之圣药”,二者配伍深刻体现中医“脾肾同治”“燥润相济”的治疗哲学。金代刘完素创黑地黄丸,载于《素问病机气宜保命集》中,明代喻嘉言《医门法律》称:“此方以苍术为君,地黄为臣,五味为佐,干姜为使。治脾肾两脏之虚,而去脾湿,除肾燥,两擅其长。”然须谨记,苍术配熟地,其应用关键在于辨识“脾虚湿困兼肾阴不足”之复杂病机——本虚标实、燥湿交错，需辨证精准，避免误用于纯实或纯虚之证。

（李伟林）

第十二节　槟榔-赤芍

槟榔为棕榈科植物槟榔的种子；赤芍为毛茛科植物芍药或川赤芍的根。槟榔与赤芍是中医临床中独具特色的药对，二者一温一寒、一气一血，既能行气导滞以通瘀，又可清热凉血以解毒，在治疗气滞血瘀、湿热蕴结等病证中形成互补协同效应。槟榔辛温行散，长于破气消积；赤芍苦寒降泄，专主凉血散瘀。二者配伍，既疏通气机、活血止痛，又清热利湿、调和气血，体现了中医“气血同治”“寒温并用”的治疗智慧。

一、单药析微

1. 槟榔　味苦、辛，性温，归胃、大肠经，功专破气导滞。《本草纲目》载其杀虫、消积、降气、行滞、行水，主治“痰涎为害”“心腹诸痛，大小便气秘”。尤以行气消积见长。其核心功效可概括为行气导滞，治气机壅滞之脘腹胀痛，《药性论》言其“治冷气腹痛，止休息痢”；利水消肿，疗水湿停滞之小便不利，《圣济总录》载槟榔散（槟榔、赤芍各半两）治小便涩痛，以灯心草煎服；杀虫驱虫，治疗绦虫、蛔虫等肠道寄生虫，《本草经集注》载其“杀三虫，去伏尸”。

2. 赤芍　味苦，性微寒，归肝经，为血分要药。《神农本草经》载其“主邪气腹痛，除血痹，破坚积，寒热疝瘕，止痛，利小便”。《本草纲目》称其“通顺血脉，缓中，散恶血，逐贼血”，尤擅清血热、化瘀滞。其功效可概括为凉血散瘀，治血热妄行之吐衄、经闭，《本草备要》谓其“泻肝火，散恶血，治腹中坚积，血痹疝瘕”；解毒消痈，用于热毒疮疡，《本草品汇精要》载其“消痈肿，主治血，止痛”；利水通淋，配伍槟榔可增强利水之效，如《圣济总录》治小便涩痛之方。

二、配伍机理

1. 气滞血瘀，双管齐下　槟榔行气以通滞，赤芍活血以散瘀，二者相合，针对气滞血瘀之证形成协同效应。如治妇人经闭腹痛，槟榔破气导滞以通经，赤芍凉血化瘀以止痛，契合“气行则血行”之旨。

2. 寒温互制，湿热并治 槟榔辛温燥湿，赤芍苦寒清热，二者配伍可平衡寒热之性。槟榔温化中焦湿浊，赤芍清利下焦血热，尤宜湿热交阻之证。如《圣济总录》以槟榔、赤芍治小便涩痛，取槟榔“行水化湿”、赤芍“利小便”之功，体现“湿去热孤”的治法。

3. 升降相因，表里兼顾 槟榔主降气通腑，赤芍主凉血散结，二者一降一散，共调脏腑气机。如治湿热痢疾，槟榔降气导滞以除后重，赤芍凉血止痢以清肠热，合为“通因通用”之法。

槟榔与赤芍，一为“气分破滞之猛将”，一为“血分凉散之要药”，二者配伍深刻体现中医“气血同治”“寒温调和”的治疗哲学。从《圣济总录》治淋证的古方，到现代拓展应用于肝胆、妇科疾病，这对药对始终以行气活血、清利湿热为核心展现其临床生命力。然须谨记，其应用关键在于辨识“气滞血瘀夹湿热”之病机——气机壅塞、血热瘀阻、湿浊内蕴三者交织，需辨证精准，避免误用于纯虚或寒湿之证。

（李伟林）

第十三节　黄柏 - 砂仁

黄柏为芸香科植物黄皮树的树皮；砂仁为姜科植物阳春砂、绿壳砂或海南砂的干燥成熟果实。黄柏与砂仁是中医经典药对，二者一寒一温、一降一升，既能清泄相火，又可温中醒脾，在治疗虚火上浮、口舌生疮、消渴等病症中形成独特配伍体系。此药对最早见于元代《御药院方》封髓丹，经明代《韩氏医通》阐发，清代《医宗金鉴》将其拓展为“清上温下，交通心肾”的代表配伍。

一、单药析微

1. 黄柏 味苦，性寒，归肾、膀胱经，功专清下焦湿热。《神农本草经》载其“主五脏肠胃中结热，黄疸，肠痔，止泄痢，女子漏下赤白，阴阳伤蚀疮”，《本草纲目》称其“得知母滋阴降火，得苍术除湿清热”。其核心功效有三：清相火，治阴虚火旺之骨蒸潮热，如《丹溪心法》大补阴丸以黄柏、知母为君；燥湿毒，疗湿热下注之带下、淋浊；固肾阴，泻火存阴，如《兰室秘藏》滋肾丸以黄柏、肉桂治小便癃闭。

2. 砂仁 味辛，性温，归脾、胃、肾经，善理中焦气滞。《开宝本草》载其"主虚劳冷泻，宿食不消，赤白泄痢，腹中虚痛"，《本草备要》称其"辛温香窜，和胃醒脾，快气调中，通行结滞"。其功效可概括为醒脾化湿，治湿阻中焦之脘痞纳呆，如《药性论》言其"主冷气腹痛，止休息痢"；温肾摄涎，治脾虚不摄之多涎，《本草纲目》载其治脾虚泄泻，霍乱转筋，噎膈呕吐；安胎止呕，用于妊娠恶阻，《药性解》称其为"安胎之圣药"。

二、配伍机理

1. 寒温相济，清上温下 黄柏苦寒沉降，清泄下焦相火；砂仁辛温升散，温煦中焦脾阳。二者配伍，既制黄柏之寒遏，又防砂仁之燥烈，形成"清上不伤中，温下不助火"的格局。封髓丹（《御药院方》），组成：黄柏三两、砂仁一两半、甘草一两。主治：虚火上炎之口疮、遗精。

2. 升降相因，交通心肾 黄柏引火下行归肾，砂仁升清降浊入脾，二者构成"水火既济"之枢机。此配伍尤宜治疗心肾不交之失眠、口疮。

黄柏与砂仁，一为"清相火之要药"，一为"醒脾阳之上品"，二者配伍深刻体现中医"寒热并用""升降相因"的治疗哲学。此配伍自元代封髓丹始，历经明清医家发挥，至今在口腔、代谢、生殖系统疾病中广泛应用。然须谨记，其应用关键在于把握"虚火"病机——非实火亢盛，乃阴不敛阳之证，紧抓病机治疗，方能效如桴鼓。

（李伟林）

第十四节 独活 - 桃仁

独活为伞形科植物重齿毛当归的干燥根，桃仁则为蔷薇科植物桃或山桃的干燥成熟种子。独活与桃仁是中医临床中独具特色的药对，二者一以祛风除湿见长，一以活血化瘀为功，配伍后能兼顾风湿痹痛与血瘀阻滞的双重病机。独活辛散温通，善祛下焦风寒湿邪；桃仁苦平质润，专入血分以破瘀通络。二者相合，外散内消，共奏祛风活血、通痹止痛之效。

一、单药析微

1. 独活 味辛、苦，性微温，归肾、膀胱经，功专祛风湿、止痹痛。《本草纲目》载其“主治风寒所击，金疮止痛，奔豚痫痓，女子疝瘕”，尤擅治疗下肢风湿痹痛。《药性论》言：“独活能治中诸风湿冷，奔喘逆气，皮肤苦痒，手足挛痛。”其性善下行，常用于治疗腰膝酸软、关节屈伸不利等症，尤宜于寒湿偏盛者。现代研究表明，独活所含挥发油及香豆素类成分具有抗炎、镇痛作用，可缓解风湿性关节炎症状。

2. 桃仁 味苦、甘，性平，归心、肝、大肠经，为活血化瘀之要药。《神农本草经》谓桃仁“主瘀血，血闭癥瘕，邪气，杀小虫”，其活血之力峻而不猛，既可破血通经治闭经、痛经，又能润肠通便疗肠燥便秘，兼止咳平喘。

二、配伍机理

1. 祛风与活血并重，标本兼治 风湿痹痛多兼气血瘀滞，所谓“治风先治血，血行风自灭”。独活祛除经络风湿，桃仁疏通血脉瘀阻，二者相配，外散风寒湿邪，内消瘀血凝滞。

2. 温通与润燥相济，刚柔互制 独活辛温燥烈，易耗伤阴血；桃仁质润多脂，兼可制其燥性。如《本草备要》云：“桃仁润燥滑肠，佐辛温之药，可防其过燥伤津。”二者配伍，温而不燥，润而不腻，尤宜于久痹兼阴血不足者。

3. 通络与止痛协同，上下兼顾 独活主入下焦，善治腰膝以下痹痛；桃仁通行全身，破血散结。二者合用，可增强止痛效果，扩大治疗范围。

独活与桃仁，一祛外邪，一化瘀血，体现了中医“风血同治”的治疗思想。从《神农本草经》到现代临床，二者配伍广泛用于风湿、血瘀交织之证，尤宜于病程迁延、虚实夹杂者。然须谨记，药对之用贵在辨证，需权衡风湿与瘀血之轻重，兼顾患者体质，方能发挥最佳疗效。

（李伟林）

第十五节　黄连 - 紫苏叶

黄连为毛茛科植物黄连、三角叶黄连或云连的干燥根茎，紫苏叶则为唇形科植物紫苏的干燥叶（或带嫩枝）。黄连与紫苏叶是中医治疗湿热郁遏、寒热错杂证的经典配伍，二者协同作用，以“辛开苦降、调畅气机”为核心，广泛用于湿热中阻之呕吐、痞满，以及外寒内热之咳喘、胃痛等病证。其配伍理论可追溯至清代薛生白《湿热病篇》所载苏叶黄连汤，并在后世《温病条辨》《医学衷中参西录》等医籍中深化发展。

一、单药析微

1. 黄连　味苦，性寒，归心、脾、胃、胆、大肠经，以“清热燥湿、泻火解毒”为要（详见本章第五节）。

2. 紫苏叶（苏叶）　味辛，性温，归肺、脾经，以“解表散寒、行气和胃”为长。《本草纲目》载其“解肌发表，散风寒，行气宽中，消痰利肺，和血温中止痛”，《本草备要》称其“辛温香散，入肺、脾经，发汗解表，下气安胎”。主要应用包括：外感风寒，如恶寒发热、头痛鼻塞；气滞中焦，如胸膈痞闷、脘腹胀满；妊娠恶阻，如胎气上逆之恶心呕吐。其特点在于“辛温宣散”，能“开郁结而通三焦”（《本草正义》）。

二、配伍机理

1. 辛开苦降，调畅气机　黄连与紫苏叶的配伍，核心在于“辛温开郁”与“苦寒降逆”的协同。紫苏叶辛温，宣发肺胃郁滞；黄连苦寒，清降湿热浊邪。二者一升一降，调理中焦气机，尤宜于湿热郁遏、胃失和降之证。清代薛生白在《湿热病篇》中创制“苏叶黄连汤”，仅用紫苏叶、黄连二味，主治“湿热证，呕恶不止，昼夜不差”，并释其方义：“肺胃不和，最易致呕……用川连以清湿热，苏叶以通肺胃，投之立愈。”此配伍被誉为“辛开苦降法之典范”。

2. 寒温并用，表里双解　紫苏叶外散风寒，内疏气滞；黄连内清湿热，解毒止呕。二者合用，可解表邪兼清里热，适用于外寒内热或寒热错杂之证。对于寒包火型咳嗽（外寒里热），症见恶寒发热、咳嗽痰黄、咽痛口渴，可配伍紫苏叶宣肺散寒，黄连清肺泻火。

黄连与紫苏叶，一寒一温，一降一升，共奏“调畅气机、寒热并治”之功。其配伍既承袭《神农本草经》“祛邪扶正”之旨，又在《湿热病篇》中凝练为经典药对。然其应用需谨守“湿热郁遏、气机失和”之病机，辨证施治方能扬长避短，使古方智慧焕发新机。

（李伟林）